美味养生菜

MEI WEI YANG SHENG CAI

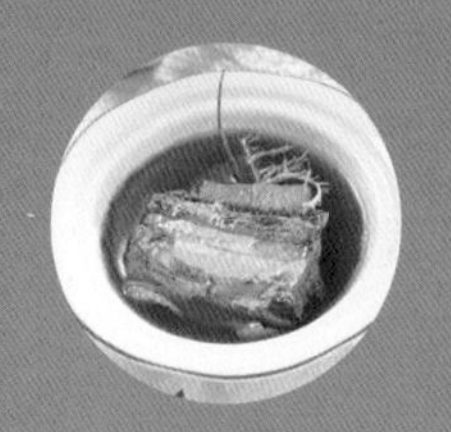
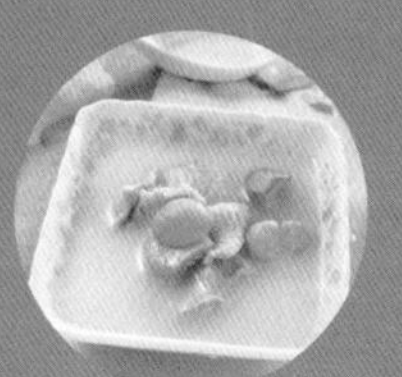
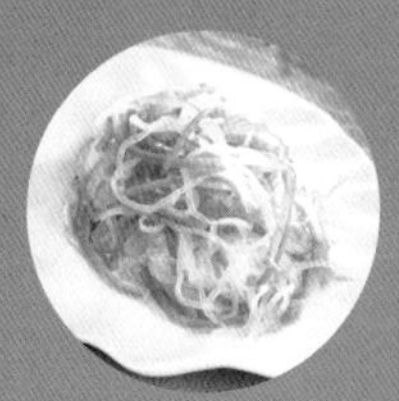
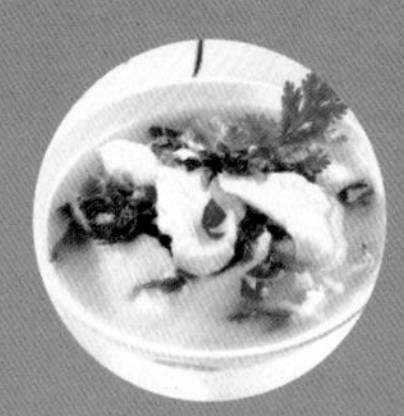
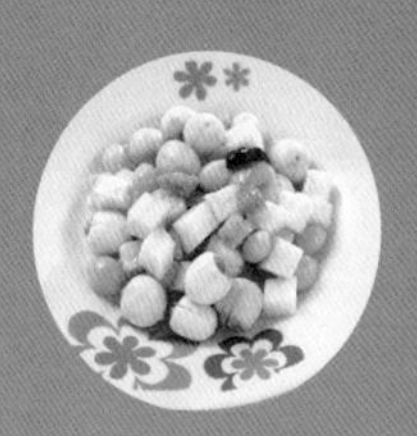

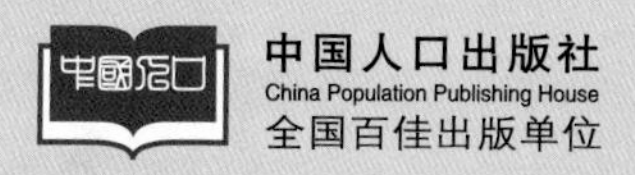
中国人口出版社
China Population Publishing House
全国百佳出版单位

图书在版编目（CIP）数据

美味养生菜 / 美味厨房编写组编著. -- 北京：中国人口出版社, 2015.10

（美味厨房系列丛书）

ISBN 978-7-5101-3522-4

Ⅰ. ①美… Ⅱ. ①美… Ⅲ. ①食物养生 – 菜谱 Ⅳ. ①R247.1②TS972.161

中国版本图书馆CIP数据核字(2015)第151016号

美味养生菜

美味厨房编写组编著

出版发行　中国人口出版社
印　　刷　山东海蓝印刷有限公司
开　　本　710 毫米 ×1000 毫米
印　　张　14
字　　数　180 千字
版　　次　2015 年 10 月第 1 版
印　　次　2015 年 10 月第 1 次印刷
书　　号　ISBN 978-7-5101-3522-4
定　　价　29.80 元

社　　长　张晓琳
网　　址　www.rkcbs.net
电子邮箱　rkcbs@126.com
电　　话　（010）83534662
传　　真　北京市西城区广安门南大街 80 号中加大厦
邮　　编　100054

前言

PREFACE

中国素有“烹饪王国”的美誉，饮食文化丰富多彩、博大精深。从高档宴席到街边小吃，从上海的生煎包到青藏的酥油茶，从北京的烤鸭到云南的米线，从风干牛肉到家常馅饼……无不散发着独特的魅力。来自五湖四海的食材和调味品，通过精妙的技艺，变成一道道叫人垂涎欲滴的美食，为亿万人的味蕾增添了满满的幸福感。如今，人们对于“吃”的期待已不仅仅是简单的味觉感受，更是对品味的追求、精神的享受和情感的传递。每一道美食都有着独特的文化背景，都蕴含着浓厚的文化底蕴，它能触动人们的味蕾，更能触动人们的心灵，透过美食，我们能够看到一个充满阳光的世界。

每个人对美食都有着不同的感受和领悟，人们会把生活中的酸甜苦辣融入对美食的理解，使美食不仅成为人生感悟的分享者，更成为情感的传递者。在制作和享受美食的过程中，快乐会逐渐放大，感染身边的每一个人；而痛苦会逐渐消散，变得无影无踪。味蕾的绽放，会让人的心灵更加温暖。所以，如果自己动手烧制出一桌精美的菜肴，无论是家人围坐一起，还是招待三五成群的朋友，都会既真诚动人又温暖美好。人与人之间的情感会在锅碗瓢盆的碰撞中升温，会在品尝菜肴、称赞烧菜手艺或是闲话家常中凝聚……

所以，为了让大家既能享受到美味，又不失自己动手的乐趣，我们特别策划了这场精彩的味觉盛宴。这里的每一道烹饪技艺都是用真诚的内心描绘的，每一张菜品图片都是用最真的情感拍摄的，希望您感受到的不仅仅是油、盐、酱、醋的琐碎，更有对我们所传递的饮食文化理念的理

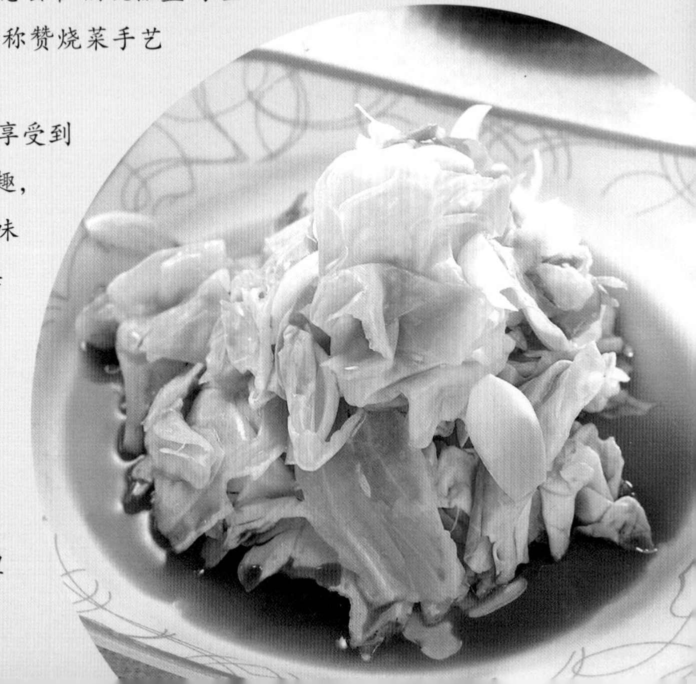

前言 PREFACE

解和饮食智慧的感悟。“言有尽而味无穷”，“吃”是学问、是智慧，更是幸福。我们希望本书不仅能够让您的烹饪技术不断进步，而且能让您更多地感受到美食的魅力，同时也能把对美食的热爱融合到生活中，永远热情饱满、激情自信地面对生活，成为热爱美食、热爱生活的快乐的人！

这本《美味养生菜》内容包括老人健康长寿的滋补珍品、男性强壮体魄的美味佳肴、女性窈窕美丽的养颜食谱、孩子强体健脑的可口美食几部分。要想保证身体健康，就要保证膳食的平衡，这样人体才能够摄入均衡的营养。本书中的菜品不仅满足了不同人群的特殊需求，而且做到了搭配合理、营养均衡、口味多样，让大家既吃出美味又吃出健康。

编者

2015 年 1 月

目录

CONTENTS

Part1 老人健康长寿的滋补珍品

2 Part2 男性强壮体魄的美味佳肴

3 Part3 女性窈窕美丽的养颜食谱

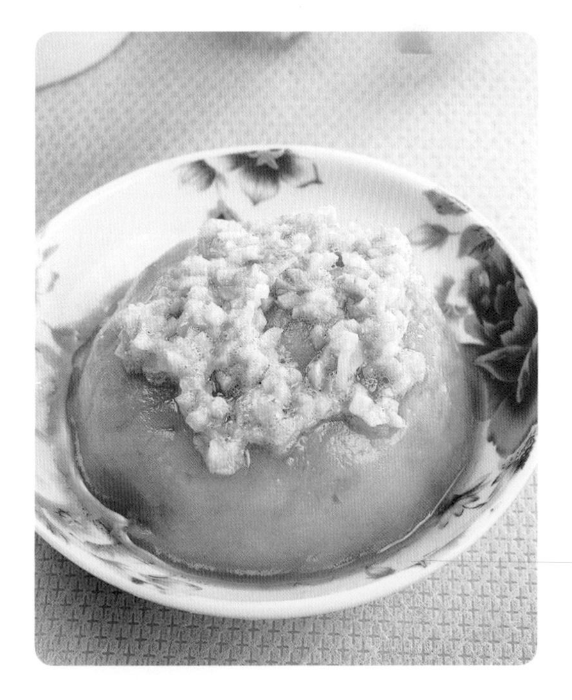

4 **Part4** 孩子强体健脑的可口美食

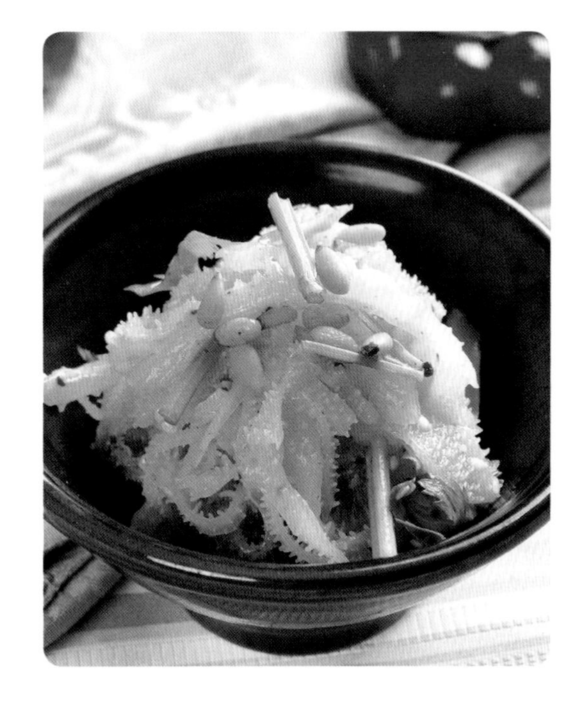

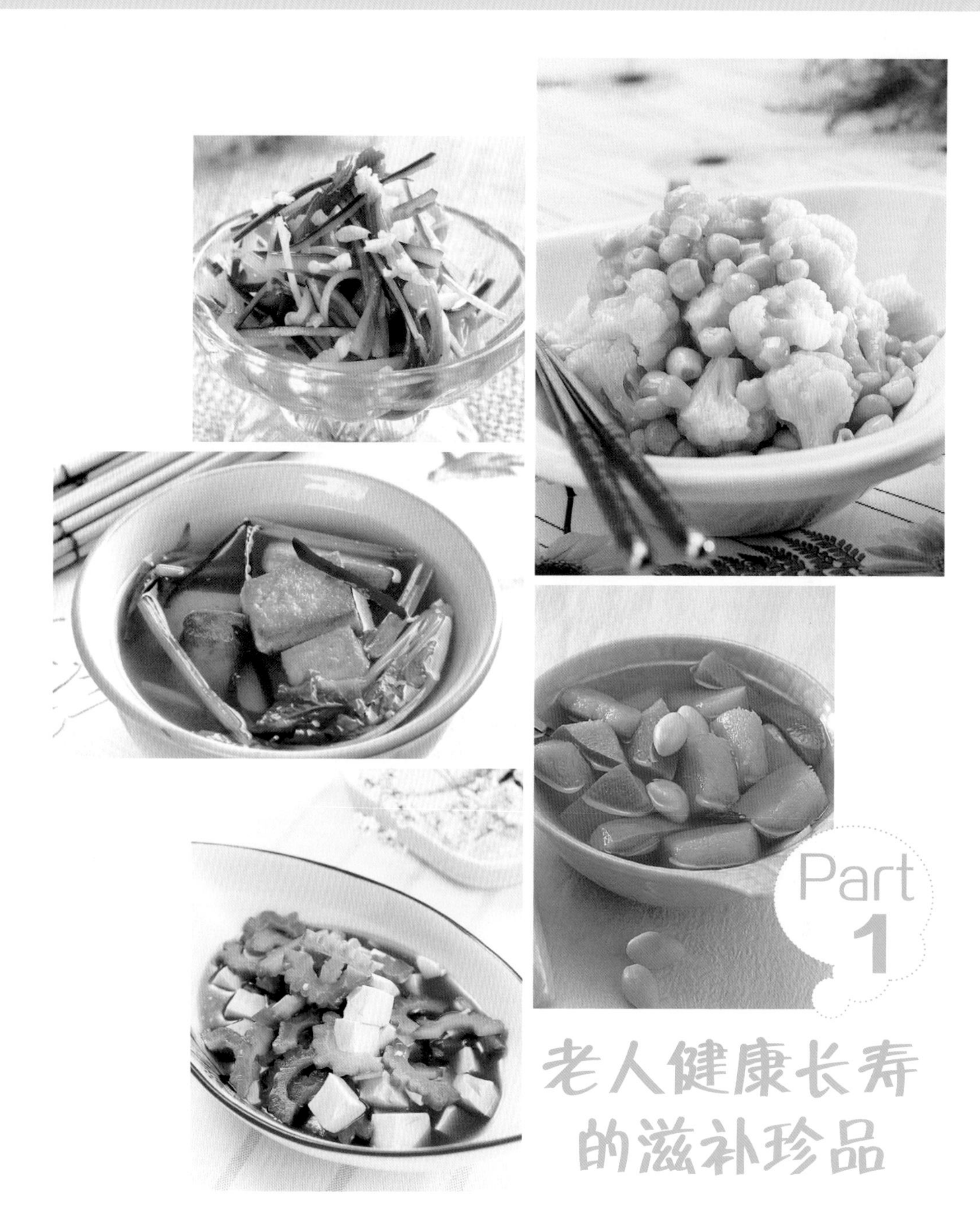

Part 1 老人健康长寿的滋补珍品

LAO REN JIAN KANG CHANG SHOU DE ZI BU ZHEN PIN

保养须知

首先，足够的蛋白质、维生素是保证皮肤代谢不可缺少的重要因素。其次，含丰富维生素的食物对皮肤的保健和疾病的预防也是必需的，尤其含维生素A、维生素B_2、维生素C的食物，如新鲜的蔬菜、水果、米、面、豆类及动物的肝脏和鸡蛋等。足量的维生素E能减少面部皮肤细胞的色素沉着，保持皮肤的润滑，减缓衰老。酒类、咖啡、浓茶对皮肤有刺激作用，应限制用量。

❶ 保持皮肤的清洁

应经常用温水、低刺激性沐浴用品擦身或洗澡，不断清除体表的油脂、尘土、脱落的上皮细胞及汗腺、皮脂腺的排泄物，以防止毛孔及皮脂腺的出口被堵塞而形成疖肿、毛囊炎等。同时用温水擦身可改善皮肤和肌肉的血液循环，消除疲劳。

冷水浴可健身防病，增加皮肤的抵抗力。由于皮肤受到冷水的刺激后血管收缩，继而增加体表温度使血管再行扩张，这样由于皮肤血管的舒张收缩，改善了皮肤的血流，对末梢神经也起到了一种良性的刺激，可增进皮肤的弹性、维持皮肤的紧张度、对推迟皮肤的老化也有积极的作用。

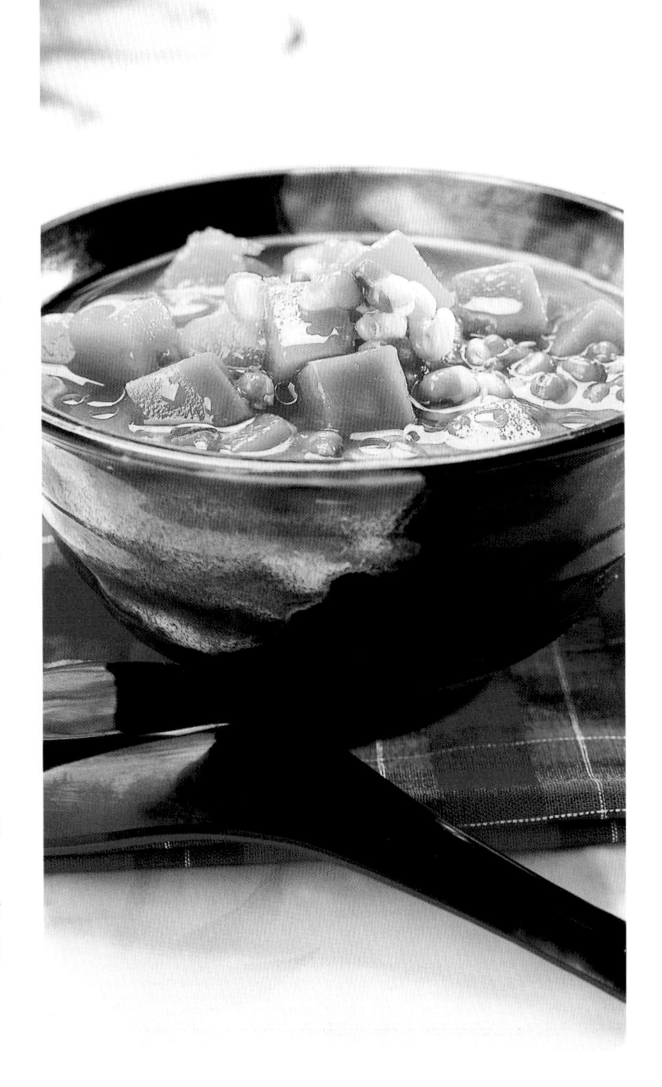

❷ 面部皮肤的按摩

中老年人随着皮下组织的萎缩，皮肤变得松弛而出现皱纹。对面部松弛的皮肤进行按摩可维持其紧张度。方法是双手压紧面部的皮肤自中心横向两侧，由前向后均匀地擦拭，做到轻柔而有力，可反复进行，每日数次。

合理的膳食

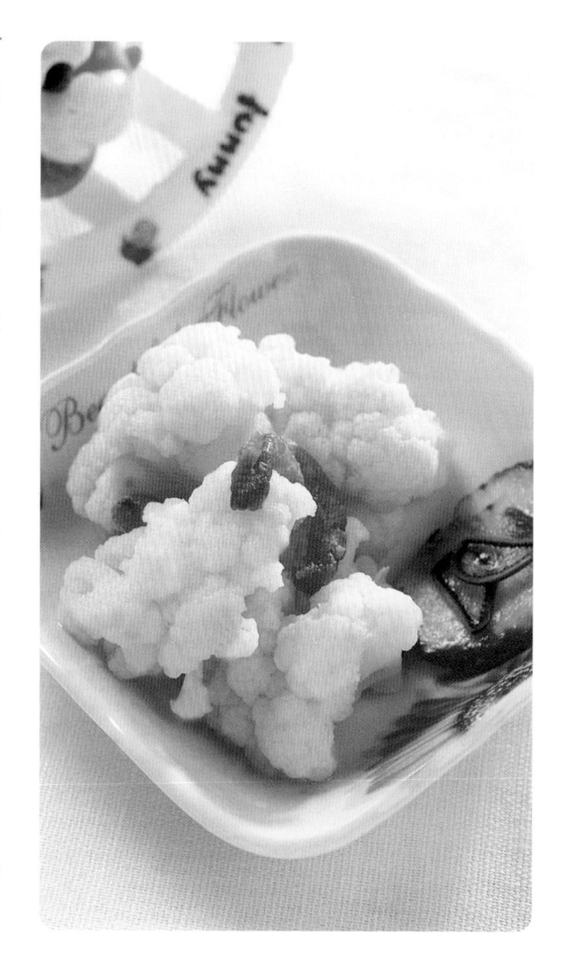

中老年人由于机体形态与功能发生了一系列变化，对于食物营养的需要有其特殊的要求。为了适应这些变化就应供给合宜的平衡膳食。营养平衡对于维持中老年人的健康长寿起着重要作用。

通常情况下，中老年人合理的膳食原则应满足如下几点要求：

1、热量适宜，以能维持标准体重为宜。

2、膳食中的蛋白质质量要高、数量适宜。每日应饮奶 250 毫升，适量的禽、鱼、瘦肉及豆制品，及少量的蛋类。

3、动物脂肪要少，尽量选用植物油。

4、供给充足的水果（每日 100 ~ 200 克）、蔬菜（每日 400 ~ 500 克）。

5、经常能食用一些坚果类、菌藻、粗粮、杂粮。

6、每日食盐摄入量控制在 8 克以下，最好 6 克。每日豆浆 250 毫升。

中老年人的补钙

老年人缺钙会造成很多疾病，最常见的是骨质疏松症。患者骨骼变得细小而空洞，犹如浮石般脆弱易断。老人如何补充钙质呢？最基本的应注意以下三点：

第一、补钙莫忘食醋　补钙的最好办法是从食物中摄取。含钙较多的食物有牛奶、鸡蛋、猪骨头汤、鱼虾、黄豆、萝卜缨、芹菜、韭菜等。但是，补钙时莫忘吃醋，有人做过这样的实验，把经人为引起骨质疏松的老鼠分为普通食物组和吃醋食物组（钙的摄取量相同），一个月后检查两组老鼠骨头的强度，结果发现吃醋食物组的老鼠骨强度明显增加。因为醋与食物中的钙能产生化学反应，生成既溶于水又容易被人体吸收的醋酸钙。因此，提倡食物中加点醋，如常吃糖醋排骨、糖醋鱼等。

第二、注意食物中钙磷的比例　钙在人体内的吸收和利用还常常受到其他成分的影响，对钙的吸收利用率影响较大的是钙磷的含量比例。当钙和磷的比例在 1∶1～1∶2 时，钙的吸收率最高。在食品中，钙磷之比在此范围内的要数水产品，所以，补钙应多吃些水产品为好。

第三、宜在夜间补充钙质　因为夜间患者最需要钙，而且最容易吸收。由于夜间入睡后不进食物，但人体血液中仍需要一定数量的钙，这时只有从体内唯一含钙部分——骨骼中索取。另一方面，由于就寝时人体的含钙量较少，因此，临睡前摄取钙质能很快被吸收。

★ 人体缺钙及随之产生的钙代谢紊乱是老化和衰老的主要原因之一，那么通过补钙保骨以防止钙丢失和防治骨质疏松也可成为抗衰老的重要措施之一。

★ 为防治骨质疏松，每日钙摄入量应达到国家推荐的供给量标，建议老年人为 1000～1500 毫克。建议老年人不吸烟，少饮酒，有利于减少骨丢失。补钙方式与吸收也有关系，吃饭时补充钙剂与空腹或餐后服钙剂相比，钙吸收率可提高 20%，尤其无胃酸者及消化性溃疡病人宜餐中补钙。把钙作为食品强化剂而广泛应用，亦是切实可行的。

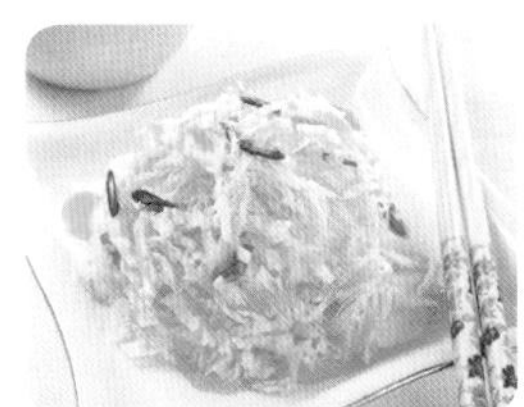
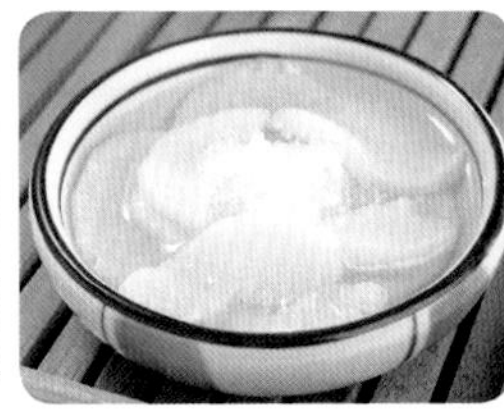
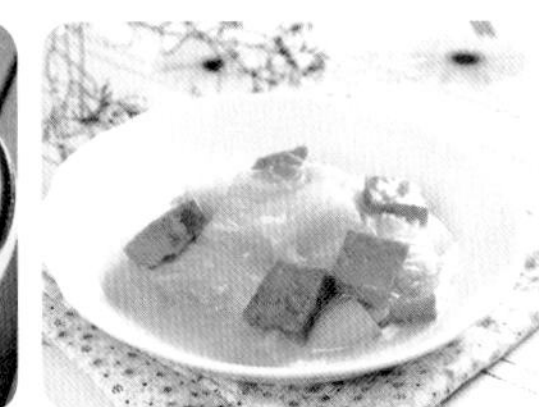
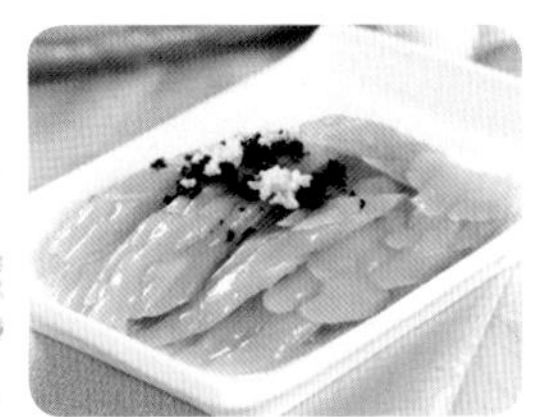

中老年人中风的预防措施

❶ 节制饮食

中老年人预防中风，要切忌酗酒，不宜过量食用肥甘、滋腻厚味之品，饮食以清淡为宜，以尽量减少高脂血症的发生。

❷ 加强锻炼身体

中老年人务必慎起居，生活要有规律，注意劳逸结合，重视体育锻炼。

❸ 保持乐观的心情

中老年人一定要心胸开阔，保持心情舒畅，遇事冷静对待，泰然处之。

❹ 注意定期检查

中老年人要定期作血脂、血糖、血液流变学等化验检查，经常监测血压。

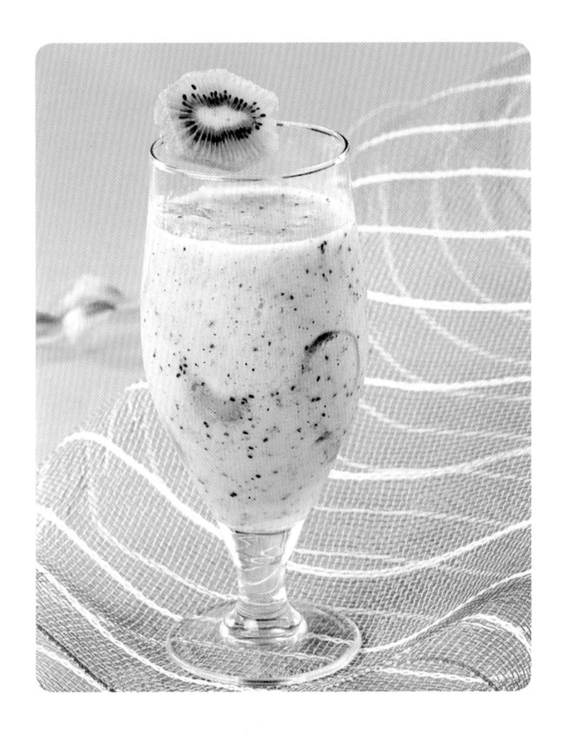

珊瑚白菜

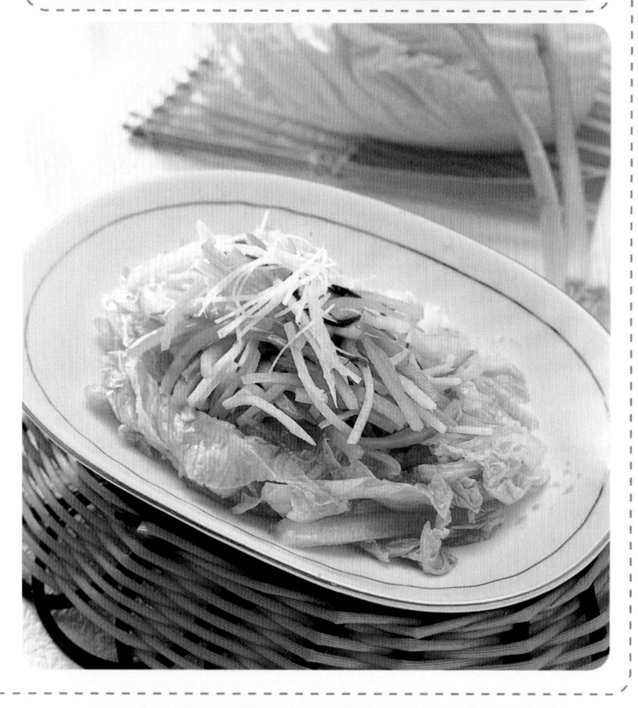

原料

白菜200克，青椒、冬笋、香菇各25克

调料

油、白糖、醋、盐、葱姜丝、红油各适量

制作方法

1. 青椒、冬笋、香菇切成丝，焯透，用冷水过凉。
2. 锅加油烧热，放入葱姜丝、青椒丝、冬笋丝、香菇丝煸炒，下白糖、醋、盐，炒熟后盛出备用。
3. 白菜洗净，切条，用开水焯透，过凉，控干水分，放入盐、醋、白糖搅匀，淋红油，将炒好的各丝放到白菜上拌匀即可。

保健功效

白菜可增强老年人的抵抗力。

菜心拌蜇皮

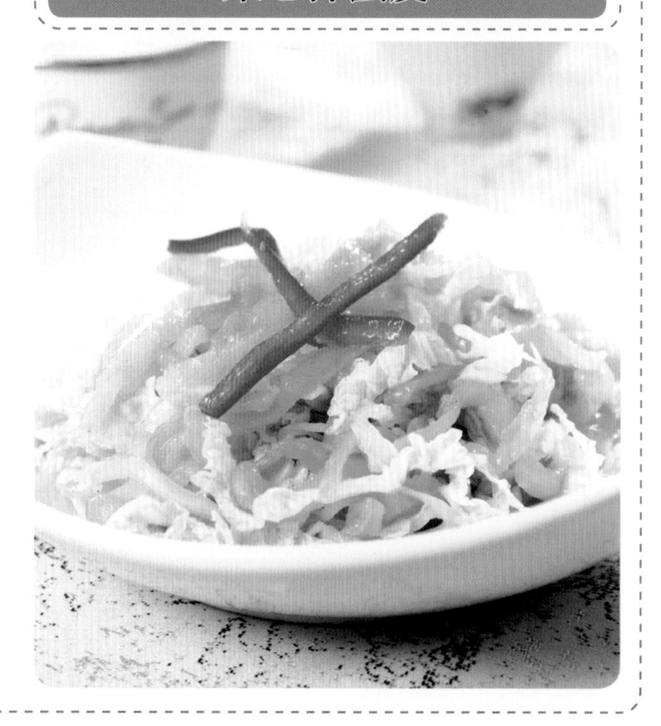

原料

海蜇皮350克，大白菜心100克，红椒丝适量

调料

白醋、白糖、盐、芝麻油各适量

制作方法

1. 海蜇皮洗净，切丝。白菜心切丝，与红椒丝、海蜇皮丝一起放入小盆内。
2. 将白醋、白糖、鸡精、芝麻油拌匀，淋在盆中原料上，再撒盐拌匀即可。

保健功效

白菜能促进肠壁蠕动、帮助消化，防止大便干燥，保持大便通畅的功效。

果汁白菜心

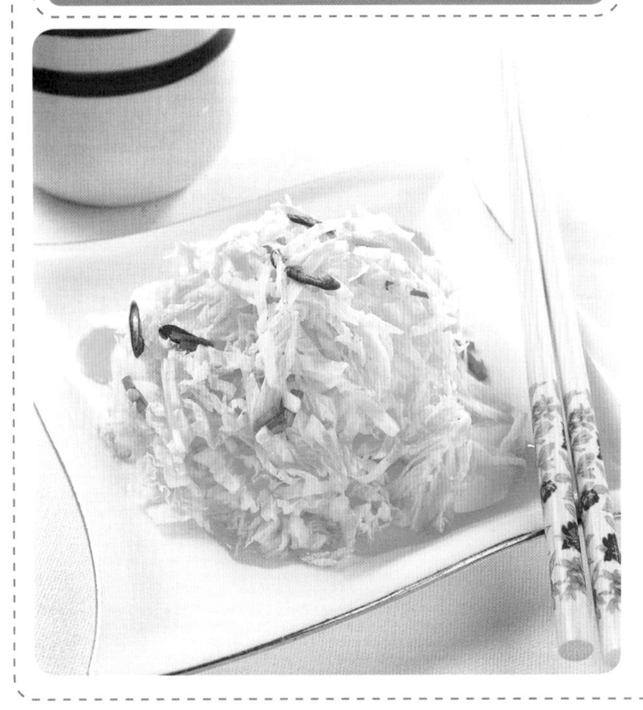

【原料】
白菜心200克，嫩香菜梗段、红柿子椒各50克

【调料】
熬浓的橘子汁、盐、白糖各适量

【制作方法】
1. 白菜心洗净，切丝。红柿子椒去蒂、子洗净，切丝。
2. 将白菜心、红柿子椒丝、香菜梗段用盐腌20分钟，控出盐水，加入熬浓的橘子汁、白糖拌匀，放冰箱冷藏室内冷藏数小时后即可食用。

【保健功效】
白菜利于增强老年人的抵抗力，有预防感冒及消除疲劳的功效。

白菜焖油豆泡

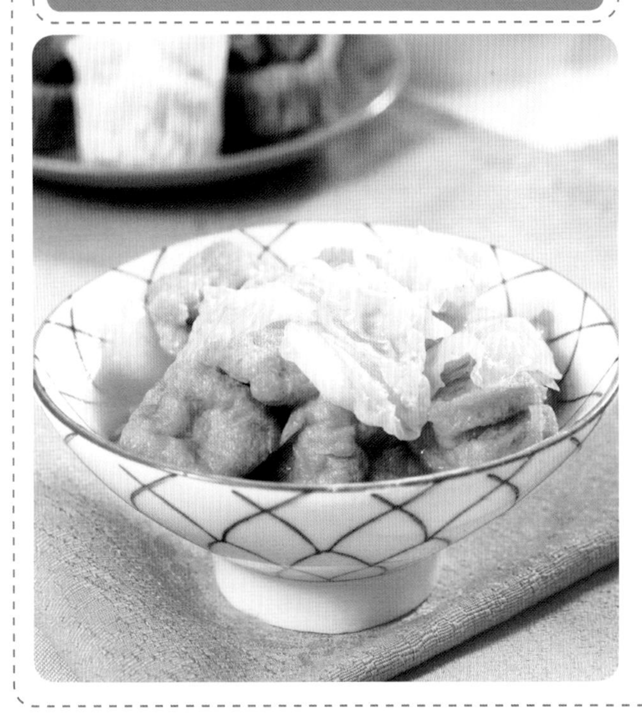

【原料】
大白菜200克，油豆泡100克

【调料】
葱花、花椒粉、蒜末、盐、鸡精、植物油各适量

【制作方法】
1. 大白菜择洗干净，切片。油豆泡洗净，切开。
2. 炒锅置火上，倒入适量植物油，待油温烧至七成热时放入葱花和花椒粉炒香，倒入白菜和油豆泡翻炒至白菜熟透，用盐、蒜末和鸡精调味即可。

【保健功效】
白菜有助于消化，因此最适合肠胃不佳的老人食用。

白菜软炒虾

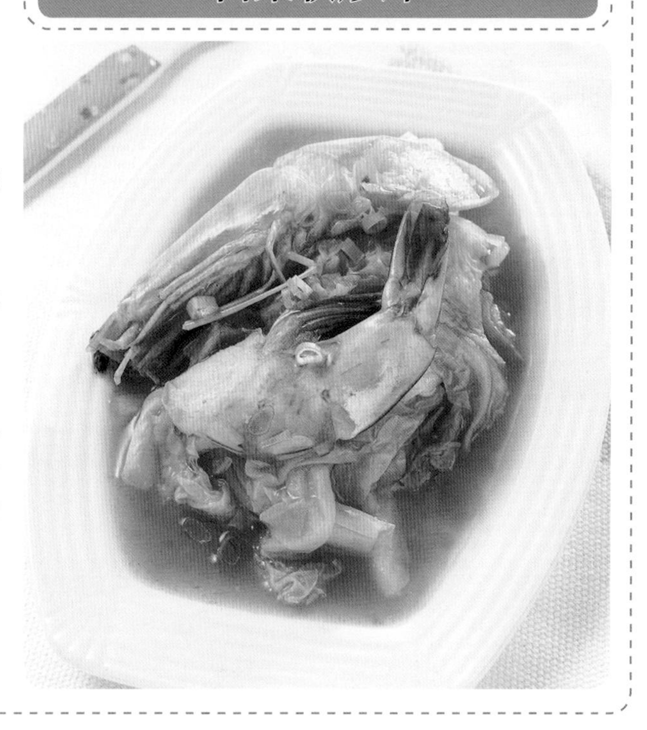

[原料]

大虾250克，白菜帮200克

[调料]

盐、料酒、醋、香油、葱花、葱姜丝、花生油各适量

[制作方法]

1. 将白菜帮切成条状。虾剔除虾线，切成两段。
2. 锅内加油烧热，入葱姜丝爆锅，倒入虾段，慢火煸炒，炒至虾色泽红润时加入白菜条，慢火炒熟，加盐、料酒、醋调味，加葱花，出锅时淋入香油，炒匀即成。

[保健功效]

可有效地预防牙龈出血。

干贝蟹肉炖白菜

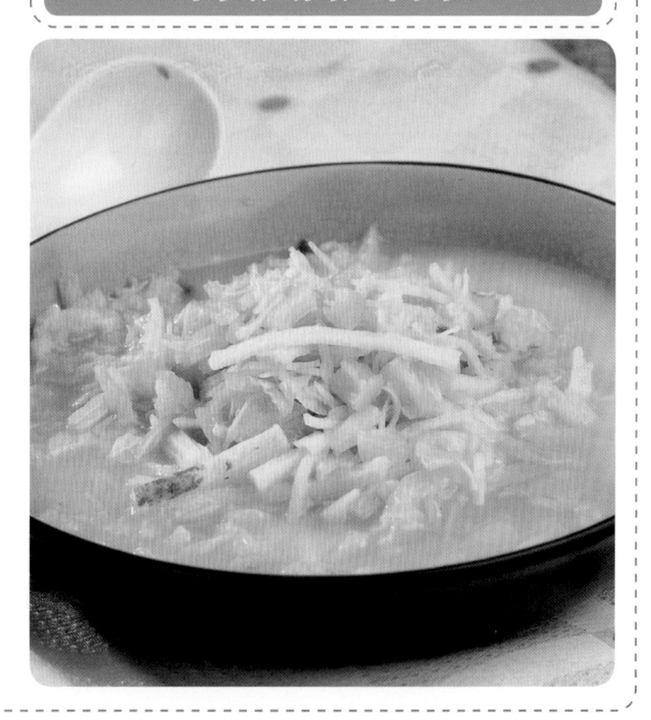

[原料]

干贝50克，蟹肉150克，白菜500克

[调料]

鲜汤、猪油、盐、鸡精、葱丝、姜丝各适量

[制作方法]

1. 白菜洗净，顺长切成4件，用沸水烫透，再用凉水投凉备用。干贝泡软洗净，蒸透，撕成丝。蟹肉撕成细丝。
2. 锅内放鲜汤、盐、鸡精、葱丝、姜丝，下白菜，加猪油，文火炖30分钟，再下干贝丝、蟹肉丝炖20分钟即可。

[保健功效]

可起到预防肠道疾病的作用。

小白菜豆腐汤

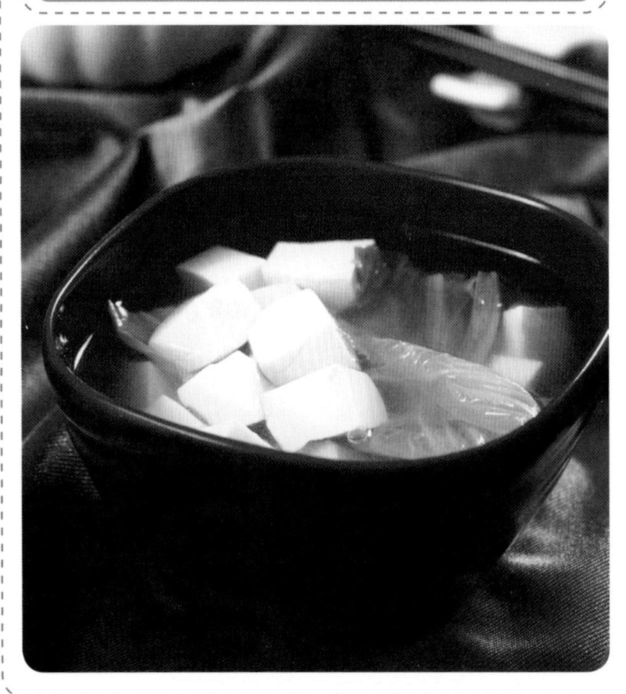

[原料]

小白菜100克、嫩豆腐300克

[调料]

盐、味精、芝麻油各适量

[制作方法]

1. 小白菜择去根和黄叶，洗净，沥干水分，横切一刀。嫩豆腐洗净，切成块备用。
2. 锅置火上，加适量水，放入豆腐，用大火烧沸，倒入小白菜，继续烧开5分钟，加味精、盐调味，淋芝麻油即可。

[保健功效]

小白菜和豆腐是最好的搭档，豆腐含有丰富的蛋白质和脂肪，与白菜相佐，相得益彰。

红颜汤

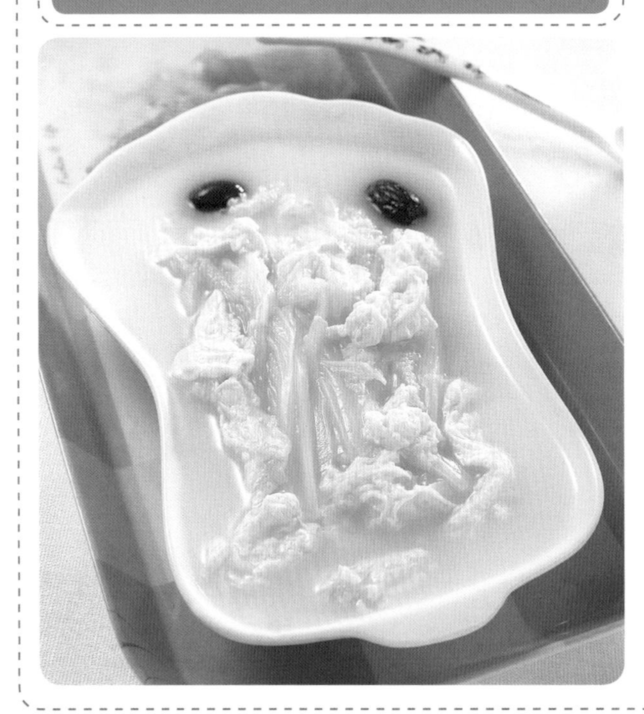

[原料]

大白菜心250克，红枣8个，牛奶半杯，鸡蛋1个

[制作方法]

1. 将白菜心洗净，切成5厘米长的段，入沸水锅中焯水，捞出备用。
2. 将红枣放入锅内，加入2碗清水，熬煮约半小时至剩约1碗水时倒入牛奶，待滚沸后再放入白菜心，再烧开时打入鸡蛋，用筷子迅速将鸡蛋搅散成蛋花即成。

[保健功效]

具有除烦、温中、降逆止呕等功效，是老年人的食用珍品。

甘蓝粉丝

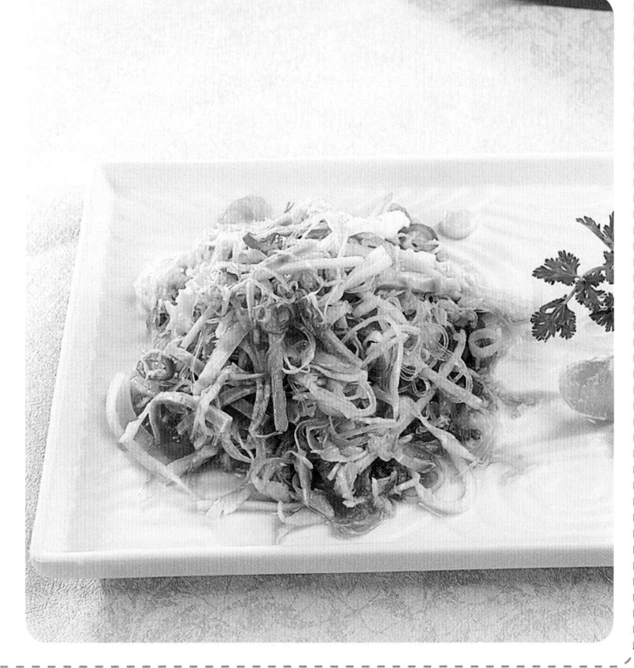

原料

绿甘蓝450克、粉丝50克、火腿25克

调料

色拉油、盐、味精、味达美酱油、葱、姜、香油各适量

制作方法

1. 将粉丝用清水泡至没有硬心，捞出切成长段。绿甘蓝、火腿均切成细丝备用。
2. 净锅上火，倒入色拉油烧热，下葱、姜爆香，放入甘蓝丝煸炒至八成熟，调入酱油、盐、味精，下入粉丝、火腿丝炒至成熟，淋香油，即可。

保健功效

可促进消化，预防便秘。

木耳圆白菜

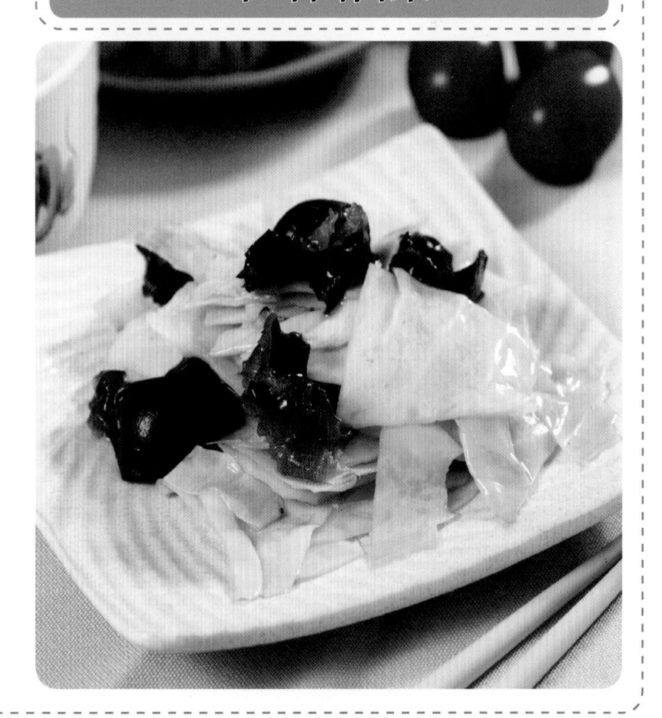

原料

水发木耳25克、圆白菜250克

调料

葱花、花椒粉、盐、植物油各适量

制作方法

1. 木耳择洗干净，撕片。圆白菜择洗干净，撕片。
2. 炒锅置火上，倒入适量植物油，待油温烧至七成热时放入葱花和花椒粉炒香，倒入木耳和圆白菜片翻炒5分钟，用盐调味即可。

保健功效

圆白菜富含维生素C、维生素E和胡萝卜素等，具有很好的抗氧化作用及抗衰老作用。

爆炒圆白菜

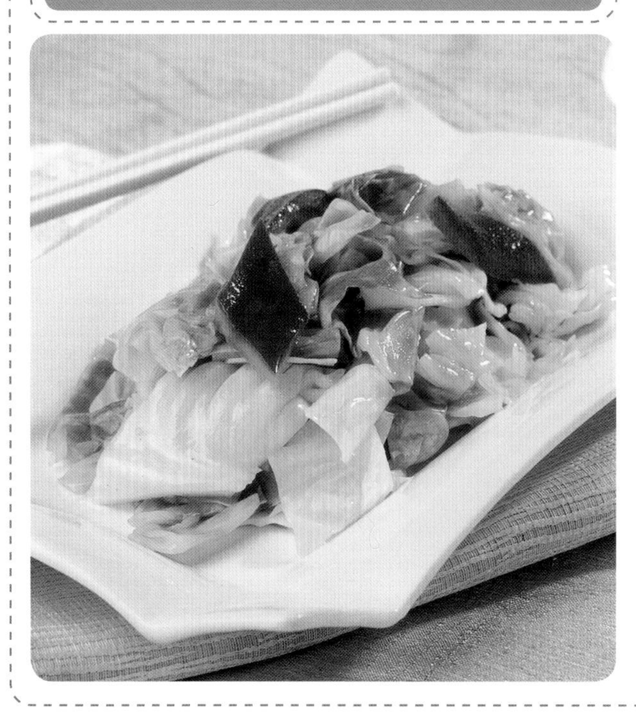

[原料]

圆白菜300克，红辣椒20克

[调料]

醋、盐、味精、色拉油各适量

[制作方法]

1. 将圆白菜洗净，切成3厘米见方的菱形片。红辣椒洗净，切菱形片。
2. 净锅上火，加入色拉油，烧至六成热，下入圆白菜、红辣椒片、精盐，快速翻炒至圆白菜断生，再加味精、醋炒匀，起锅装盘即可。

[保健功效]

此款菜肴含有丰富的维生素，是糖尿病和肥胖患者的理想食物。

粳米菜心粥

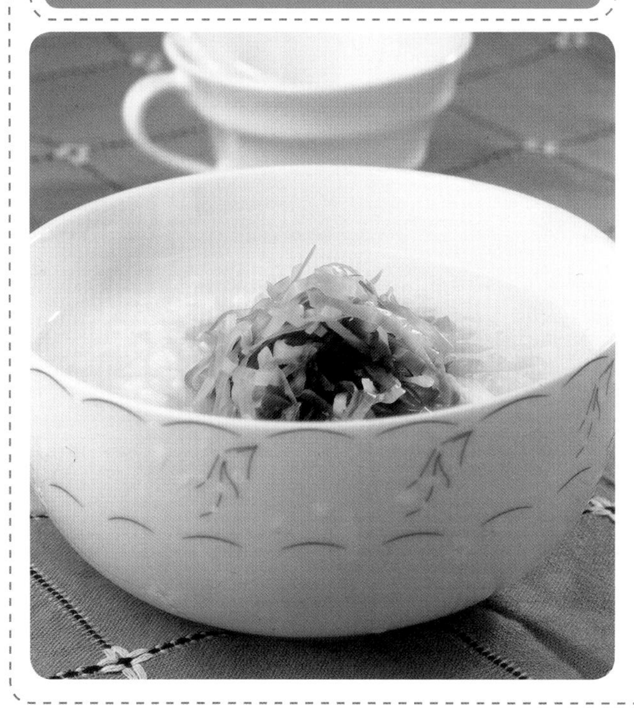

[原料]

粳米200克，圆白菜100克

[调料]

盐适量

[制作方法]

1. 粳米淘洗干净，清水浸泡1小时。
2. 圆白菜冲洗净，切细丝。
3. 净锅置火上，加入适量清水，下入粳米，旺火煮沸，转小火熬煮成粥，加入圆白菜，调入盐，稍焖即可。

[保健功效]

改善血糖血脂。研究发现，圆白菜嫩芽可能会改善第二型糖尿病患者的胰岛素阻抗。

芹菜炒羊肉丝

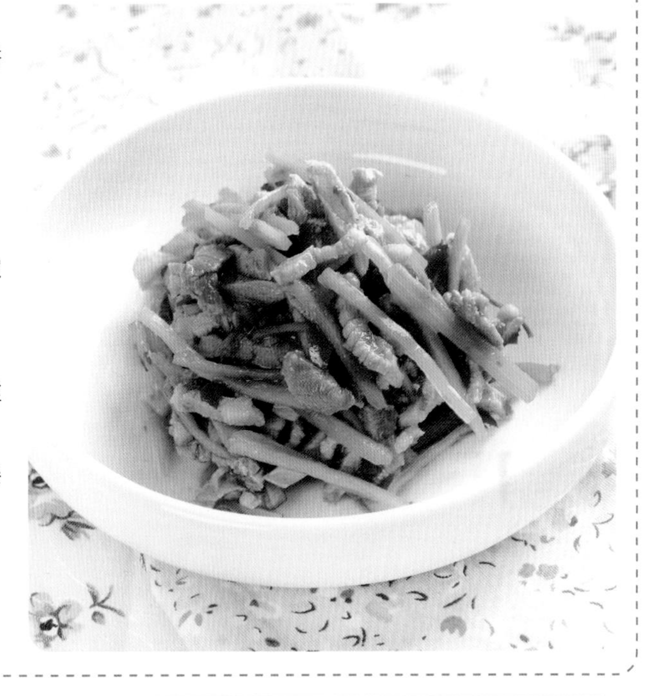

原料

芹菜300克，羊肉200克，杭椒、香菜段各50克

调料

姜丝、豆瓣酱、水淀粉、盐各适量

制作方法

1. 羊肉洗净，切细丝，加盐、水淀粉抓匀上浆。杭椒洗净，切丝。芹菜、香菜分别洗净，切段。
2. 锅入油烧至八成热，下入羊肉丝滑炒，捞出沥油。
3. 锅内留油烧热，放入羊肉丝、姜丝、芹菜段、香菜段、杭椒丝，加豆瓣酱、盐调味，炒匀即可。

保健功效

具有降低血糖的功效。

珍珠菜花

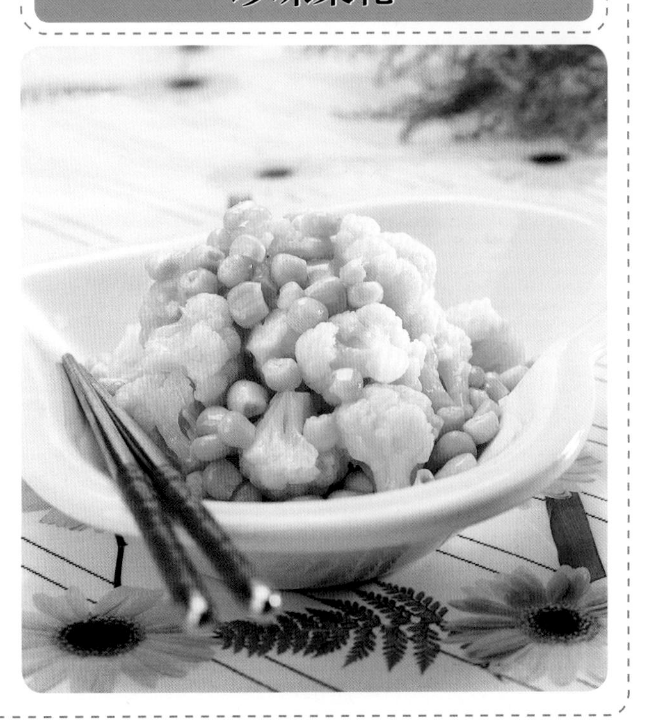

原料

菜花400克、罐装玉米粒200克

调料

盐、味精、水淀粉、芝麻油、花生油、素汤各适量

制作方法

1. 菜花择洗干净，掰成小朵，放入开水中烫至八成熟时捞出，沥去水分。
2. 炒锅置火上，注入花生油烧热，放入菜花煸炒，加盐，放入玉米、素汤、味精，烧至汁浓时，用水淀粉勾芡，淋芝麻油，出锅装入盘中即成。

保健功效

适宜于中老年人、小孩食用。

海米烧菜花

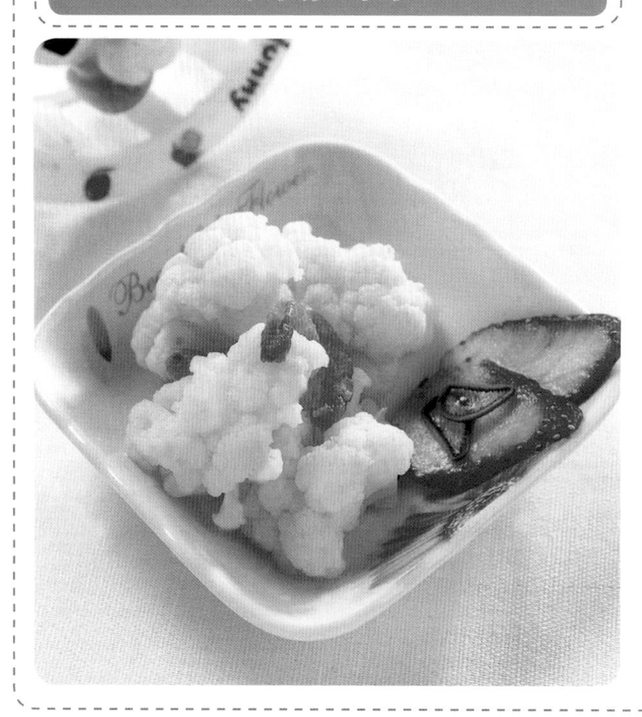

[原料]

菜花200克，水发海米50克

[调料]

植物油、料酒、花椒水、盐、味精、白糖、葱、姜、水淀粉各适量

[制作方法]

1. 将菜花掰成小朵，下入六成热油中滑熟，捞出沥油。
2. 锅留底油烧热，用葱、姜炝锅，放入海米煸炒出香味，烹料酒、花椒水，再放入菜花，加盐、味精、白糖，加汤烧至入味，用水淀粉勾芡，淋明油，出锅即可。

[保健功效]

提高机体的免疫力，可防止感冒和坏血病的发生。

咖喱菜花

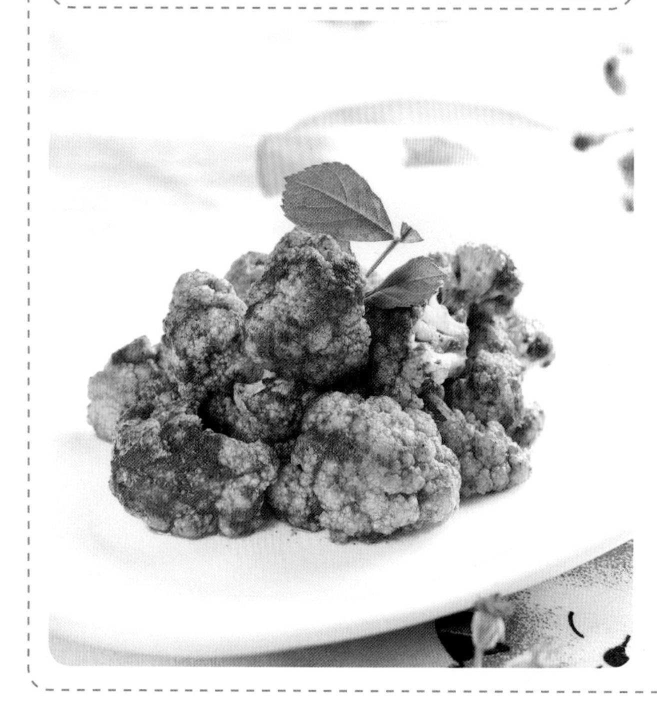

[原料]

菜花250克

[调料]

葱末、咖喱粉、盐、植物油各适量

[制作方法]

1. 菜花择洗干净，掰成小朵，入沸水锅中焯1分钟，捞出，沥干水分。
2. 炒锅置火上，倒入适量植物油，待油温烧至七成热时放入葱末和咖喱粉炒香，加菜花翻炒均匀，用盐调味即可。

[保健功效]

能够阻止胆固醇氧化，防止血小板凝结成块，因而减少心脏病与中风的危险。

腰豆西蓝花

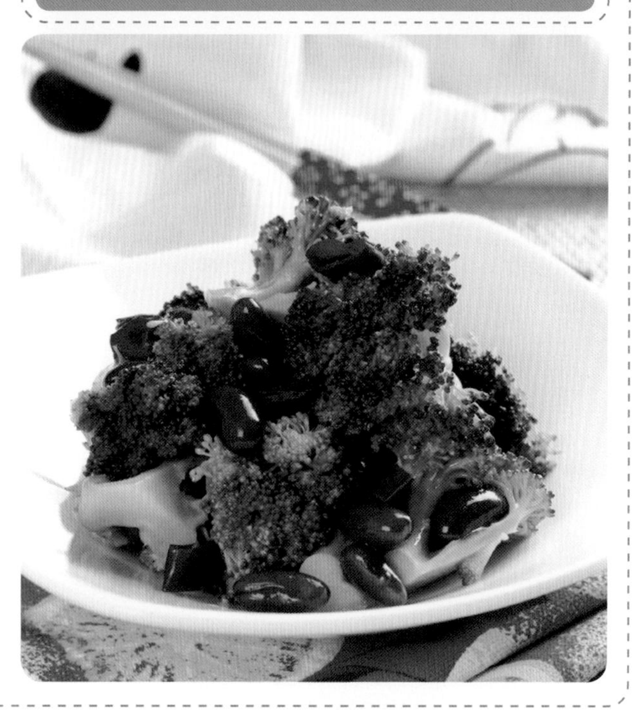

【原料】
西蓝花300克，红腰豆50克

【调料】
香油、盐各适量

【制作方法】
1. 西蓝花撕成小朵，洗净，放入沸水中焯水，捞出冲凉，控水。
2. 红腰豆入沸水中焯烫片刻，捞出，晾凉。
3. 将西蓝花、红腰豆放入盛器中，加盐调味，淋入香油拌匀即可。

【保健功效】
主治久病体虚、肢体痿软、耳鸣健忘、脾胃虚弱等病症。

酸辣苦瓜片

【原料】
苦瓜100克，红椒丝10克

【调料】
盐、白糖、醋、鸡精、辣椒油各适量

【制作方法】
1. 苦瓜洗净，切开，去蒂除子，切片，入沸水锅中焯透，捞出，晾凉，沥干水分。
2. 取盘，放入苦瓜片，加盐、白糖、醋、鸡精和辣椒油拌匀，撒红椒丝即可。

【保健功效】
健脾开胃，有利尿活血、消炎退热、清心明目的功效。

苦瓜肉片

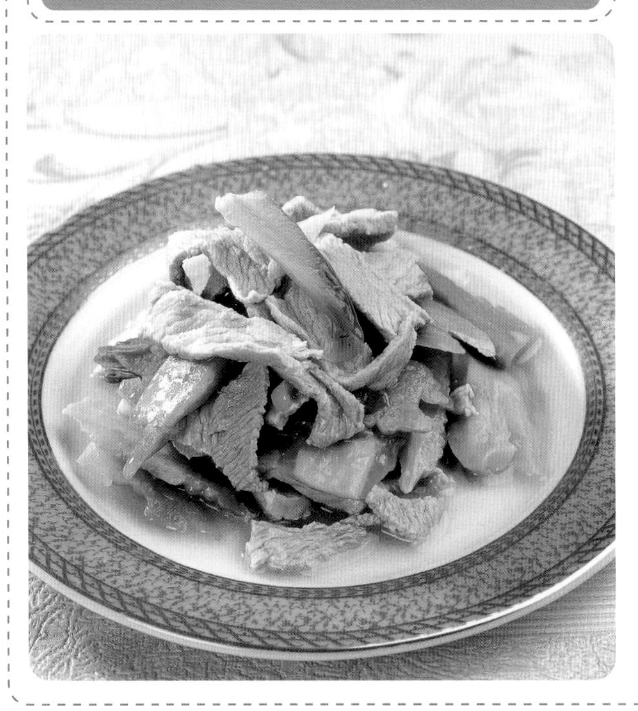

原料

猪肉250克，苦瓜200克

调料

花生油、盐、白糖、香油各适量

制作方法

1. 猪肉洗净，切片。苦瓜去瓤，洗净，切片备用。
2. 净锅置火上，倒入花生油烧热，下入肉片炒熟，放入苦瓜稍炒，调入盐、白糖炒至成熟，淋入香油即可。

保健功效

预防骨质疏松、调节内分泌、抗氧化等作用，同时进一步提高人体抵抗力，提高身体里面的反应机制。

豆豉苦瓜

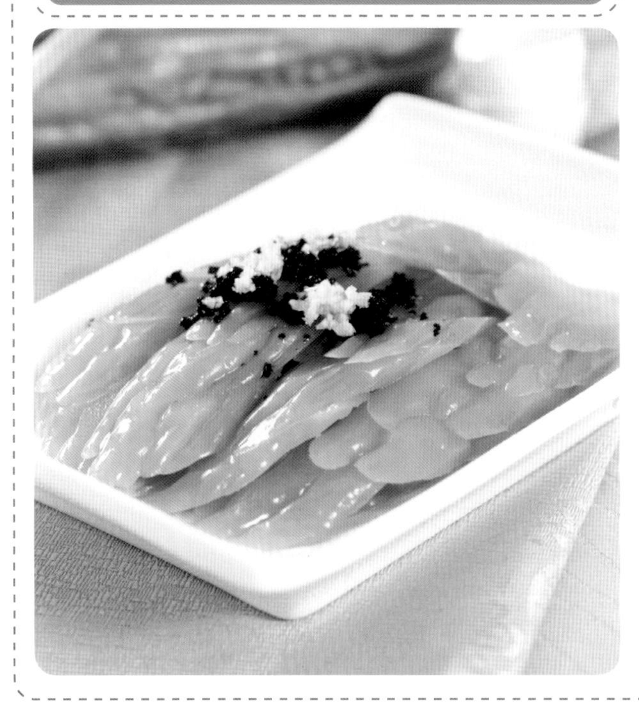

原料

苦瓜300克，豆豉20克

调料

蒜末、盐、植物油各适量

制作方法

1. 苦瓜洗净，去蒂和子，切片，放入沸水锅中焯1分钟，捞出晾凉，沥干水分，装盘。豆豉切末。
2. 锅置火上，倒入适量植物油，待油温烧至七成热时放入豆豉末和蒜末炒香，关火，淋在苦瓜片上，用盐调味即可。

保健功效

具有良好的降血糖作用，是糖尿病患者的理想食品。

苦瓜豆腐汤

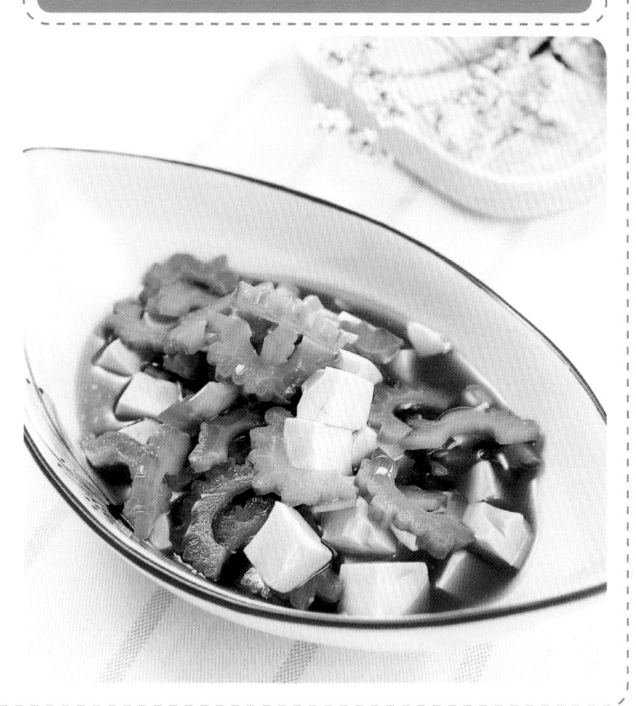

【原料】
豆腐、苦瓜各100克

【调料】
植物油、黄酒、酱油、香油、盐、味精、水淀粉各适量

【制作方法】
1. 将苦瓜去皮、瓤，洗净，切片。豆腐洗净，切成小块。
2. 锅置火上，倒油烧热，放入苦瓜片翻炒几下，倒入开水、豆腐块，加入盐、味精、黄酒、酱油煮沸，用水淀粉勾薄芡，淋上香油即可。

【保健功效】
可提高机体的免疫功能。

杨梅胡萝卜

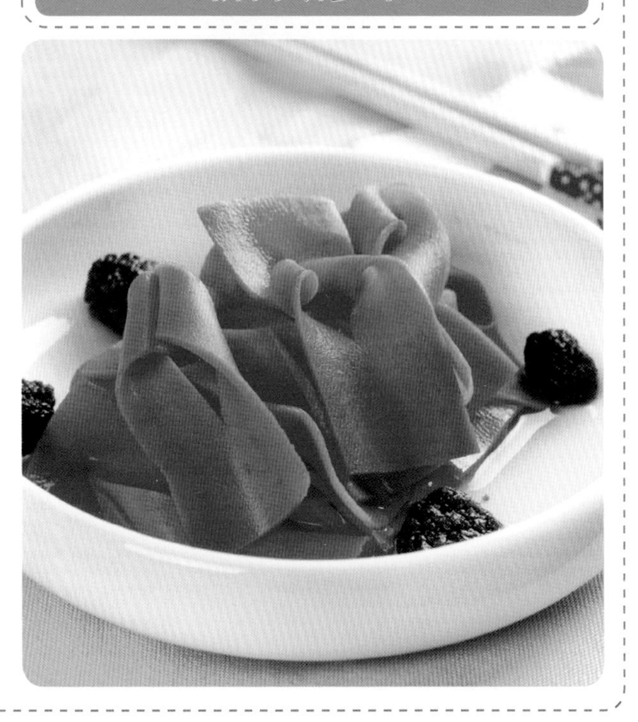

【原料】
胡萝卜200克

【调料】
杨梅、白糖、盐各适量

【制作方法】
1. 胡萝卜洗净，切成片，片的中间划改两刀成花刀，用盐腌渍。
2. 杨梅泡发，加白糖，待用。
3. 胡萝卜泡在话梅水中，加盖放入冰柜，冷却，将杨梅去核摆在圆盘边，胡萝卜拧成花型，摆放在盘中心即可。

【保健功效】
可加强肠道的蠕动，从而利膈宽肠，通便。

胡萝卜烧里脊

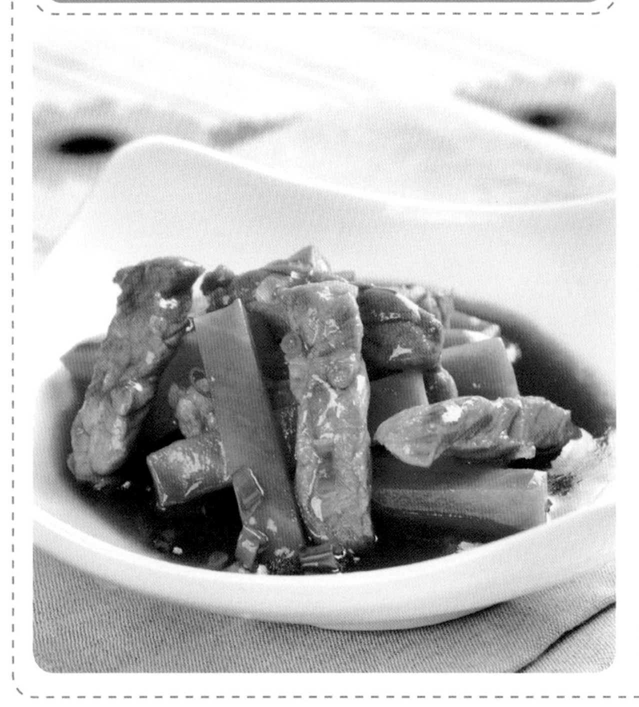

原料

猪里脊肉400克，胡萝卜50克

调料

葱花、姜末、鸡蛋液、水淀粉、甜面酱、植物油、香油、酱油、盐各适量

制作方法

1. 猪里脊洗净，切条，加盐、鸡蛋、水淀粉抓匀上浆。胡萝卜洗净，切条，焯水投凉。
2. 锅入油烧热，放猪肉条滑散爆透，捞出。
3. 锅留油烧热，放葱花、姜末炝锅，入胡萝卜条、甜面酱、猪肉条，烹酱油、香油、盐炒匀即可。

保健功效

可以增强免疫功能。

煮南瓜

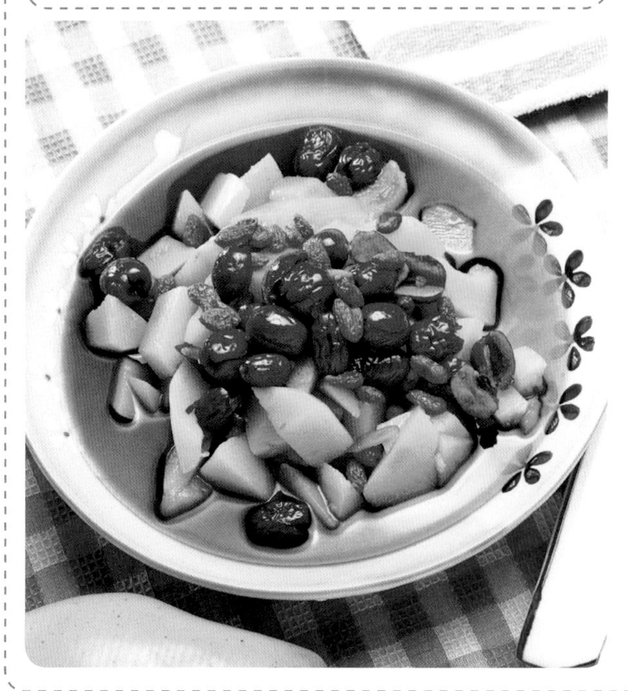

原料

南瓜500克，枣15枚，枸杞10克

调料

红糖适量

制作方法

1. 将鲜南瓜去皮，洗净，切成小块。
2. 红枣去核，与鲜南瓜块、红糖及枸杞同入锅中煮至熟烂，即可食用。

保健功效

活跃人体的新陈代谢，促进造血功能，对防治糖尿病、降低血糖有特殊的疗效。

南瓜蒜蓉汤

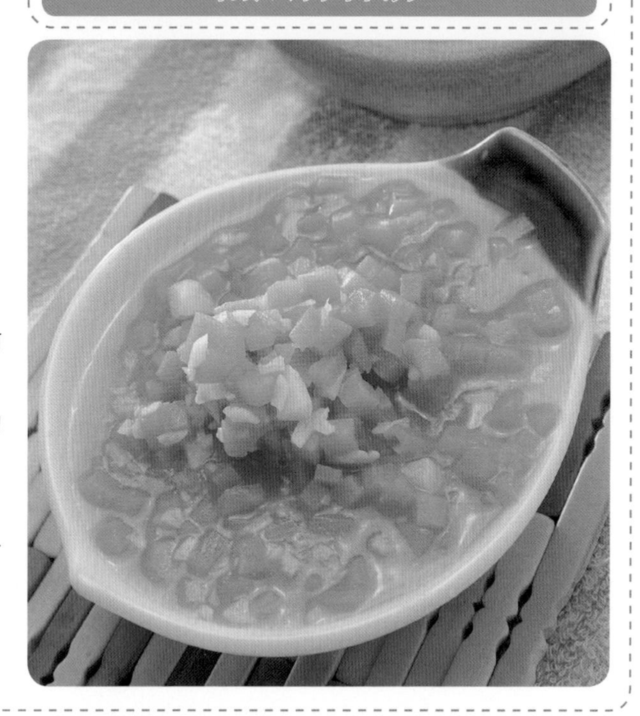

原料

南瓜300克，蒜头80克

调料

植物油、盐、水淀粉各适量

制作方法

1. 南瓜去皮、瓤，洗净，切粒。
2. 蒜头去衣，制成蒜蓉。
3. 锅置火上，倒油烧热，放入南瓜、蒜蓉略炒，加适量清水，煲至南瓜熟透，以少许水淀粉勾芡，放入盐调味即可。

保健功效

有益皮肤和指甲健康，具有护眼、护心和抗癌功效。

银杏南瓜汤

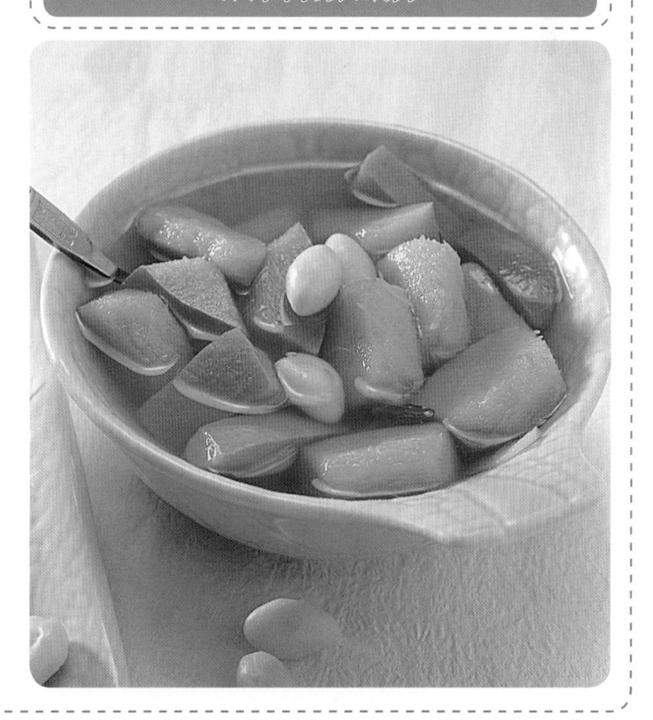

原料

南瓜200克，银杏80克，枸杞50克

调料

高汤、盐、淡奶各适量

制作方法

1. 将南瓜去瓤，带皮切块。
2. 枸杞、银杏洗净待用。
3. 汤锅置火上，倒入适量高汤，加淡奶搅匀，烧开，放入南瓜、银杏，调入盐，大火煮开，转小火煮40分钟，放入枸杞稍煮即可。

保健功效

可以保护胃肠道黏膜，免受粗糙食品刺激，促进溃疡愈合。

绿豆南瓜汤

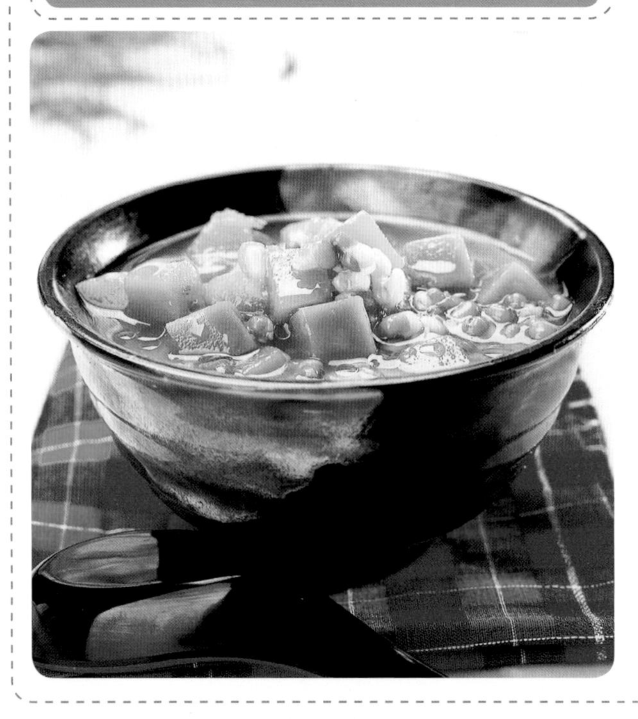

原料

老南瓜300克，绿豆200克

调料

盐适量

制作方法

1. 绿豆用清水淘净泥沙，沥干水分，加少许盐拌和，腌约3分钟，用清水漂净。
2. 南瓜削去表皮，挖去瓜瓤，用清水冲洗干净，切成方块。
3. 锅入清水烧沸，放入绿豆，烧开后煮2分钟，淋少许凉水，再沸后放南瓜块，加盖，小火煮至绿豆开花时加盐，起锅即可。

保健功效

横行经络，利小便。

南瓜大米粥

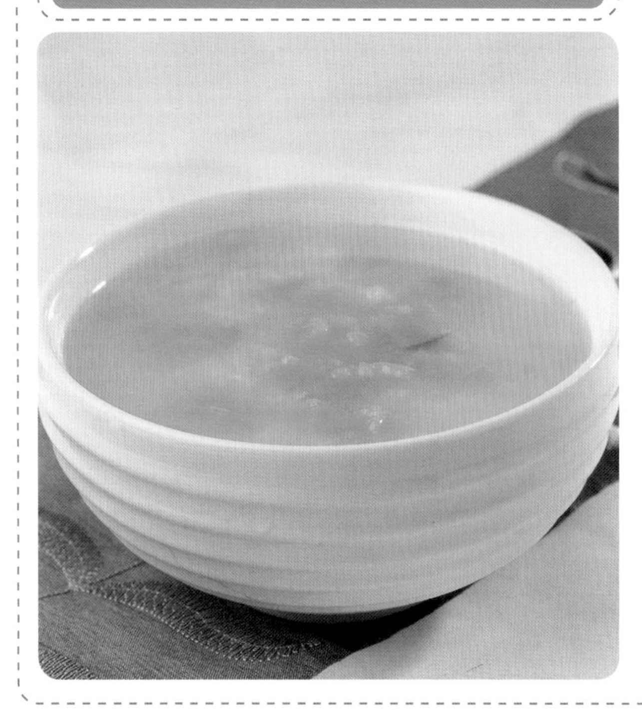

原料

大米200克，南瓜100克

制作方法

1. 大米淘洗干净，清水浸泡1小时。
2. 南瓜去皮，去瓤，洗净切块。
3. 净锅置火上，加入适量清水，下入大米、南瓜，大火烧沸，再转小火炖煮成粥即可。

保健功效

此款南瓜粥具有高钙、高钾、低钠的特质，特别适合中老年人和高血压患者，有利于预防骨质疏松和高血压。

红油南瓜丝

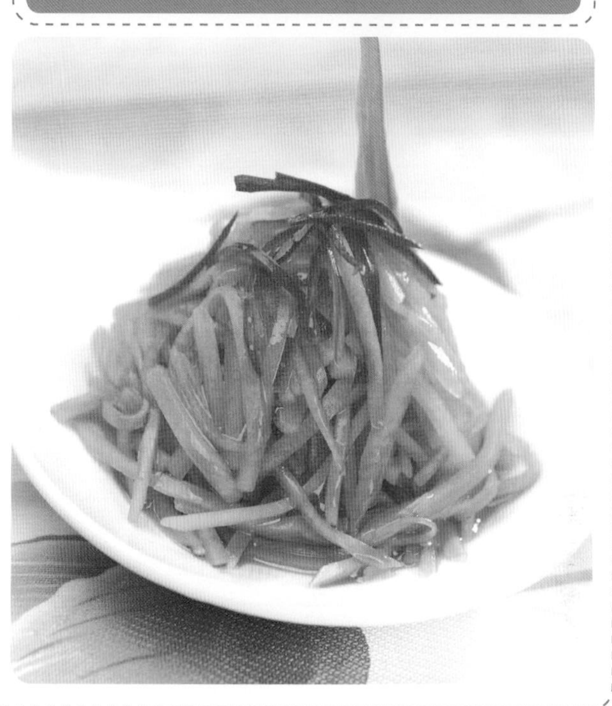

原料

南瓜400克

调料

辣椒油、盐各适量

制作方法

1. 南瓜洗净，去皮，切成丝，放入沸水锅中烫熟，捞出冲凉，沥干水分。
2. 将南瓜丝放入盛器中，加盐、辣椒油拌匀即可。

保健功效

本菜具有降糖止渴的功效，糖尿病患者可常服食。

香油南瓜丝

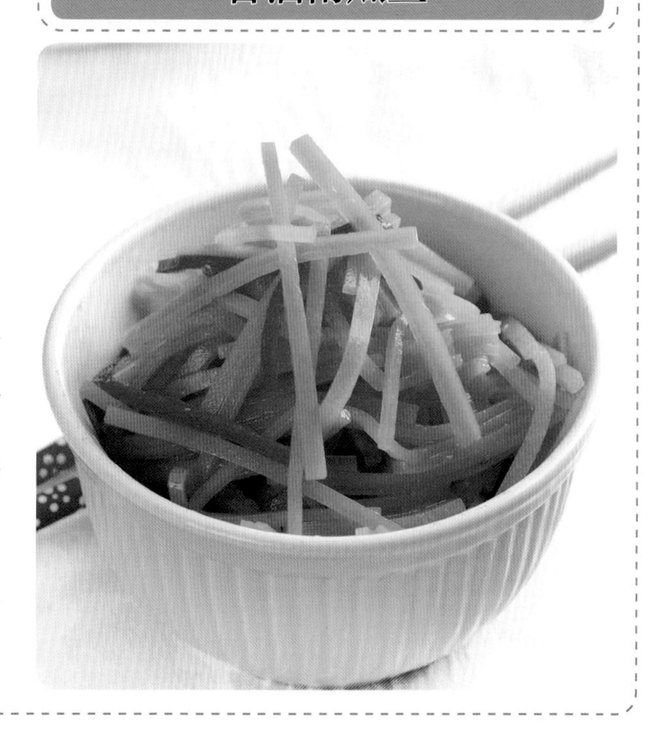

原料

嫩南瓜300克

调料

红椒、香油 、盐各适量

制作方法

1. 嫩南瓜洗净，去皮，切成细丝。红椒洗净，切成细丝。
2. 净锅火上，倒入清水烧开，下南瓜丝汆水，捞起，晾凉待用。红椒丝汆水，晾凉。
3. 将南瓜丝、红椒丝加入盐、香油拌匀，装盘即可。

保健功效

此款菜肴低糖、低热量，是血管动脉硬化、糖尿病人的理想美味。

麻辣南瓜

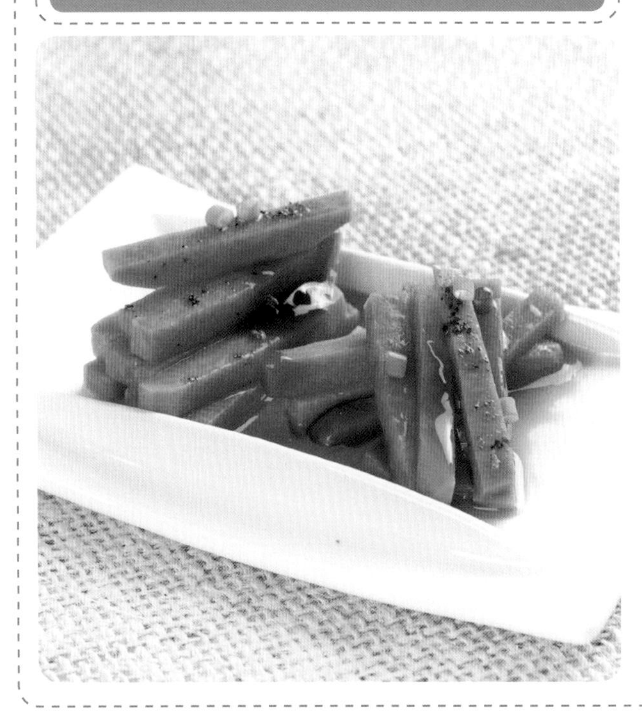

原料

嫩南瓜300克

调料

葱花、香油、花椒粉、红油辣椒、醋、酱油、白糖、盐各适量

制作方法

1. 嫩南瓜洗净，去皮，切成粗丝，加盐腌渍出部分水分。
2. 红油辣椒、盐、白糖、酱油、醋、花椒粉调匀，成麻辣味汁。
3. 锅入清水烧沸，倒入南瓜丝煮至断生，捞入盆内拨散，撒少许香油拌匀晾凉，放入净盘内，拌上麻辣味汁，撒上葱花即可。

保健功效

补中益气，消炎止痛。

香南瓜

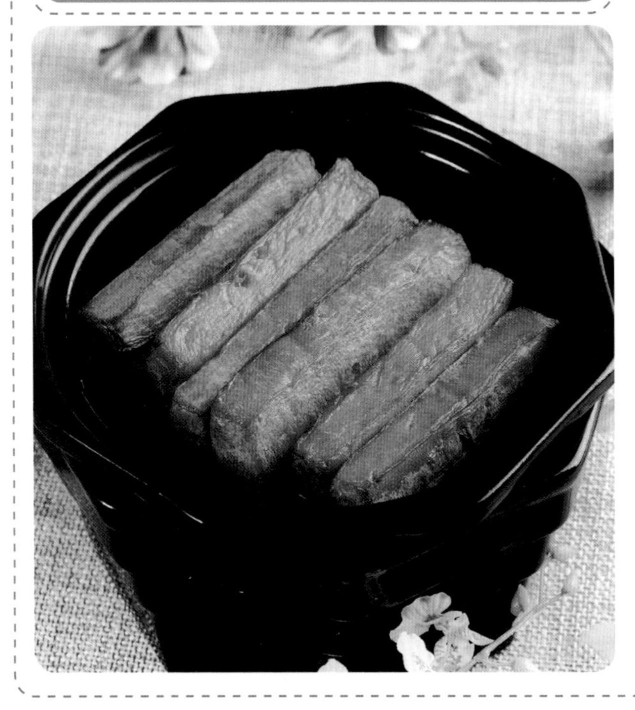

原料

老南瓜400克

调料

黄油、植物油、白糖、盐各适量

制作方法

1. 老南瓜去皮，洗净，切长条。
2. 锅入植物油烧热，放入南瓜条炸一下，捞出控油。
3. 砂锅烧热，放少许黄油，烧热后放入南瓜条，加入适量白糖和盐，焖至入味即可。

保健功效

此菜肴具有补中益气，温中止泻的功效，适用于老年人脾胃虚弱之泄泻体倦等病症。

鱼香南瓜

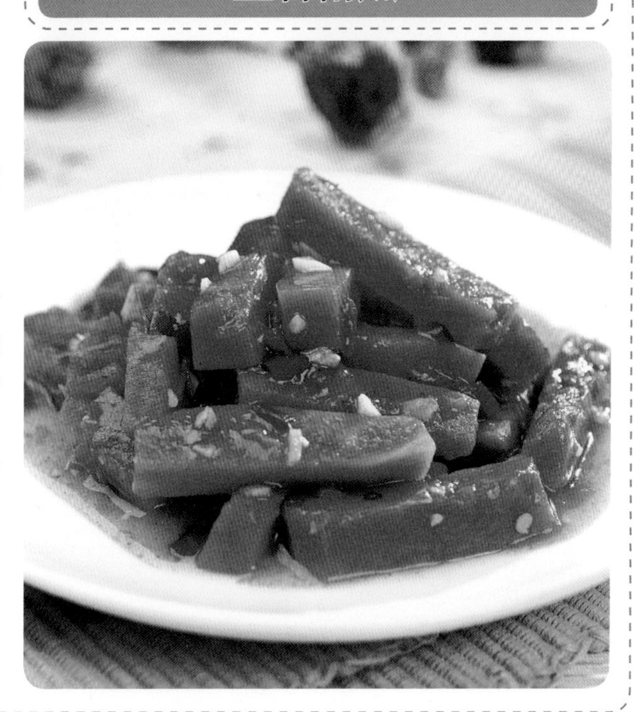

原料

南瓜500克

调料

葱末、姜末、蒜末、泡红椒、水淀粉、酒酿、醋、白糖、盐各适量

制作方法

1. 南瓜洗净，去皮，去瓤，切成方条。盐、酒酿、醋、白糖、蒜末、水淀粉、清水放入碗内，对成鱼香芡汁。
2. 锅入油烧热，下南瓜略炸，捞出。锅留底油，放泡红椒、葱末、姜末炝锅，入南瓜条略炒，倒入鱼香芡汁炒匀即可。

保健功效

可预防骨质疏松和高血压。

山药莲子苡仁粥

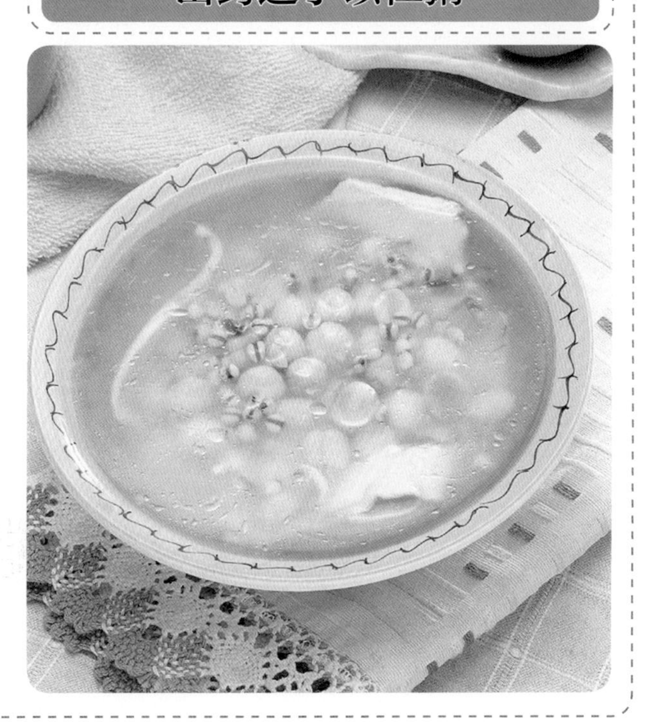

原料

山药、莲子、薏苡仁各30克

制作方法

1. 莲子去心，洗净。山药、薏苡仁分别洗净。
2. 将莲子、山药、薏苡仁一同放入锅中，加500克水，用小火煮熟即成。

保健功效

能有效阻止血脂在血管壁的沉淀，预防心血疾病，取得益志安神、延年益寿的功效。

山药百合炖兔肉

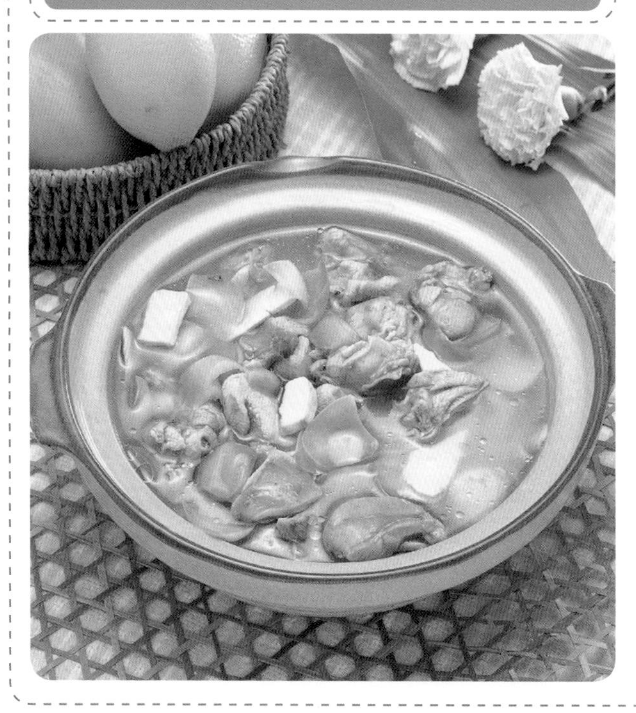

原料

淮山药、百合各30克，兔肉300克

调料

生姜、盐各适量

制作方法

1. 将兔肉洗净，切成小块，入沸水中氽一下，捞出冲净。
2. 淮山药、百合洗净，生姜洗净切片。
3. 兔肉与淮山药、百合、生姜片及适量盐同放入沙锅中，中火炖1小时左右即可。

保健功效

有降低血糖的作用，可用于治疗糖尿病，是糖尿病人的食疗佳品。

干烧茭白

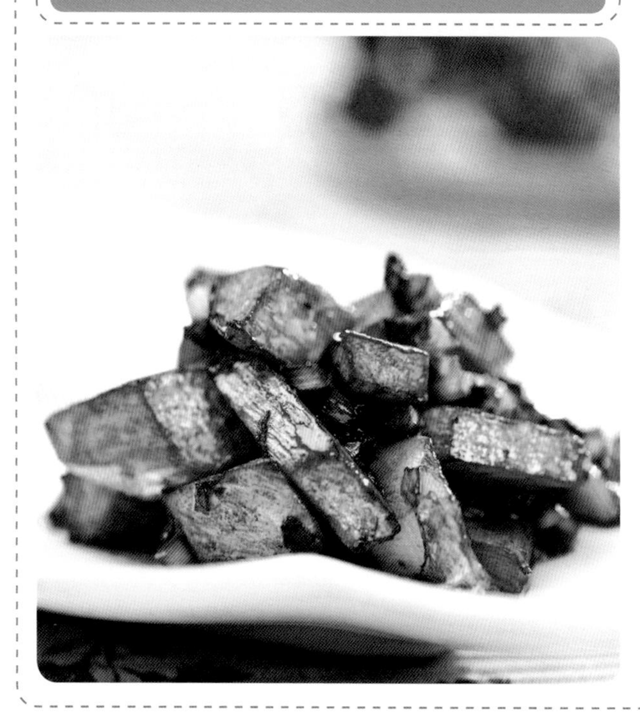

原料

茭白400克

调料

葱花、姜末、花椒、花生油、香油、料酒、醋、白糖、盐各适量

制作方法

1. 茭白洗净，切成菱形块，用热水略烫，再用凉水洗净。
2. 锅入花生油烧至七成热，投入花椒炸香，捞出，再下葱花略煸，倒入茭白块，加入料酒、盐、白糖、醋、姜末拌匀，淋入香油，装盘即可。

保健功效

辅助治疗四肢浮肿、小便不利等症。

海米茭白

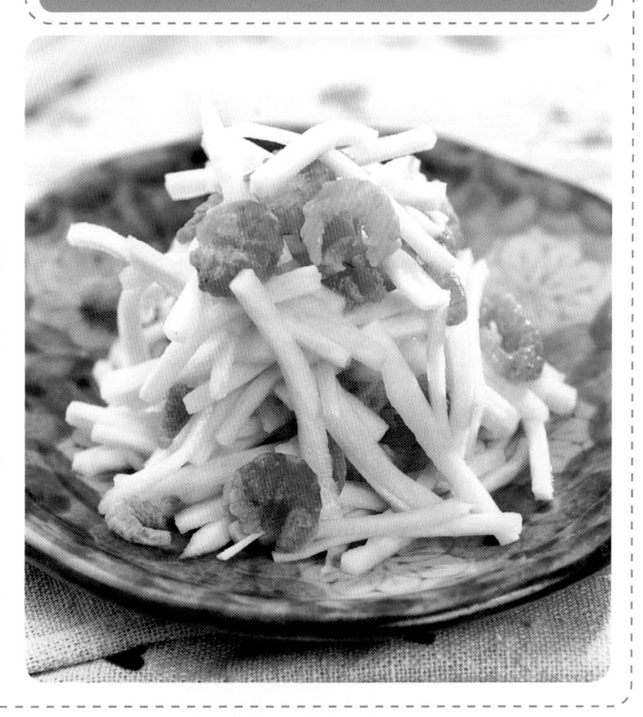

【原料】
茭白250克，海米25克

【调料】
花椒油、白糖、盐各适量

【制作方法】
1. 茭白剥皮，切丝。海米用温水泡软。
2. 茭白入沸水锅中焯水，冷水过凉，备用。
3. 茭白丝、海米放入碗中，加盐、白糖调味，淋入花椒油，拌匀装盘即可。

【保健功效】
有润滑，滋润的作用，故可益肺气，养肺阴，治疗肺虚痰嗽久咳之症。

红油茭白

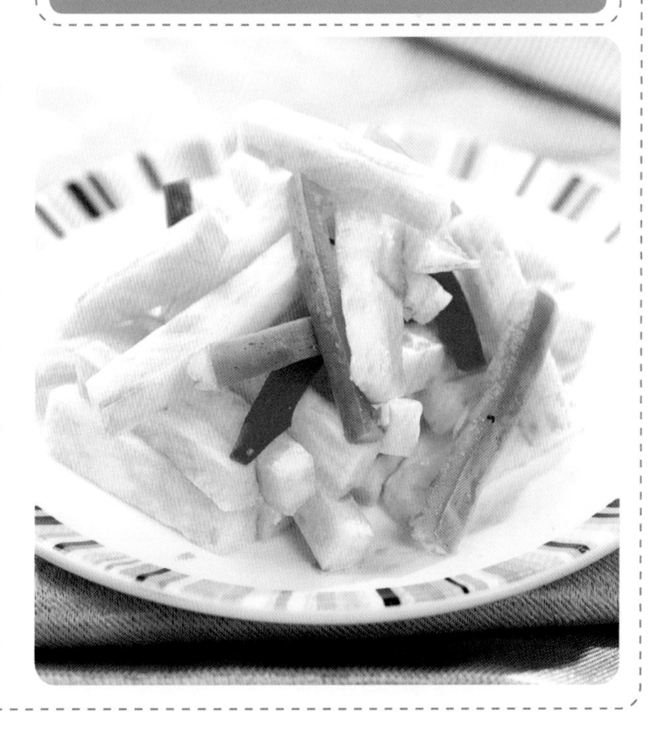

【原料】
茭白300克，青尖椒、红尖椒各50克

【调料】
辣椒油、白糖、盐各适量

【制作方法】
1. 茭白去壳、皮，洗净，拍松，切成条形。青尖椒、红尖椒分别洗净，切条。
2. 锅入清水烧开，放入茭白煮至熟透，捞出，冷水冲凉。
3. 将茭白、青尖椒条加入辣椒油、白糖、盐拌匀，装盘即可。

【保健功效】
可阻止黑色素生成，软化皮肤表面的角质层，使皮肤润滑细腻。

茭白肉丝

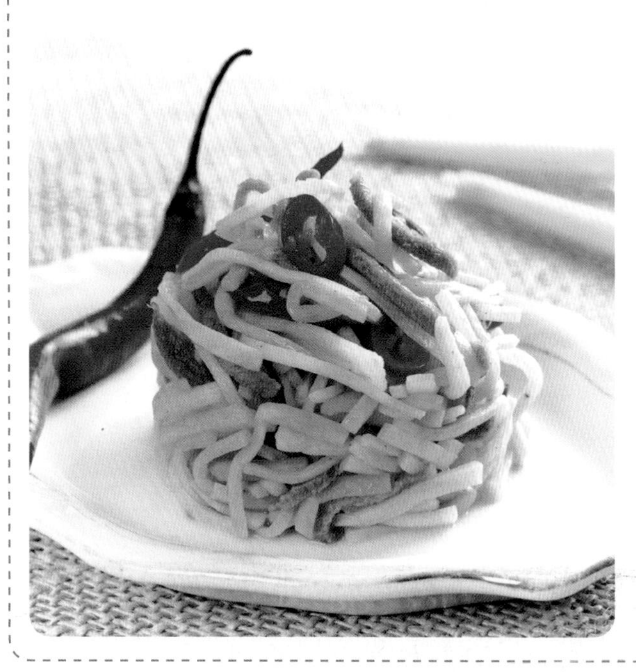

原料

茭白300克，猪肥瘦肉丝100克

调料

蒜末、红辣椒圈、鲜汤、胡椒粉、水淀粉、植物油、料酒、盐各适量

制作方法

1. 肉丝加盐、料酒、淀粉拌匀，腌渍片刻。茭白洗净，切成粗丝。
2. 盐、胡椒粉、料酒、水淀粉 、鲜汤调成味汁，备用。
3. 热锅放入油，把肉丝炒至变色，倒入蒜末炒香，倒入茭白丝翻炒，加入调好的味汁、红辣椒圈，翻炒均匀即可。

保健功效

有祛热、止渴、利尿的功效。

椒盐茭白盒

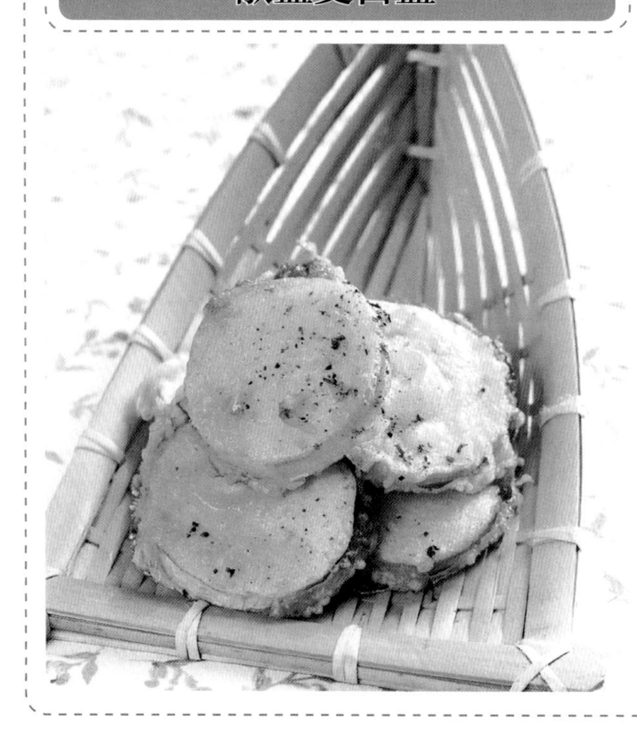

原料

茭白、猪肥瘦肉各300克，面粉、鸡蛋黄、梅菜各100克

调料

葱花、姜末、酱油、花椒盐、面粉、淀粉、植物油、盐各适量

制作方法

1. 鸡蛋黄、面粉、淀粉调成蛋糊。
2. 猪肥瘦肉、梅菜切成粒，加入酱油、盐、姜末、葱花拌成馅。
3. 茭白洗净，切片，填馅，裹上蛋糊，入热油锅炸黄，捞出。待油升高，再放茭白盒复炸至外酥里嫩，捞出沥油，撒花椒盐即可。

保健功效

治疗四肢浮肿、小便不利等症。

素炒魔芋丝

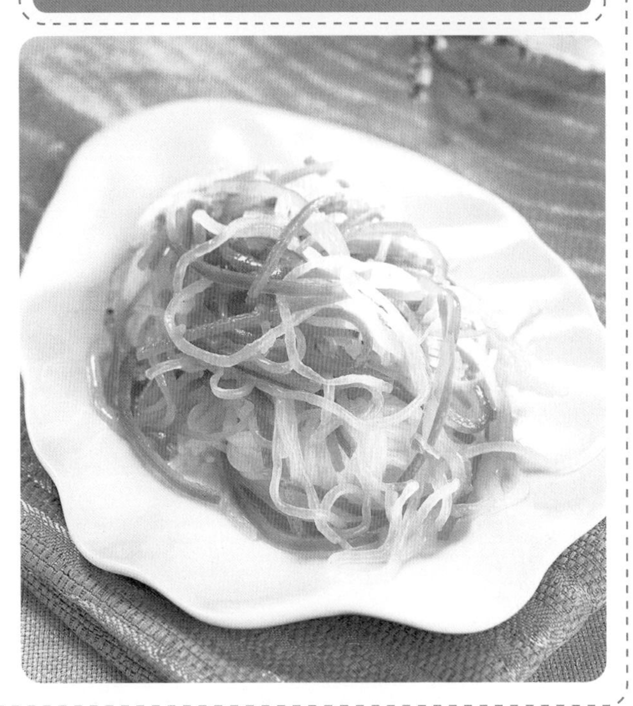

原料

魔芋300克，胡萝卜30克，青椒50克

调料

植物油、香油、盐、葱姜丝各适量

制作方法

1. 魔芋用清水洗净，切成细丝，下开水锅中煮5分钟后捞出，控水备用。
2. 将青椒、胡萝卜分别去蒂，洗净，切成细丝。
3. 锅置火上烧热，放入植物油，加入葱姜丝炝锅，放入魔芋丝、胡萝卜丝煸炒片刻，再放入青椒丝和盐、香油炒匀即可。

保健功效

可以预防动脉硬化的作用。

咸鱼烧豆腐

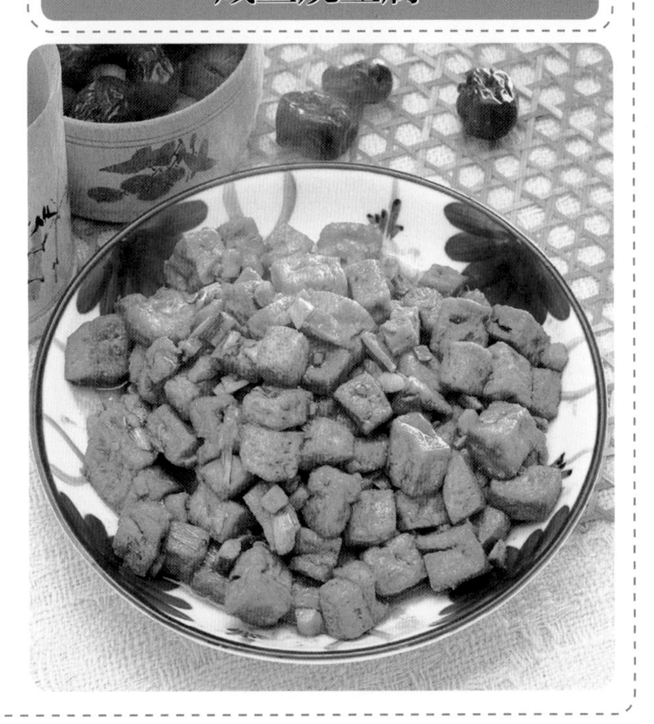

原料

豆腐500克，咸鱼25克

调料

生姜、葱、盐、酱油、花生油、味精、胡椒各适量

制作方法

1. 将豆腐洗净，切块。咸鱼、生姜、葱切成粒。
2. 锅入油，烧至八成热，放入豆腐，炸至皮呈金黄色时捞出。锅中留底油，放生姜、葱、酱油、豆腐块、咸鱼粒，加水同煮5分钟，加味精、胡椒炒匀即成。

保健功效

为补益清热养生食品，可补中益气、清热润燥、清洁肠胃。

油豆腐炒酸白菜

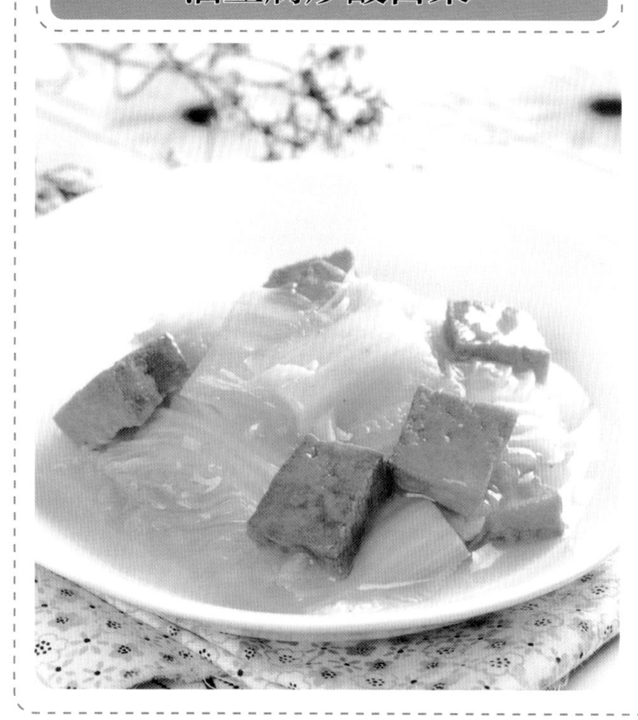

原料

油豆腐块300克，酸白菜100克

调料

香油、盐、食用油各适量

制作方法

1. 油豆腐块用热水泡一下。酸白菜切块，备用。
2. 锅入食用油烧热，下入泡过的油豆腐块翻炒几下，接着放入酸白菜块，加少许水和盐调味，翻炒2分钟左右，淋香油即可。

保健功效

微寒味甘，具有养胃生津、除烦解渴、利尿通便、清热解毒等功能。

菠菜炖豆腐

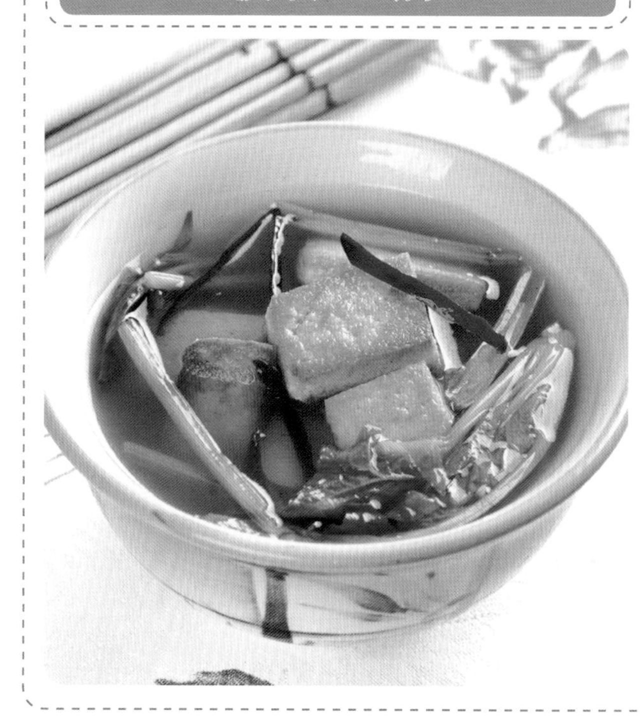

原料

菠菜200克，毛豆腐200克

调料

干辣椒丝、葱花、姜末、蒜末、食用油、香油、盐各适量

制作方法

1. 菠菜洗净撕成寸段，放沸水中焯水，捞出备用，豆腐切厚片，放煎锅中，煎两面金黄倒出。
2. 锅入油烧热，再放入干辣椒丝、葱花、姜末、蒜末炒香，加适量水和盐调味，放入煎好的豆腐块和菠菜段。大火烧开，煮2分钟，淋香油，出锅即可。

保健功效

利尿通便。

平菇炖肉

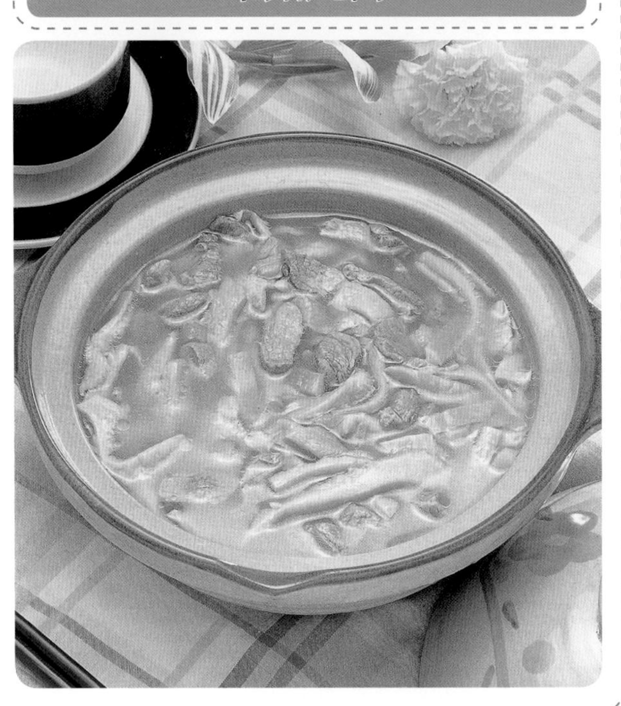

原料

鲜平菇300克，猪瘦肉150克

调料

葱花、生姜丝、盐、香油各适量

制作方法

1. 平菇洗净，切条。猪肉洗净，切条。
2. 猪肉与平菇一起放入沙锅内，加水适量，撒上葱花、姜丝，先用武火烧沸，打去浮沫，再用文火炖20分钟。加入盐、香油调味即可。

保健功效

具有追风散寒、舒筋活络的功效。用于治腰腿疼痛、手足麻木、筋络不通等病症。

凉拌鲜菇

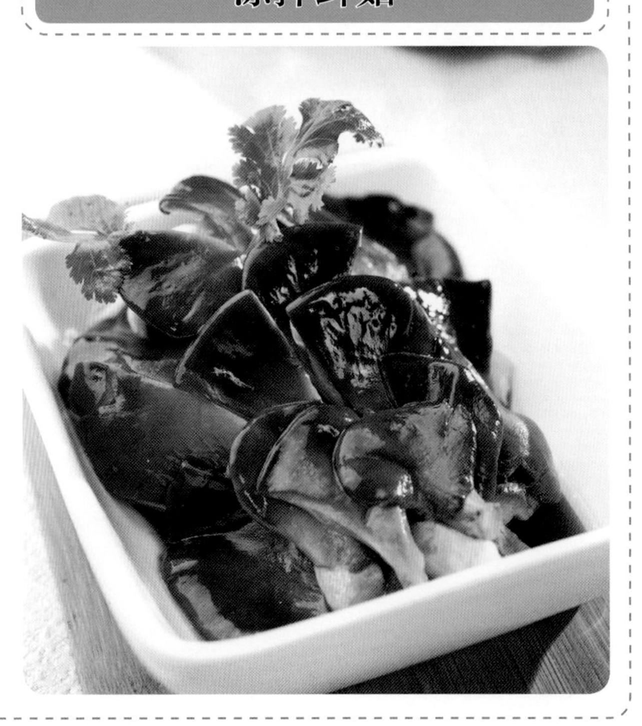

原料

鲜平菇400克

调料

香菜段、姜汁、素汤、香油、酱油、盐各适量

制作方法

1. 鲜平菇洗净，撕成片，放入沸水锅中焯熟，捞起沥水。
2. 酱油、姜汁、素汤、香油、盐放入碗中，搅匀成调味汁。
3. 将平菇片装入盘中，浇上调味汁，撒上香菜段，拌匀即可。

保健功效

不仅能起到改善人体的新陈代谢，还具有延年益寿功能。

平菇肉丝汤

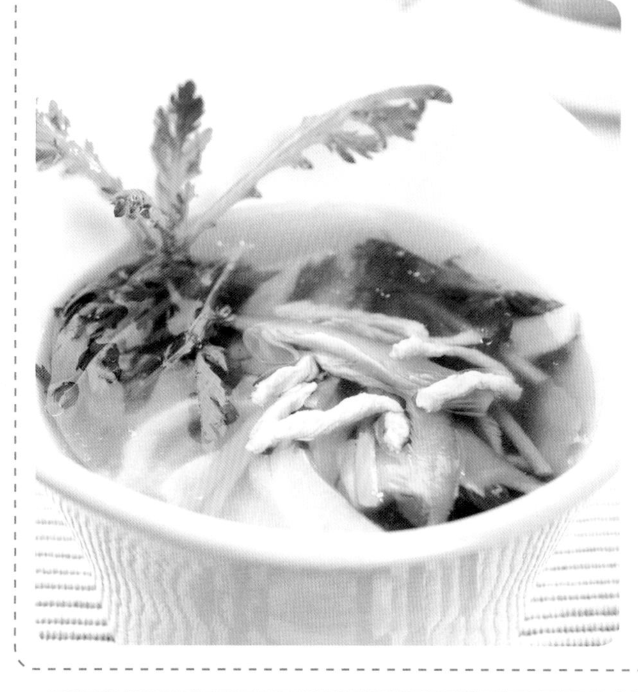

[原料]

平菇300克，猪里脊肉、茼蒿各80克

[调料]

葱段、姜片、熟猪油、料酒、盐各适量

[制作方法]

1. 猪里脊肉洗净，切丝，加清水、葱段、姜片、料酒浸泡。
2. 平菇焯水，捞出，沥干水分，切成丝。茼蒿洗净。
3. 锅入清汤烧沸，入平菇丝、茼蒿稍烫，捞起放入碗中，再把肉丝同浸泡的水一起倒入锅中，烧沸捞入碗中。锅中水煮沸，加盐调味，浇在碗中，淋熟猪油即可。

[保健功效]

可降低血胆固醇。

金针菇炒牛肚

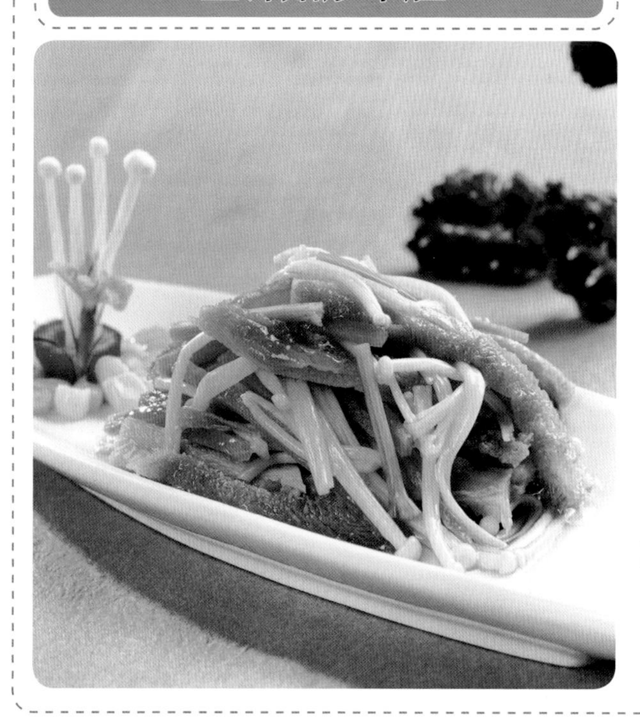

[原料]

牛肚300克，金针菇100克，胡萝卜50克

[调料]

植物油、酱油、盐各适量

[制作方法]

1. 牛肚洗净，切丝。金针菇除去根部，洗净。胡萝卜洗净，切丝。
2. 锅入油烧热，下入牛肚丝翻炒，放入金针菇、胡萝卜丝炒熟，加入盐、酱油调味，盛出装盘即可。

[保健功效]

不仅可以预防和治疗肝脏病及胃、肠道溃疡，而且也适合高血压患者、肥胖者和中老年人食用。

凉拌金针菇

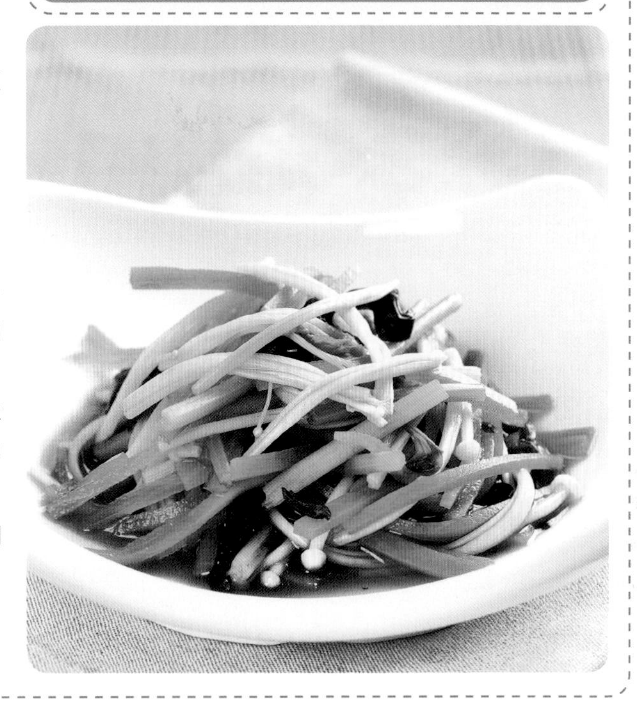

原料

金针菇300克，胡萝卜、芹菜、水发木耳各50克

调料

香油、生抽、白糖、盐各适量

制作方法

1. 金针菇处理干净，撕散。胡萝卜洗净，去皮切丝。芹菜洗净，切段。水发木耳洗净，切丝。
2. 金针菇、胡萝卜丝、芹菜段、木耳丝放入沸水中焯水，捞出冲凉，沥干水分，装入盘中。
3. 加入盐、生抽、白糖、香油调味，拌匀即可。

保健功效

预防高血脂，降低胆固醇。

香辣金针菇

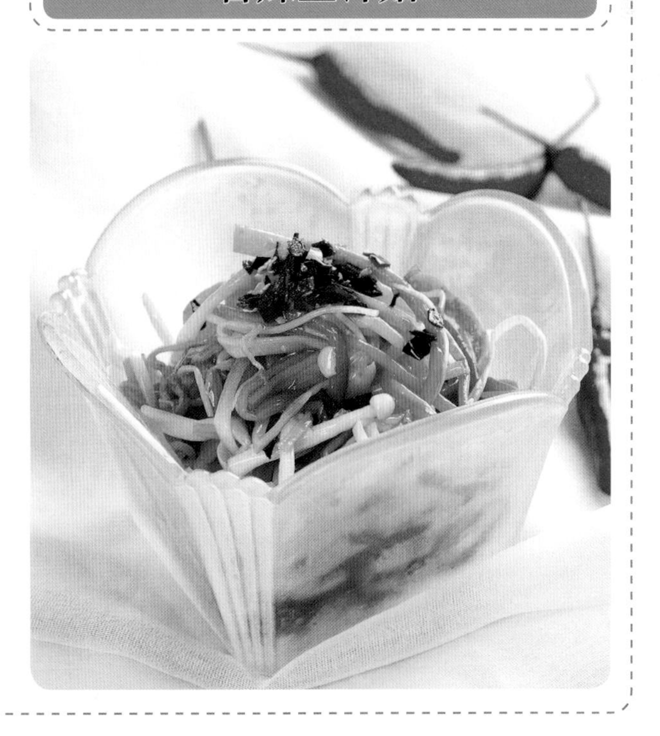

原料

金针菇400克，辣椒碎20克

调料

香油、花椒、盐各适量

制作方法

1. 金针菇切去根部，洗净撕散，焯水冲凉，沥干水分。
2. 金针菇放入盛器中，加入盐调味。
3. 锅入香油烧热，放入辣椒碎、花椒炸出香味，淋入金针菇上，拌匀即可。

保健功效

可抑制血脂升高，降低胆固醇，防治心脑血管疾病。

金针菇拌黄瓜

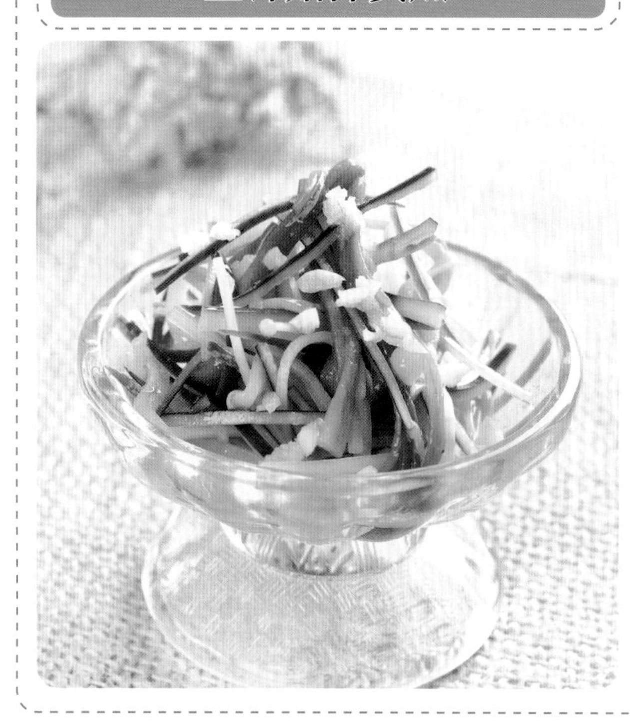

原料

金针菇150克，黄瓜150克，红柿子椒50克

调料

蒜末、香油、盐各适量

制作方法

1. 金针菇切去根部，洗净撕散。红柿子椒洗净，切细丝。黄瓜洗净，切丝。
2. 将金针菇、柿椒丝放入沸水中焯烫片刻，捞起冲凉，沥干水分，装入容器中，加入黄瓜丝、盐、蒜末、香油拌匀，装盘即可。

保健功效

适合高血压患者、肥胖者和中老年人食用，是一种高钾低钠食品。

雪耳拌芽菜

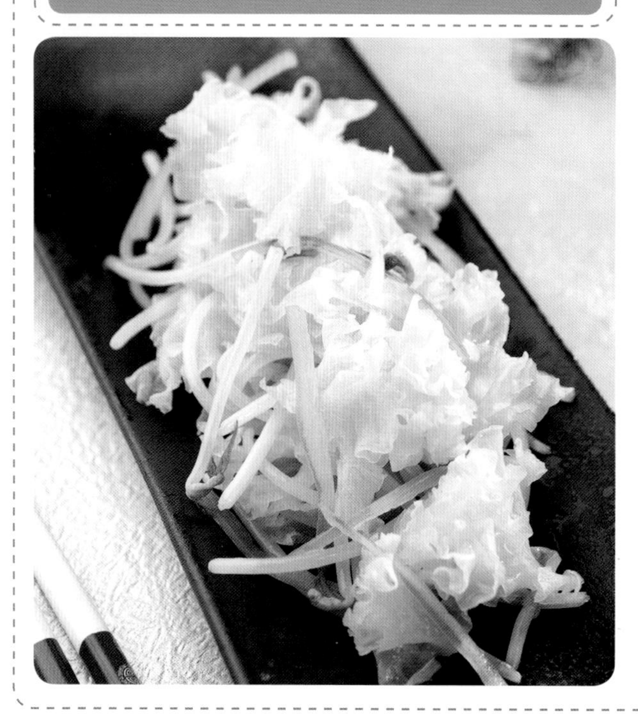

原料

绿豆芽100克，水发银耳150克，青椒10克

调料

香油、盐各适量

制作方法

1. 绿豆芽去根洗净。水发银耳洗净，撕小朵。青椒洗净，切丝。
2. 锅入适量清水烧开，下入绿豆芽、银耳、青椒丝烫熟，捞出晾凉，沥干水分。
3. 将银耳、豆芽、青椒丝放入盘中，加入盐调味，淋上香油，拌匀即可。

保健功效

有益气清肠的作用。

枸杞羊骨黑豆汤

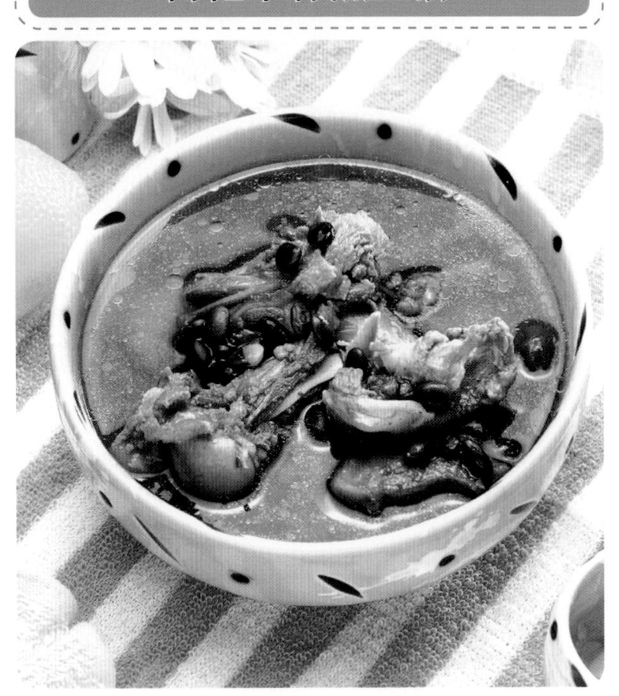

[原料]
羊骨250克，大枣20枚，枸杞15克，黑豆30克

[调料]
盐适量

[制作方法]
1. 羊骨洗净，砸碎，下沸水锅汆水，捞出。
2. 枸杞、大枣挑去杂质，洗净。
3. 黑豆放入碗中，加水浸泡1小时后移入锅中，加入羊骨块、枸杞、大枣共煮至烂熟，加盐调味即可。

[保健功效]
能增加消化酶，保护胃壁，修复胃粘膜，帮助脾胃消化，起到抗衰老的作用。

枸杞山药炖排骨

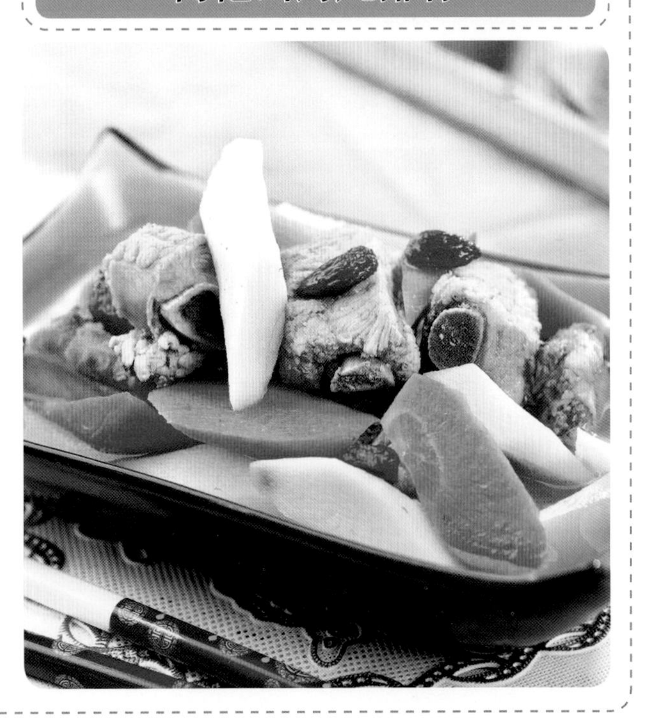

[原料]
猪小排400克，山药、胡萝卜各150克，枸杞20克

[调料]
姜片、白醋、料酒、盐各适量

[制作方法]
1. 猪小排洗净，切块。山药、胡萝卜去皮洗净，切块。锅入清水，入猪小排旺火烧开，捞出洗净。
2. 锅入清水烧开，放入猪小排、姜片、料酒煮沸，转小火慢煨，烹白醋，待猪小排七成熟，放入山药块、胡萝卜块、枸杞慢炖至原料熟烂，加盐调味即可。

[保健功效]
能够增强非特异性免疫功能。

桂圆莲子粥

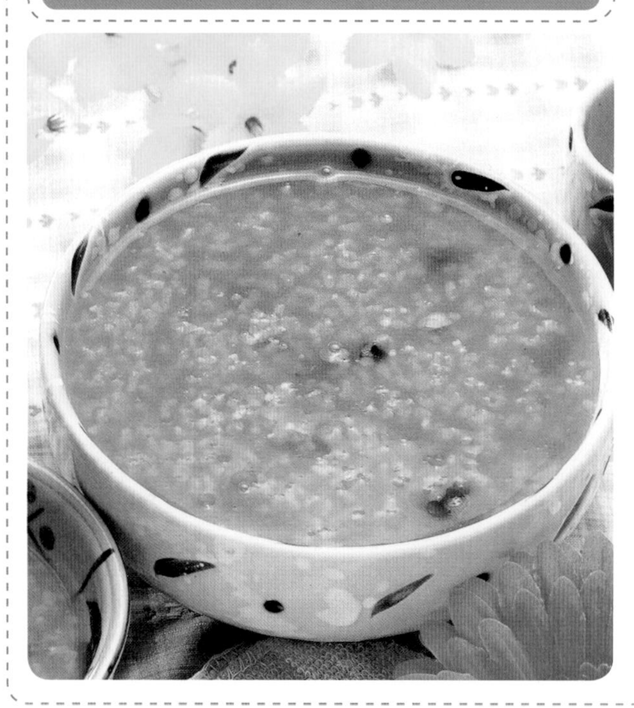

【原料】

莲子30克，桂圆50克，红枣20个，糯米50克

【制作方法】

1. 桂圆去壳取肉。红枣洗净。莲子洗净，去心。
2. 莲子、桂圆肉、红枣、糯米同入锅中，加适量水，文火煮粥后即可食用。

【保健功效】

是老少皆宜的滋补品，对于久病、产后或老年体虚者，更是常用营养佳品。

莲子糯米粥

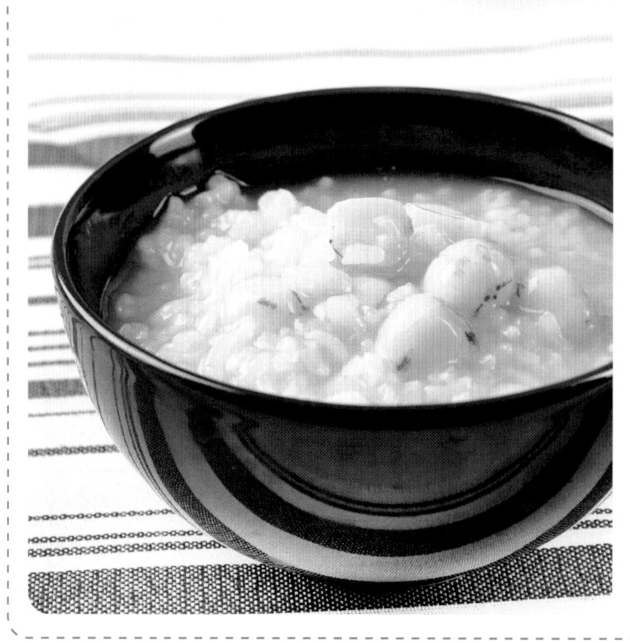

【原料】

莲子50克，糯米100克

【调料】

白糖适量

【制作方法】

1. 莲子用温水浸泡，去除莲心，用清水洗净。糯米淘洗干净，用清水浸泡1～2小时。
2. 煮锅洗净，放莲子、糯米和适量清水，置于火上，煮成粥，加白糖调味即成。

【保健功效】

可治疗高烧引起的烦躁不安、神志不清和梦遗滑精等症，也用于治疗高血压、头昏脑胀、心悸失眠。

益母草泡红枣

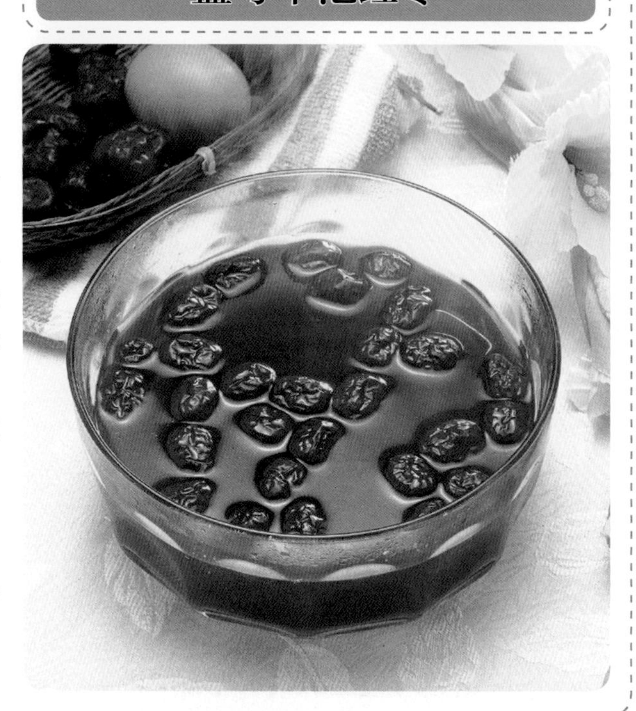

原料

益母草、红糖各20克，红枣100克

制作方法

1. 益母草、红枣各加适量水，泡30分钟。
2. 益母草倒入沙锅中，小火煮30分钟，过滤得200克药液。药渣再加500克水，煎法同前，过滤再得200克药液。
3. 两次药液倒入汤锅中，加红枣煮沸后离火，加入红糖溶化即可。

保健功效

具有维持毛细血管通透性，改善微循环从而预防动脉硬化的作用。

樱桃大枣扒山药

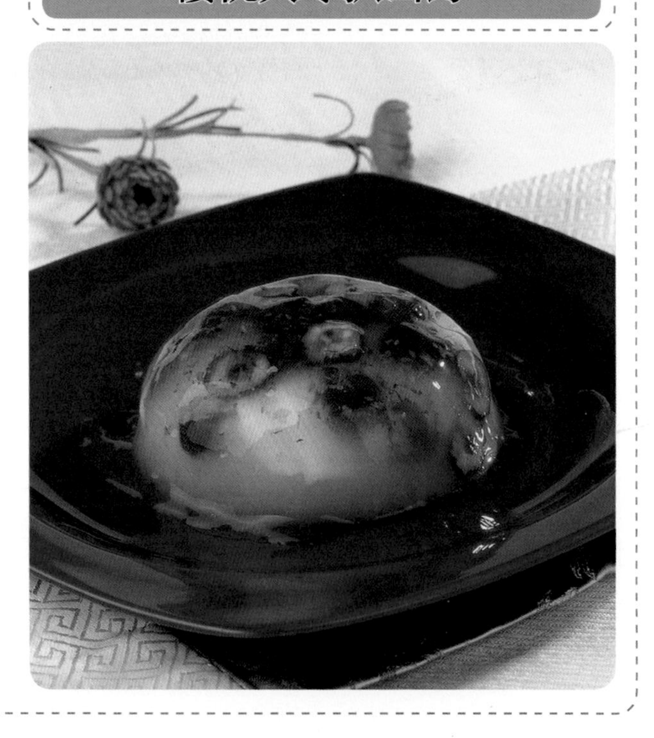

原料

樱桃30克，大枣150克，山药700克

调料

猪油、白糖、桂花酱、蜂蜜、琼脂各适量

制作方法

1. 樱桃洗净，去核。大枣洗净，去核，切成两半。山药洗净，去皮，切片。琼脂加温水化开。
2. 碗内抹猪油，上面放樱桃和大枣，码入山药片，撒白糖、桂花酱，加琼脂水上屉蒸熟，取出，放凉，扣于盘内，浇蜂蜜即成。

保健功效

具有预防中老年人骨质疏松性贫血。

红枣黑豆粥

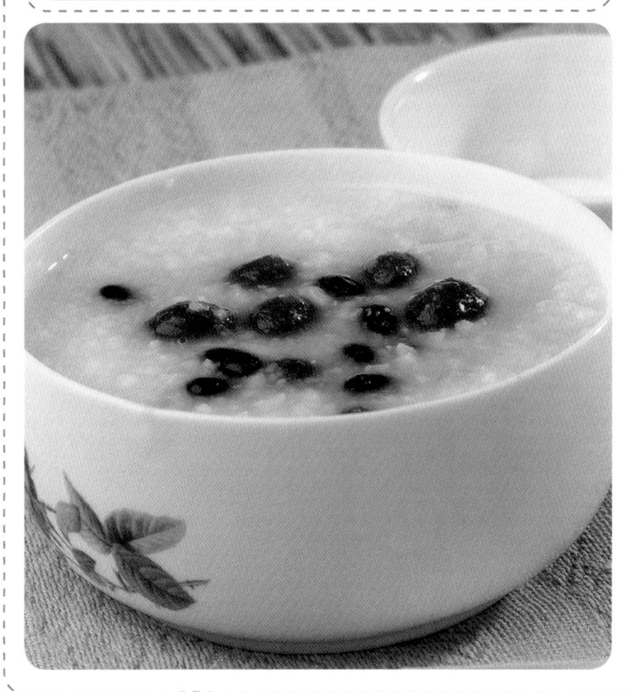

[原料]

糯米200克，红枣30克，黑豆50克

[制作方法]

1. 黑豆去杂洗净，浸泡5小时。糯米淘洗干净，浸泡1小时。红枣洗净，去核。
2. 煲置火上，加入适量清水，下入黑豆、糯米，大火烧沸，加入红枣，转小火煮成稠粥即可。

[保健功效]

可以调节人体代谢、增强免疫力、抗炎、抗变态反应、降低血糖和胆固醇含量等作用。

红枣莲子粳米粥

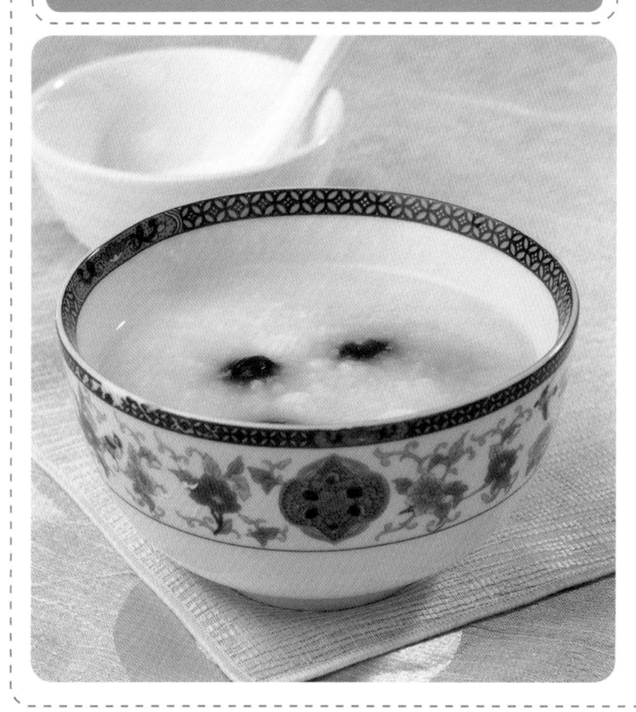

[原料]

红枣10克，莲子30克，粳米150克

[调料]

红糖适量

[制作方法]

1. 红枣洗净，去核。莲子入温水中浸泡，去心。粳米淘洗干净，浸泡1小时。
2. 净锅上火，加入清水适量，下入粳米、莲子，大火烧沸，放入红枣，转小火炖煮40分钟，加入红糖调匀即可。

[保健功效]

对防治中老年人更年期骨质疏松产后贫血有重要作用。

糯米红枣粥

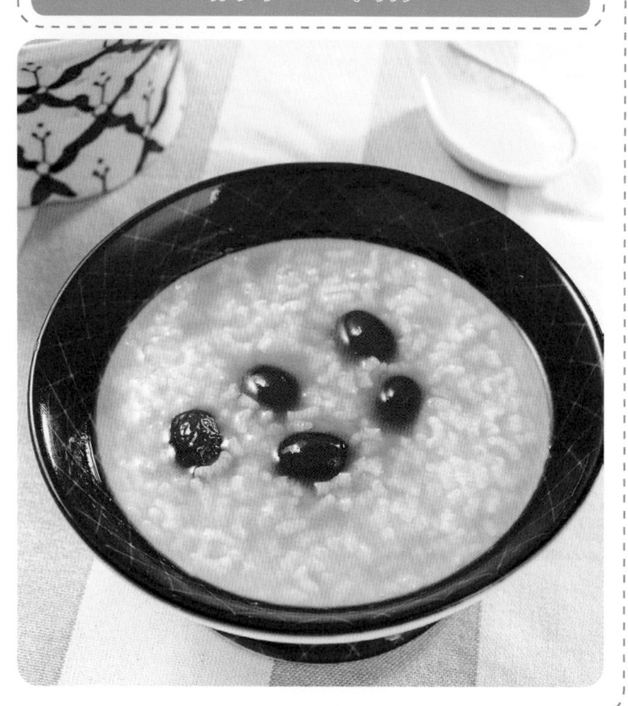

【原料】

糯米200克，红枣120克

【制作方法】

糯米淘洗净，红枣洗净，同放锅中，置于火上，加入适量水，先用大火煮开，再转小火熬煮成粥即可。

【保健功效】

对健全毛细血管、维持血管壁弹性，抗动脉粥样硬化很有益。

适用于胃寒疼痛和胃及十二指肠溃疡。

猪皮红枣羹

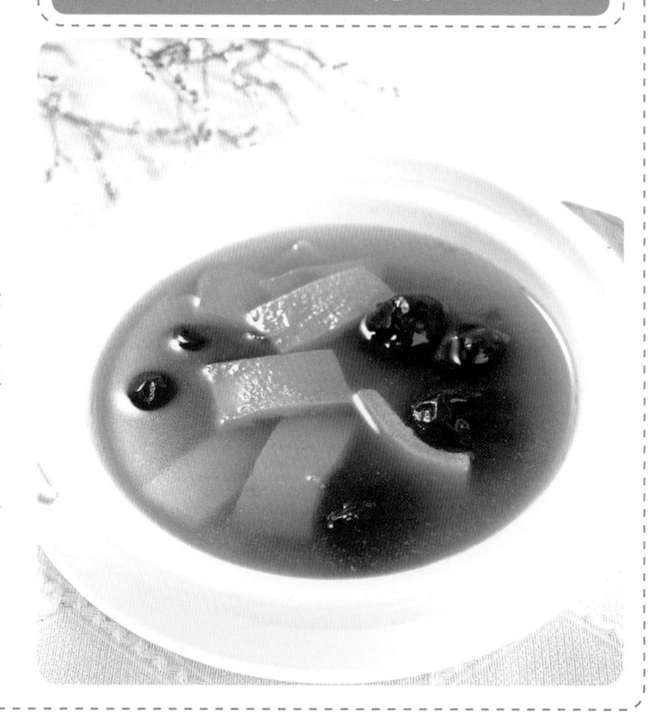

【原料】

猪皮250克，红枣150克

【调料】

冰糖适量

【制作方法】

1. 红枣洗净。猪皮洗净，切成小块。
2. 猪皮、红枣放入沙锅中，加适量水，用旺火煮沸15分钟，改用小火炖煮1小时，待猪皮熟烂后加入冰糖调匀即成。

【保健功效】

长期便血或间断呕血所致血虚等。

蜜饯姜枣龙眼

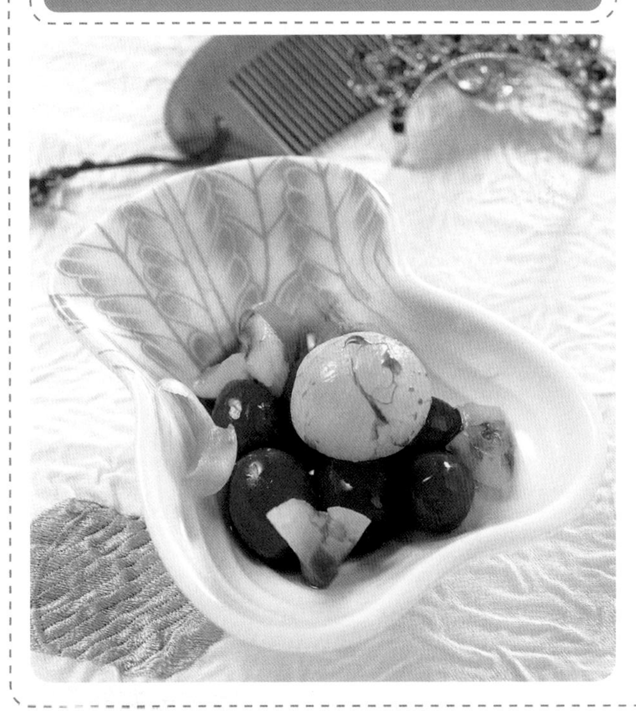

原料

龙眼肉、大枣、蜂蜜各250克

调料

姜汁适量

制作方法

将龙眼肉、大枣洗净，放入锅内，加水适量，置火上烧沸，改用文火煮至七成熟，加入姜汁和蜂蜜，搅匀，煮熟起锅，装盘即成。

保健功效

使体内多余的胆固醇转变为胆汁酸，老年人食用，可使胆固醇减少，结石形成的概率也就随之减少。

丝瓜花蜜饮

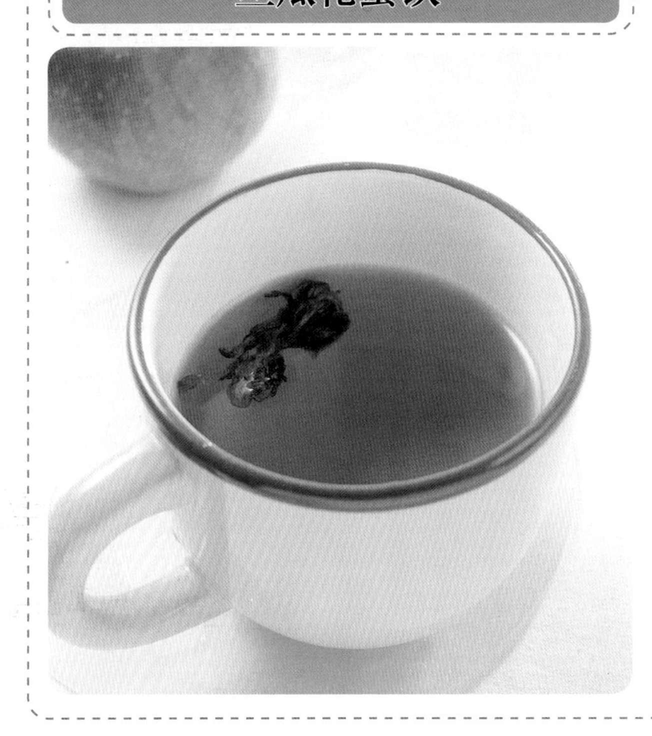

原料

丝瓜花10克，蜂蜜15克

制作方法

丝瓜花洗净，放入茶盅内，注入开水，加盖浸泡10分钟，倒入蜂蜜搅匀即成。

保健功效

此款茶饮含有丰富的维生素B_1，有利于小儿大脑发育及中老年人保持大脑健康。

蜜汁三宝

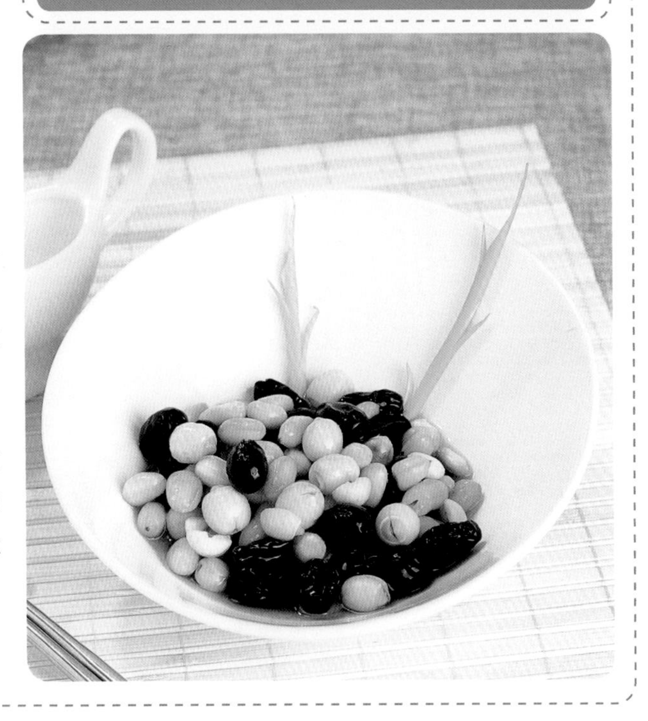

原料

大枣、花生、莲子各100克

调料

蜂蜜、白糖各适量

制作方法

1. 莲子浸泡后去核。大枣洗净，去核。花生浸泡后去皮。
2. 取一只碗，放入大枣、莲子、花生，加入白糖拌匀，上笼蒸熟。
3. 净炒锅置火上，加入50克白糖，放入清水熬制，然后加入100克蜂蜜混合熬成糖汁，再将蒸好的原料放入锅内浸泡至晾凉，装盘即可。

保健功效

促进心脑和血管功能。

苦瓜蜂蜜汁

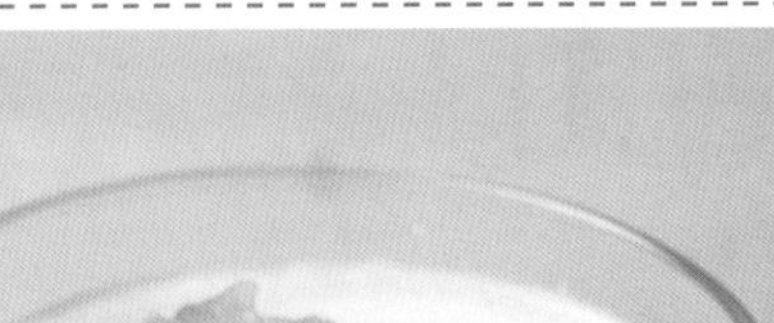

原料

苦瓜200克，蜂蜜3大匙

制作方法

1. 苦瓜洗净，削皮、去瓤，切成块。
2. 将苦瓜放入榨汁机中榨成鲜汁，再加入蜂蜜，搅匀即可。

保健功效

苦瓜还可以提高人体免疫功能，防癌。

蜜汁猕猴桃

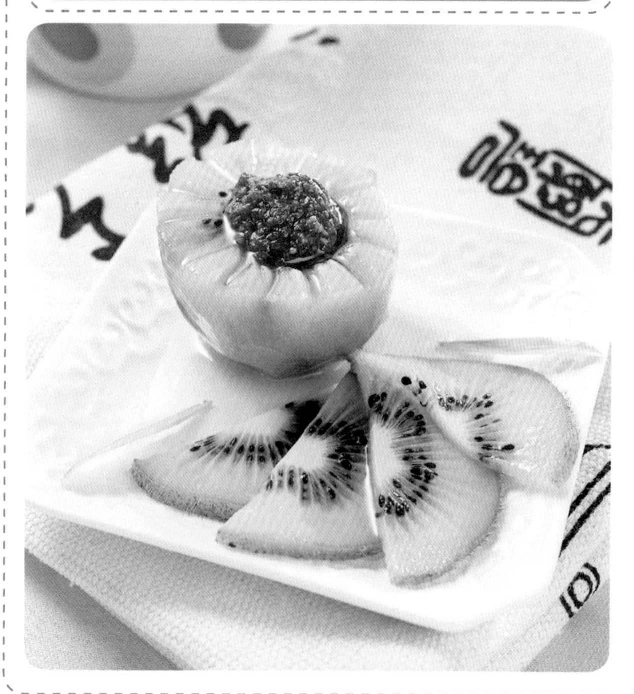

原料

猕猴桃2个，蜜枣50克

调料

蜂蜜、花生油适量

制作方法

1. 猕猴桃去皮，从中间挖一孔。将蜜枣去核，制成泥，填入猕猴桃内。
2. 炒锅入油烧热，放入猕猴桃略炸，捞出沥油，装盘。将蜂蜜均匀淋在猕猴桃上即可食用。

保健功效

有利于抑制诱发癌症基因的突变，对肝癌、肺癌、皮肤癌、前列腺癌等多种癌细胞病变有一定的抑制作用。

白果冰糖猕猴桃

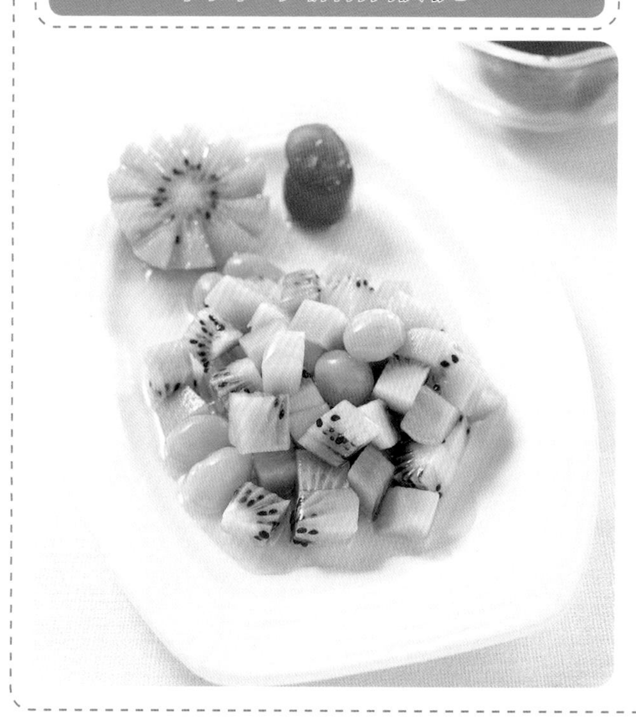

原料

白果仁20克，猕猴桃2个

调料

白糖适量

制作方法

1. 白果仁洗净，猕猴桃洗净，去皮，切成方丁。
2. 白果仁、猕猴桃丁放入盘内，加入白糖，上笼蒸15分钟即可。

保健功效

能有效地改善血液流动，阻止血栓的形成，对降低冠心病、高血压、心肌梗死、动脉硬化等心血管疾病的发病率和治疗阳痿有特别功效。

猕猴桃乳酸果汁

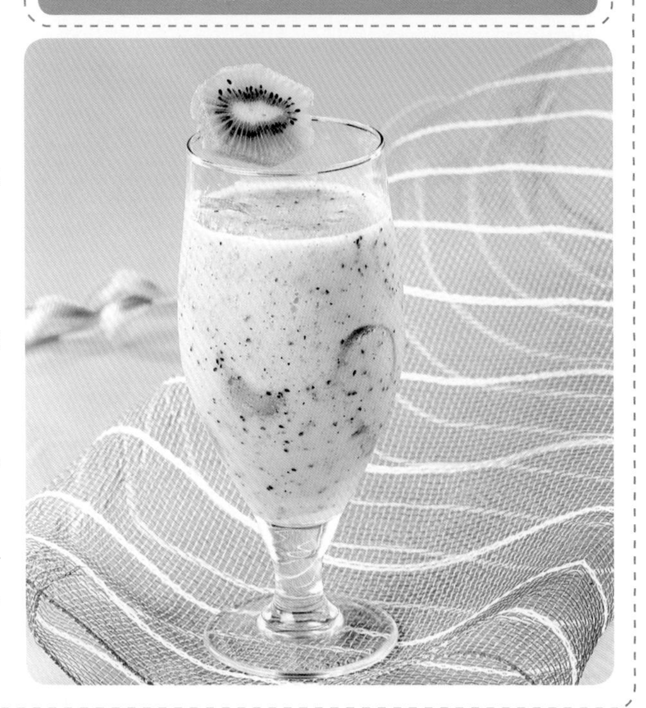

原料

猕猴桃2个，乳酸60毫升

调料

猕猴桃浓缩汁、蜂蜜、冰水、碎冰各适量

制作方法

1. 猕猴桃去皮，切小块。
2. 所有用料放入果汁机中，搅拌30秒，倒入杯中，加以装饰即可。

保健功效

开胃消暑，镇静除烦，增加营养。

可补充身体中的钙质，增强人体对食物的吸收力，改善睡眠品质。

猕猴桃粥

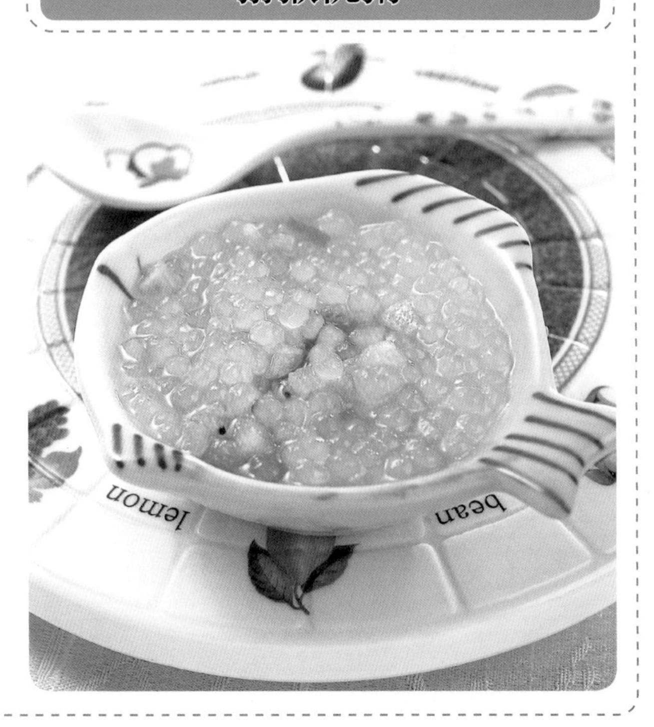

原料

猕猴桃200克，西米100克

调料

白糖适量

制作方法

1. 西米洗净、泡软，沥干水分，待用。
2. 将猕猴桃去皮，切成小丁。
3. 将西米、猕猴桃肉丁和白糖放进清水锅内，用大火烧开后转小火熬煮，待粥成即可食用。

保健功效

能够起到清热降火、润燥通便的作用，可以有效地预防和治疗便秘和痔疮。

雪梨荸荠枸杞饮

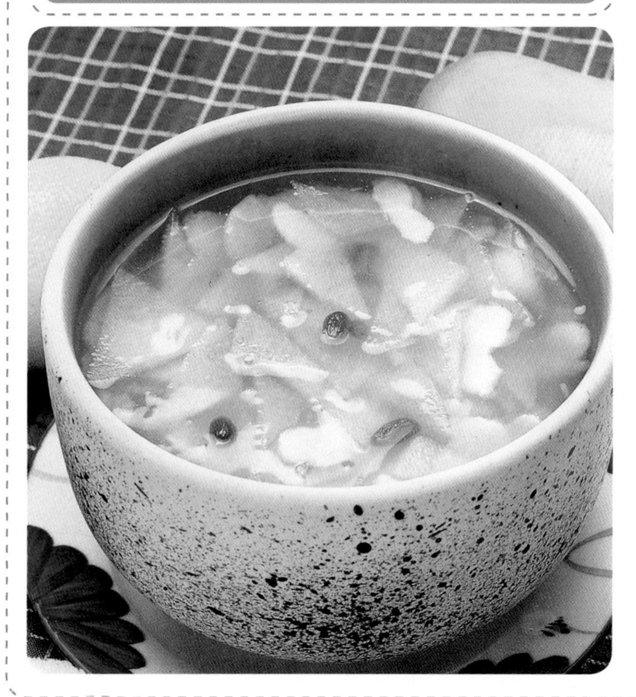

原料

雪梨3个，荸荠60克，枸杞30克

制作方法

1. 雪梨洗净，去皮，切片。枸杞洗净，用清水浸泡10分钟左右。
2. 荸荠洗净，去皮切片，与枸杞一同放入砂锅，倒入适量清水煎煮30分钟，取汁饮服。

保健功效

疏肝柔肝，滋阴除烦。适用于辅助治疗心烦口干、目涩耳鸣等症。

雪梨燕窝汤

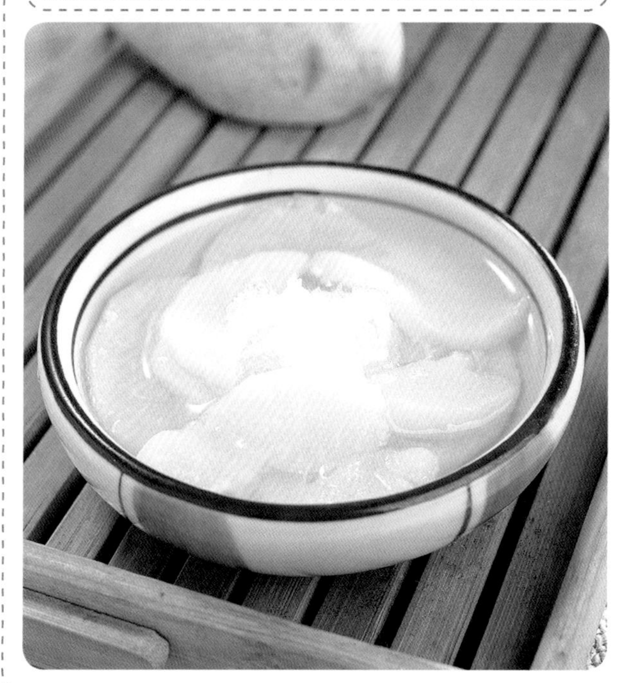

原料

燕窝3克，雪梨1个

调料

冰糖适量

制作方法

1. 梨洗净，去核切片。
2. 燕窝发好洗净，与冰糖一起放入碗内，隔水蒸熟即可。

保健功效

养阴润燥，益气补虚，止咳化痰。适用于咳嗽少痰、口干咽燥、乏力等。

雪花梨片

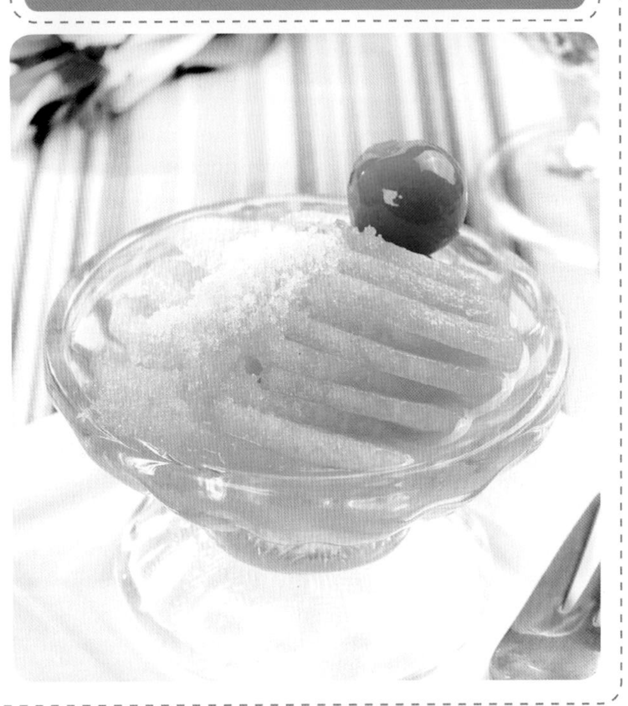

原料

鸭梨400克

调料

白糖适量

制作方法

1. 鸭梨削皮，洗净去核，切片。
2. 炒锅置旺火上，放白糖翻炒，起锅稍凉，备用。
3. 将切好的梨片装入盘中，并浇上白糖，食用时拌匀即可。

保健功效

可以帮助老年人净化人体器官，存储钙营养，软化血管起到补钙的作用。

红酒煮梨

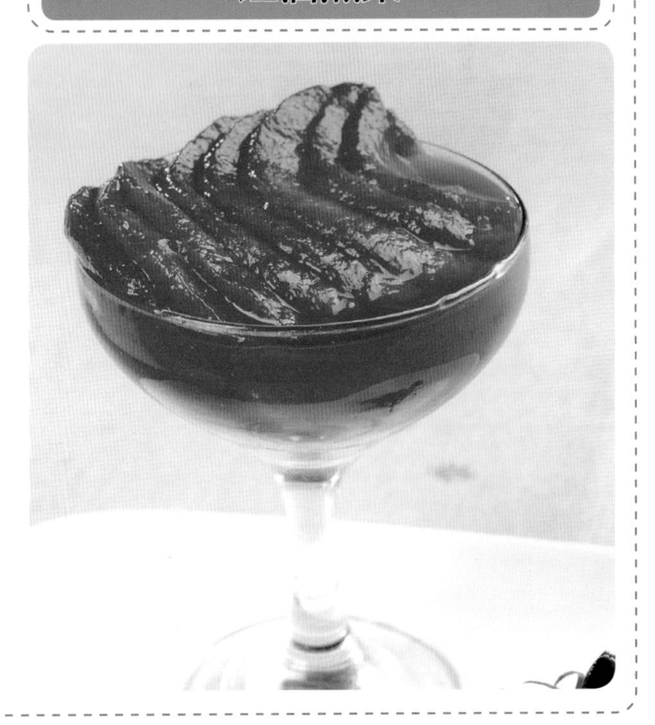

原料

梨300克，红酒、柠檬各50克

调料

蜂蜜、桂皮、白糖各适量

制作方法

1. 梨去皮洗净，切成薄片。
2. 将白糖、蜂蜜、桂皮倒入锅中，加入切好的梨片，文火煮3小时，装杯即可。

保健功效

具有降压、清热、镇静的作用，对于治疗心脏病、头晕目眩耳鸣，都有很好的治疗效果。

辣椒炒香干

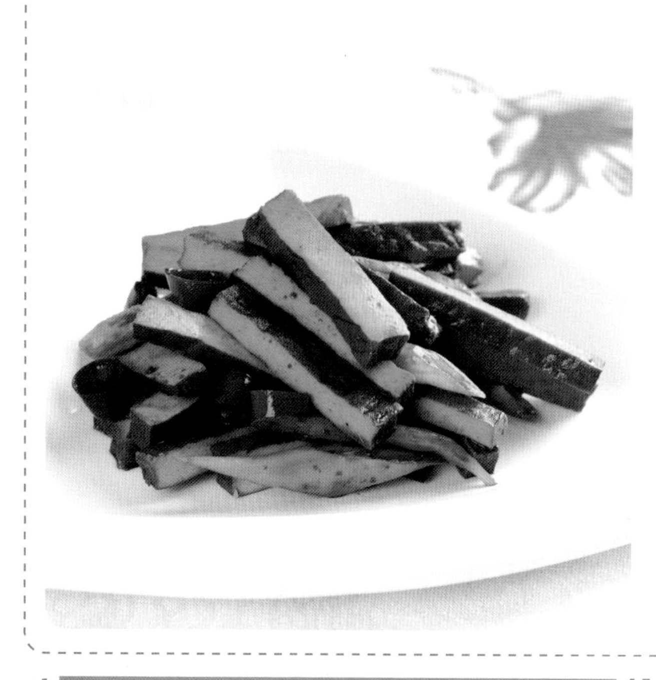

原料

香干300克，青尖椒块50克

调料

姜末、蒜末、干辣椒段、食用油、醋、生抽、盐各适量

制作方法

1. 香干切条，入热水中烫一下捞出，控干水分。
2. 锅入食用油烧热，放入蒜末、姜末、干辣椒段、醋煸香，放入尖椒块煸炒。加入香干翻炒，撒盐和生抽调味炒匀即可。

保健功效

可防止血管硬化，预防心血管疾病，保护心脏。

韭菜辣炒五香干

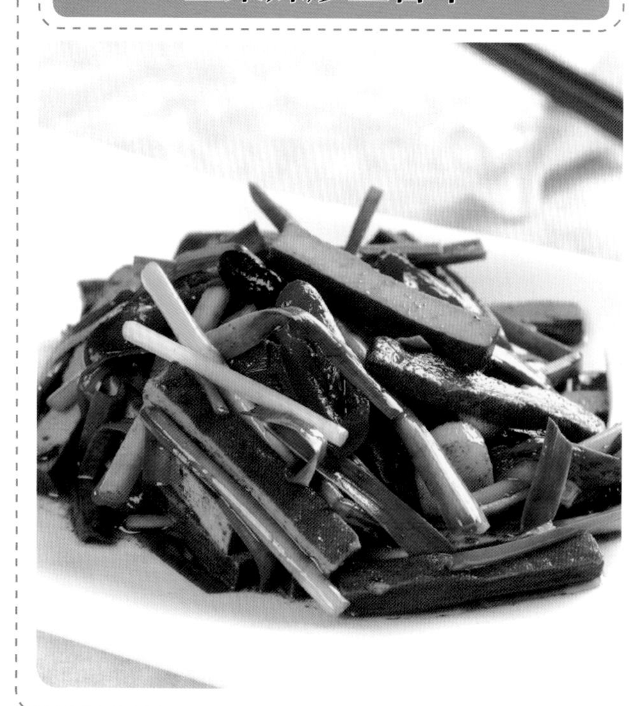

原料

五香干300克，韭菜段150克，红尖椒片30克

调料

蒜片、豆豉、辣椒面、生抽、白糖、食用油、盐各适量

制作方法

1. 五香干切条。
2. 锅入食用油烧热，倒入五香干，煎一下倒出，控油。
3. 锅中留油烧热，倒入豆豉酱、辣椒面、蒜片、红尖椒片炒香，倒入五香干加生抽、白糖，旺火翻炒，放韭菜炒匀即可。

保健功效

防骨质疏松，防血管硬化。

老汤卤豆腐丝

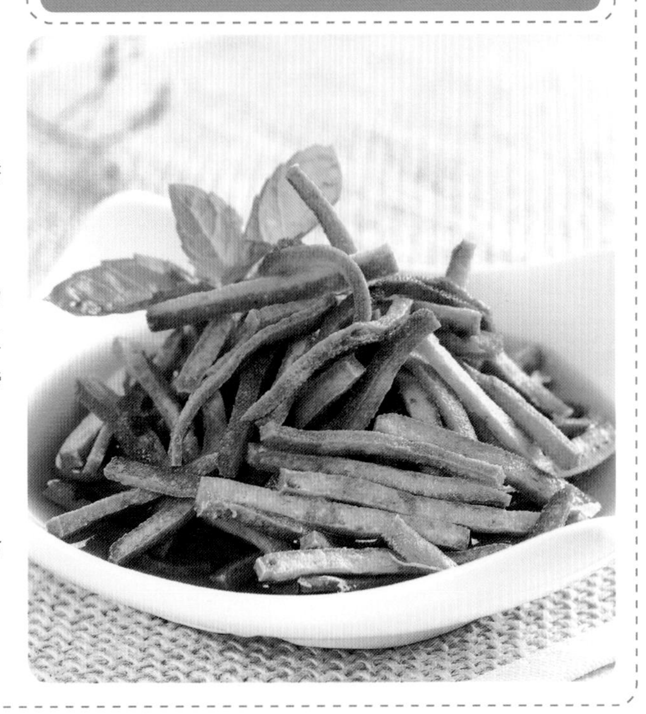

【原料】
干豆腐1000克

【调料】
葱段、姜片、酱肉老汤、植物油、香油、盐各适量

【制作方法】
1. 干豆腐切成细丝，锅内放入植物油烧至五六成热，分次放入干豆腐丝，炸成浅黄色发挺时，捞出，沥油。
2. 锅内放入酱肉老汤，加上葱段、姜片、盐、调味，烧开后离火，放入干豆腐丝浸泡3小时即可，食用时捞出，淋香油，拌匀即可。

【保健功效】
可以预防老年痴呆。

剁椒蒸香干

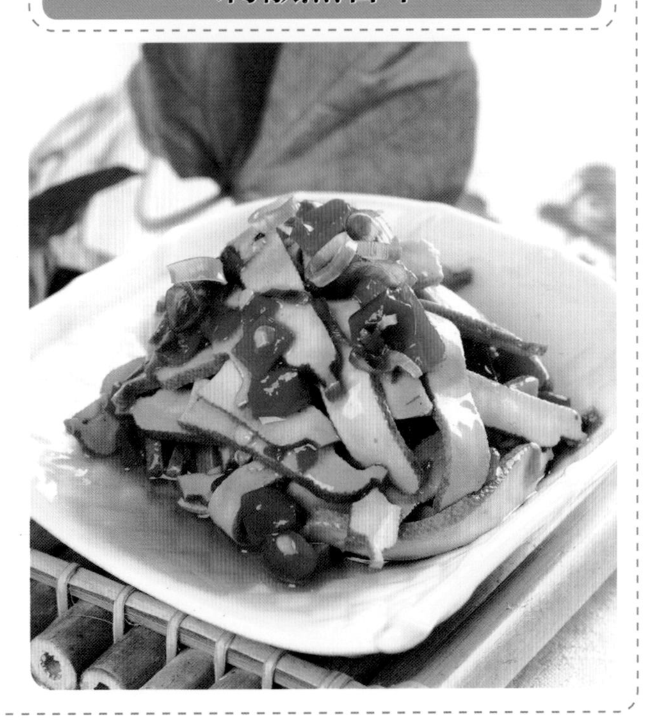

【原料】
香干400克

【调料】
葱花、生抽、剁椒碎、食用油、白糖、辣椒油、盐各适量

【制作方法】
1. 香干切薄片，加一点生抽和糖，拌匀腌一下。
2. 加入剁椒碎、盐调味，拌匀，加入食用油，直接上锅蒸，开锅以后蒸20分钟关火。
3. 出锅后，淋辣椒油，撒上葱花即可。

【保健功效】
可以预防和抵制动脉硬化。

花生米拌熏干

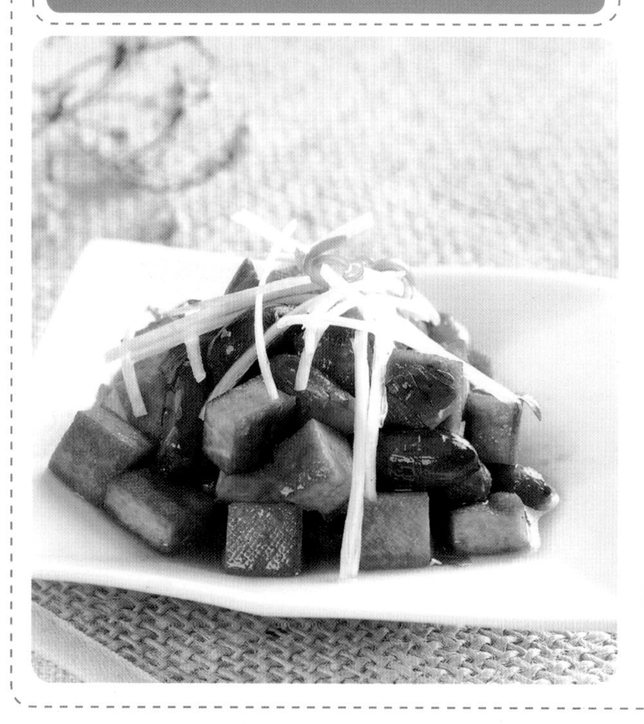

【原料】
花生仁200克，熏干200克

【调料】
葱丝、香菜末、香油、醋、生抽、白糖、盐、花生油各适量

【制作方法】
1. 锅内加花生油烧热，放入花生仁，小火炸至花生熟透变色，捞起沥净油，放凉。
2. 熏干切丁。将熏干丁、炸好的花生仁放入盛器中，加盐、生抽、醋、白糖、香油调味，拌匀装盘，撒上葱丝、香菜末即可。

【保健功效】
补充钙质，防止因缺钙引起的骨质疏松。

雪菜平锅豆腐

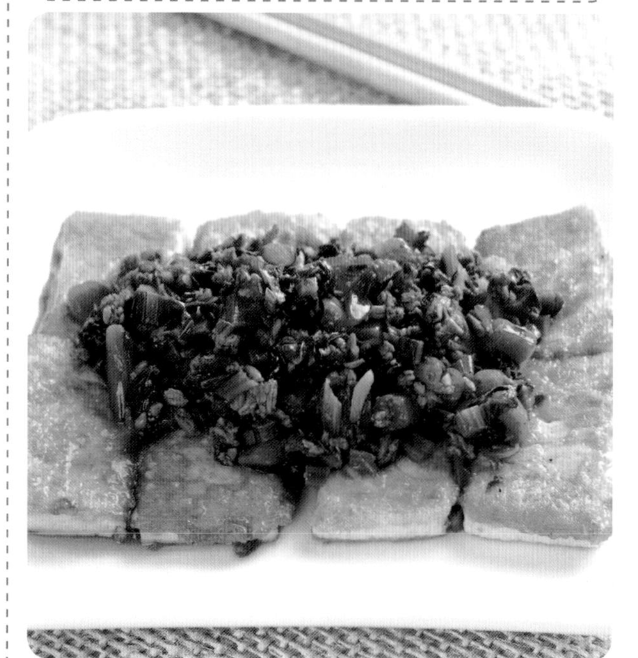

【原料】
豆腐500克，雪里蕻末100克，番茄丁50克，牛肉馅80克，蛋液50克

【调料】
姜末、蒜末、生抽、盐、、食用油各适量

【制作方法】
1. 豆腐控干水分，切长方片，再撒入盐调味，裹蛋液放煎锅中，煎两面金黄倒出备用。
2. 锅入食用油烧热，放入姜末、蒜末爆香，加入牛肉馅、雪菜末，煸炒至水分炒干，再放番茄丁翻炒，放入豆腐片，淋生抽即可。

【保健功效】
增加营养、帮助消化。

剁椒咸鱼蒸豆腐

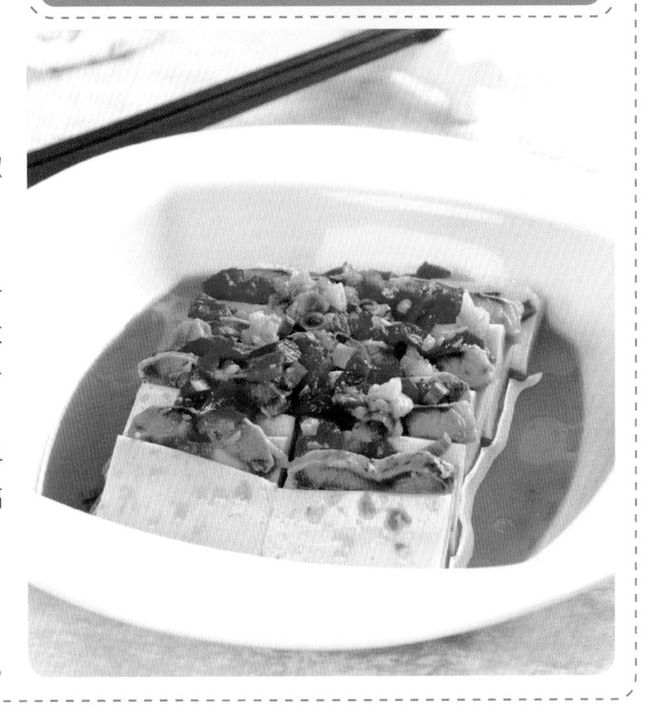

原料

内酯豆腐300克，咸巴鱼50克

调料

葱花、姜末、香葱末、泡椒、胡椒粉、料酒、红油、熟猪油、盐各适量

制作方法

1. 内酯豆腐取出，切片，码在盘子底部，撒上盐腌渍。咸黄巴鱼改刀成条，排在豆腐上面，在鱼身上撒葱花、姜末、熟猪油。
2. 泡椒切丁，撒在鱼身上，烹料酒、胡椒粉调味，入蒸锅旺火隔水蒸10分钟，取出，撒香葱末，淋上烧热的红油即可。

保健功效

有帮助消化、增进食欲的功能。

泡菜炒豆腐

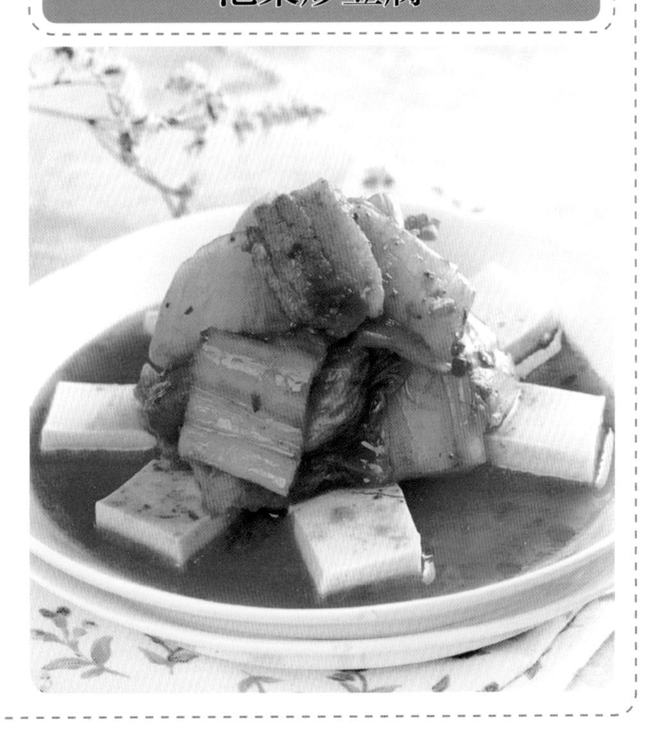

原料

豆腐300克，泡菜100克

调料

葱末、姜末、生抽、食用油、白糖、盐、清汤各适量

制作方法

1. 豆腐切长片，用煎锅将豆腐煎至表面微黄，倒出控油，泡菜切块。
2. 热锅下食用油烧热，放入葱末、姜末爆香，下泡菜块、豆腐片略炒片刻，加入生抽、白糖、盐、清汤调味，翻炒收汁，摆盘即可。

保健功效

可以防辐射加快新陈代谢。

葱姜海参煲生蚝

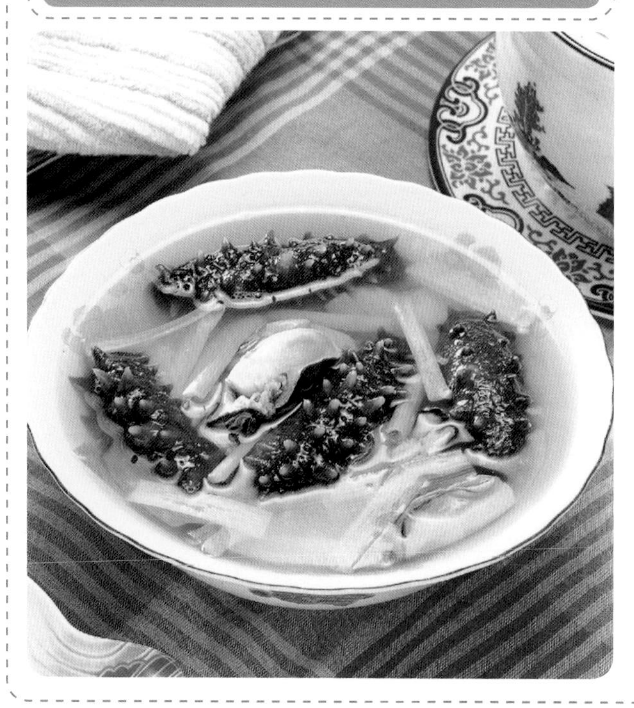

|原料|
海参（已发）300克，生蚝350克

|调料|
姜、葱段、盐各适量

|制作方法|
1. 生蚝洗净，与海参一起上笼蒸10分钟，生蚝去壳取肉，用盐略腌。
2. 沙锅内加入适量水，猛火烧开，加入海参、生姜和生蚝，改用中火煲1小时，放入葱段和盐调味即可。

|保健功效|
延续衰老，消除疲劳，提高免疫力，增强抵抗疾病的能力。

烧黄鳝

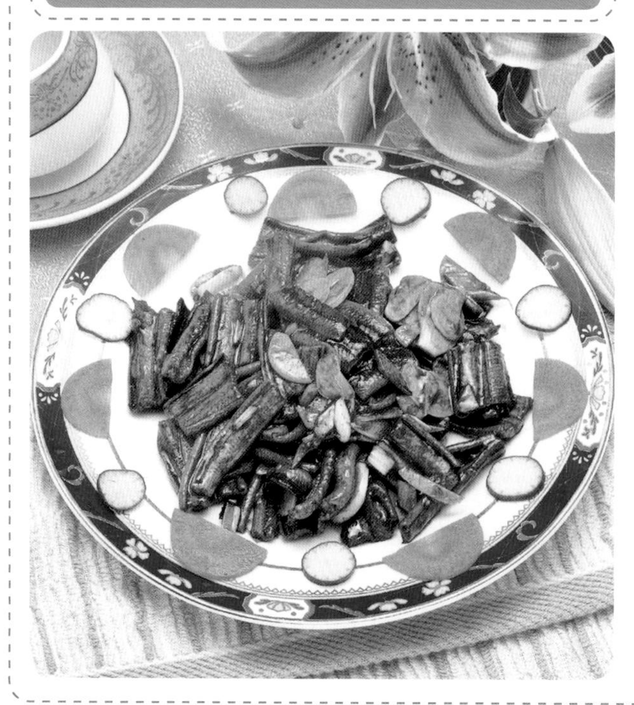

|原料|
黄鳝500克

|调料|
油、酱油、大蒜、生姜、味精、胡椒粉、盐、淀粉、香油各适量

|制作方法|
1. 黄鳝洗净，切成薄片。姜、蒜切片。
2. 盐、味精、胡椒粉、水淀粉调成芡汁。
3. 黄鳝入热油中爆炒，下姜、蒜、酱油炒匀，倒入芡汁，淋上香油即成。

|保健功效|
能降低血糖和调节血糖，对痔疮、糖尿病有较好的治疗作用。

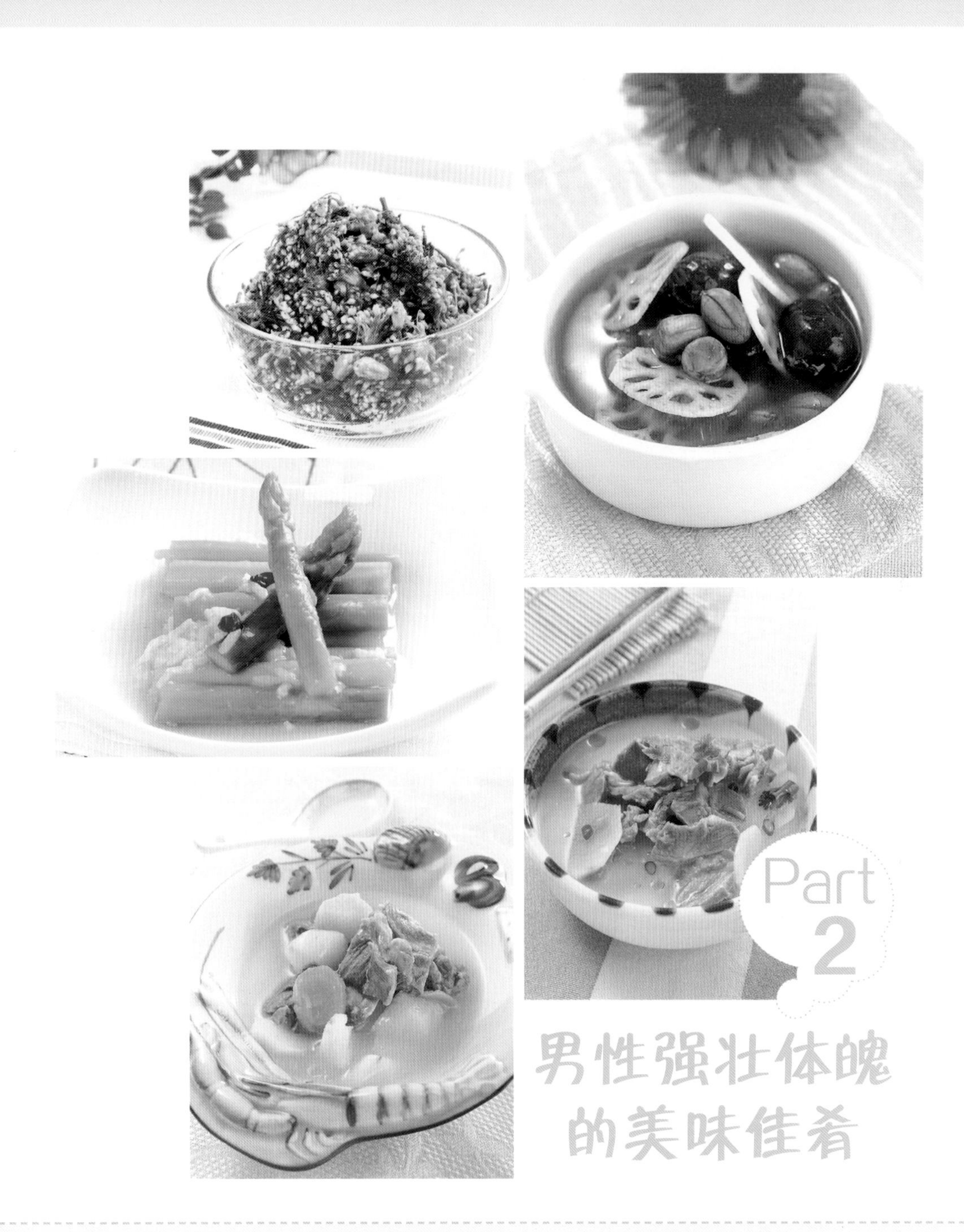

Part 2 男性强壮体魄的美味佳肴

NAN XING QIANG ZHUANG TI PO DE MEI WEI JIA YAO

健康饮食

促生育

这个年龄段的男性正值人生金光灿烂的收获季节。如何使自己的理想经过奋斗、拼搏成为现实，除了事业上要格外努力外，均衡的营养也可以助你“一臂之力”：

富含维生素A的食品要适量：维生素A有助于提高免疫力，保护视力，预防癌症。一个成年男子每天需要摄入700微克维生素A，过量对身体也有害。含维生素A较多的食物有动物肝脏、乳制品、鱼类、西红柿、胡萝卜、杏、香瓜等。

含维生素C的食物要充足：维生素C不但可以提高免疫力，还可预防心脏病、中风，保护牙齿，同时对男性不育的治疗有辅助作用。坚持服用维生素C还可起到延缓衰老的作用。维生素C含量最高的食物有花菜、青辣椒、橙子、葡萄汁、西红柿。据研究，每人每天维生素C的最佳用量应为100～200毫克，最低不少于60微克。即半杯新鲜的橙汁便可以满足每人每天维生素C的最低量，吸烟的人更应该多摄入富含维生素C的食物。

含锌食物不能缺：锌是人体酶的活性成分，能促进性激素的生成，可以保持男人的性能力。如果锌缺乏可以引起精子数量减少，精子畸形增加以及性功能减退。建议每天摄入锌11毫克左右，过量会影响其他矿物质的吸收。100克瘦肉、鲤鱼中含锌分别为2. 3毫克、2. 1毫克。含锌较多的食物还有牡蛎、粗粮、大豆、蛋、海产品等。

含镁的食物不可少：镁有助于调节人的心脏活动、降低血压、提高男士的生育能力。建议男士早餐应喝牛奶、燕麦粥和一个香蕉。含镁较多的食物有大豆、马铃薯、核桃仁、燕麦粥、通心粉、绿叶菜和海产品。

补充水分要足够：人体任何一个细胞都不能缺乏水分，成年人身体60%～65%是水分，如果男士们想要保持健美的肌肉，就必须饮用足够量的水，因为肌肉中的水要比脂肪中的水多3倍。中等身材的男士每人须饮用8杯水，运动量大的男士对水的需求量则更大。

常说“少量的酒是健康的朋友，过量的酒就是罪魁祸首。”如果每天饮用红葡萄酒20～30毫升或白酒25毫升、啤酒100毫升，对身体有好处，过量则影响健康，酗酒则后患无穷。因此，在这个年龄段就控制饮酒对将来很有好处。

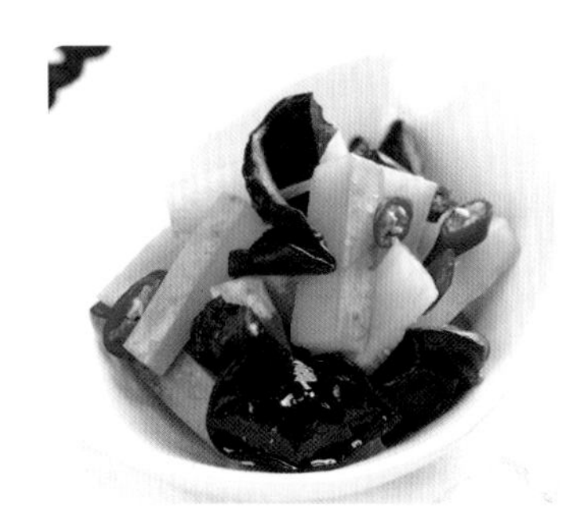

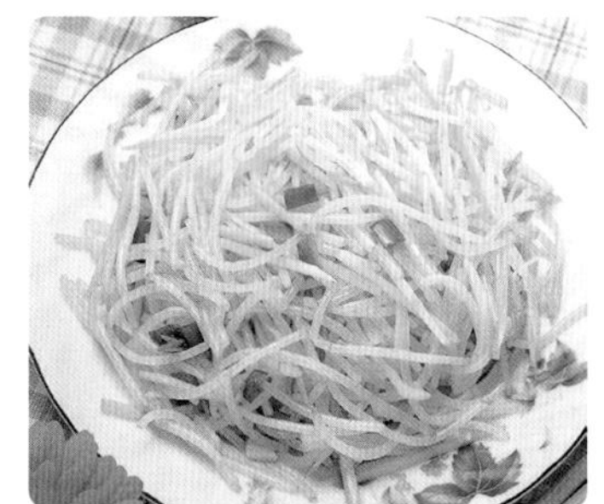

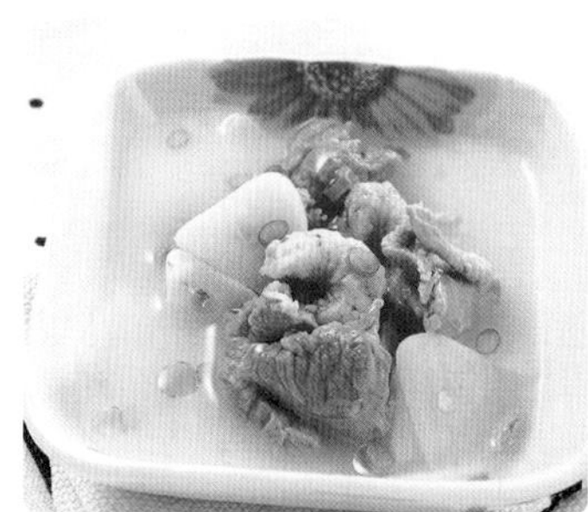

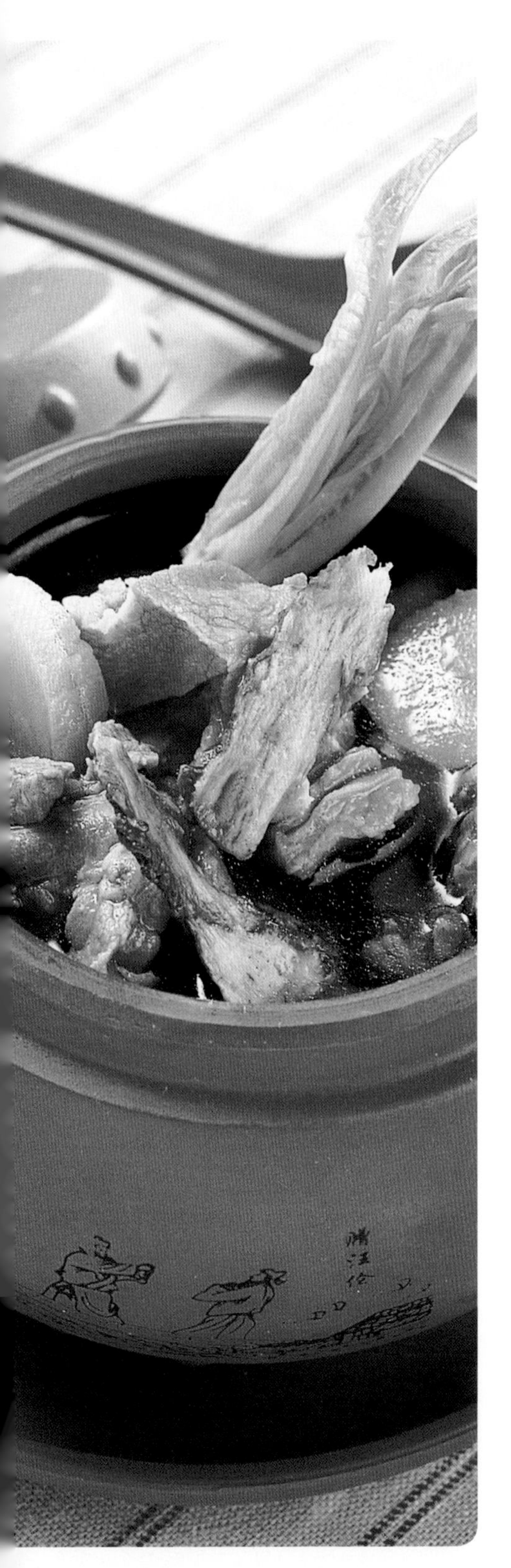

护血管

现代科学研究证明，人体从30岁开始，即逐渐出现形态和功能上的老化。40岁左右时，衰退现象逐渐明显，表现出情绪低落、容易疲劳、不愿运动、失眠、头痛、注意力不集中等“亚健康状态”。为了抵抗机体衰退，男士们除了平时适当减压和进行体育锻炼外，更需要摄取合理的营养。

补充维生素B_6：维生素B_6有助于提高人体免疫力，可预防皮肤癌、肾结石等。它还能分解高半胱氨酸，此酸是脑中风的危险因素之一。男士一天需要2毫克维生素B_6，相当于2根大香蕉的含量。含维生素B_6较多的食物还有鸡肉、肝脏、马铃薯、梨等

维生素E要丰富：维生素E有延缓衰老和避免性功能衰退的作用。同时，维生素E是抗氧化剂，能阻止自由基对血管壁的损害，从而预防动脉粥样硬化、冠心病。谷胚、蛋黄、坚果、植物油、鸡肉、花生、芝麻中都含有维生素E。中年人不要害怕吃蛋黄，每天一个鸡蛋利多弊少。

膳食纤维不能少：膳食纤维主要作用在于加强肠蠕动、降低胆固醇，有降压和预防结肠癌的作用。人吃了富含膳食纤维的食物会有饱胀感，从而减少食量起到减肥的作用。富含膳食纤维的主要食物有麦麸、全麦面包、圆白菜、马铃薯、胡萝卜、苹果、莴笋、花菜、芹菜等。

稳定情绪要补钙：钙是人体中重要元素，它不但是骨骼和牙齿的主要成分，还具有安定情绪的作用，脾气暴躁者应该 多吃牛奶、酸奶、奶酪等乳制品以及鱼干、骨头汤等含钙食物。

蛋白质要适当：追求肌肉发达，多吃高蛋白食品是当今男性的时髦。实际上，除了从事健美运动的男士，多数人不需要补充太多蛋白质。特别是疲劳时不宜将鸡、鱼、肉、蛋等大吃一顿。因为此时人体内的酸性物质积聚，而肉类食物属于酸性，会加重疲劳感。相反，新鲜蔬菜、水产制品等碱性食物能使身体迅速恢复。

山楂肉丁

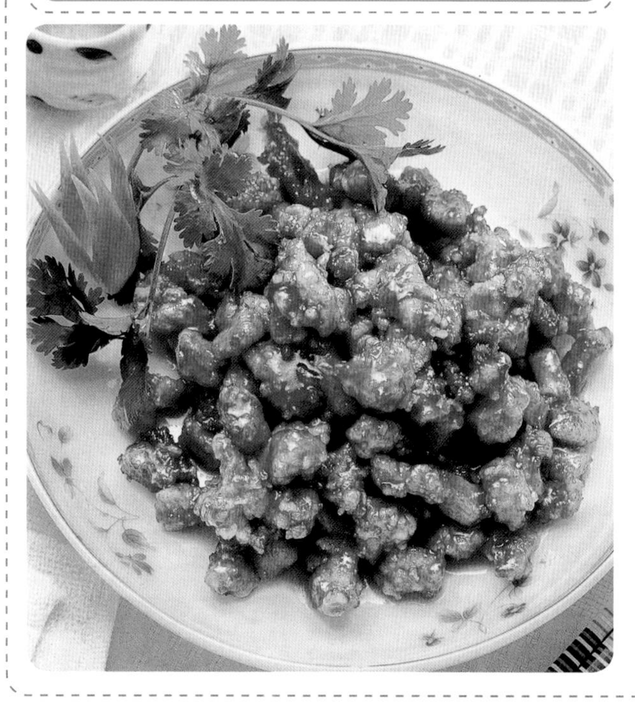

原料

猪后腿肉250克，鲜山楂10个

调料

姜末、酱油、白糖、盐、淀粉、黄酒、花生油各适量

制作方法

1. 肉切丁，拌入黄酒、盐、水淀粉，拍上干淀粉。油烧热，将肉逐块炸一下，沥油。油再烧热后复炸至脆。山楂去核，加水煮烂，压成泥。
2. 姜末爆锅，倒入山楂泥翻炒，加酱油、白糖熬成稠汁，倒入肉丁炒匀即成。

保健功效

降血脂，防治心血管疾病。

丝瓜炖瘦肉

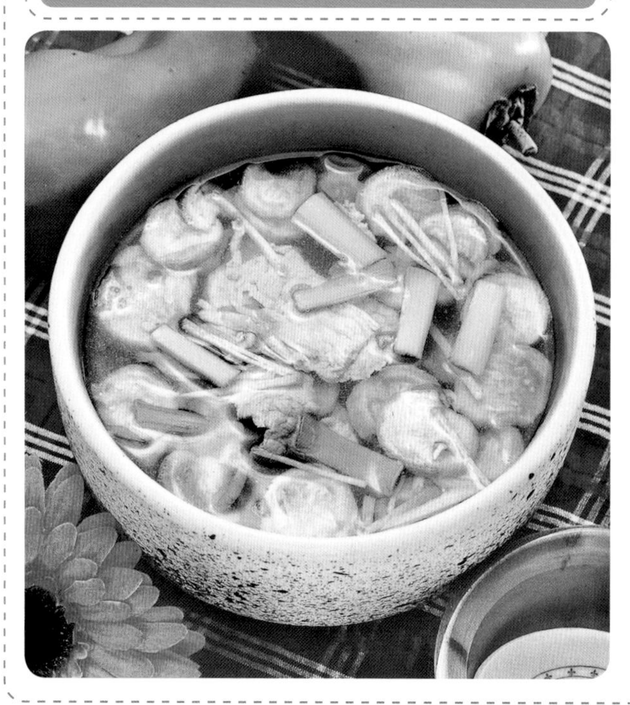

原料

丝瓜、猪瘦肉各100克

调料

姜丝、葱段、盐、味精各适量

制作方法

1. 丝瓜去皮，洗净，切片。
2. 猪瘦肉切片。将肉片、丝瓜片同入锅中，加水适量，入姜丝、葱段炖至肉熟，加盐、味精调味即可。

保健功效

猪瘦肉与清爽的丝瓜搭配，可软坚化痰、利水泻火、降低血压。

紫苏肉片

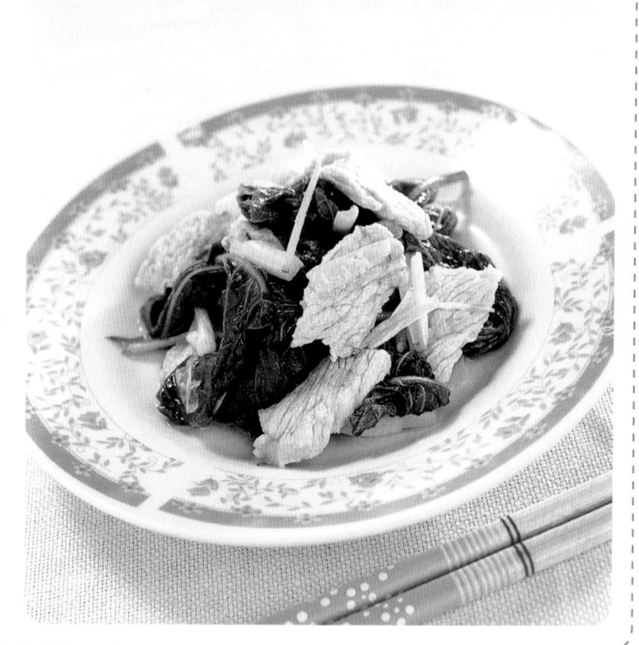

【原料】
瘦猪肉100克，紫苏叶10克

【调料】
葱白、生姜、植物油、盐各适量

【制作方法】
1. 瘦猪肉切片，生姜切细丝，葱白切成0.5厘米长的段。
2. 锅内放植物油烧热，放入姜丝、瘦猪肉、盐，翻炒至九成熟时加少许水，放入紫苏叶、葱白，炒至肉片熟透即可。

【保健功效】
可健脾润肤，有健胃、消食、化痰、顺气、利尿、解酒等功用。

豆角木瓜肉片汤

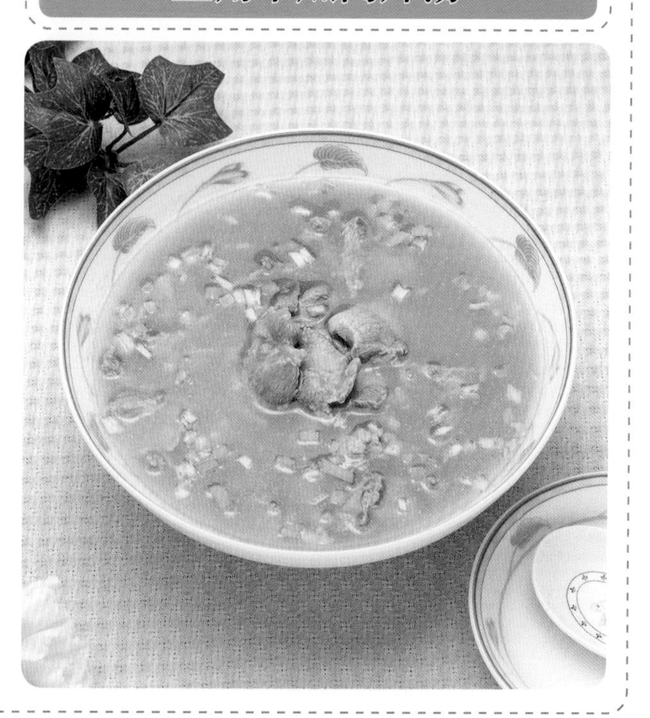

【原料】
豆角、猪瘦肉各100克，木瓜50克

【调料】
盐、黄酒、葱花、姜末、味精、水淀粉各适量

【制作方法】
1. 猪肉洗净，切成薄片，放入碗中，加盐、水淀粉抓匀。
2. 将豆角、木瓜洗净。木瓜切片，与豆角一同放入沙锅中，加适量水，煎煮30分钟后捞去渣子，大火煮沸，加肉片，烹入黄酒，再煮沸，放入葱花、姜末，调入盐、味精各少许，拌匀即成。

【保健功效】
补肾液，充胃汁，滋肝阴。

阿胶炖肉

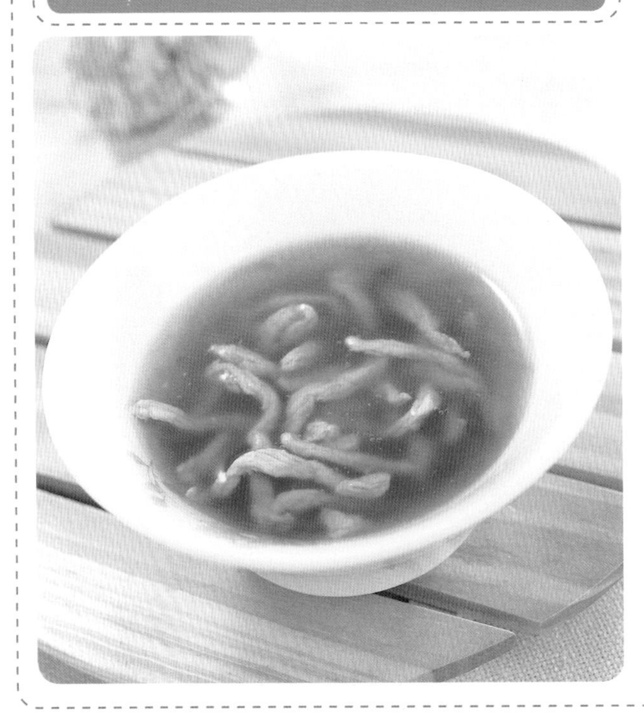

[原料]

猪肉100克，阿胶6克

[制作方法]

1. 猪肉洗净，切丝。阿胶制成小丁。
2. 将肉丝放入锅中，加水适量，煮沸后撇去浮沫，炖至肉丝熟透后调入阿胶，煮开即可。

[保健功效]

血虚委顿、面色苍白、头目眩晕、心悸、身体消瘦等。

牛蒡排骨汤

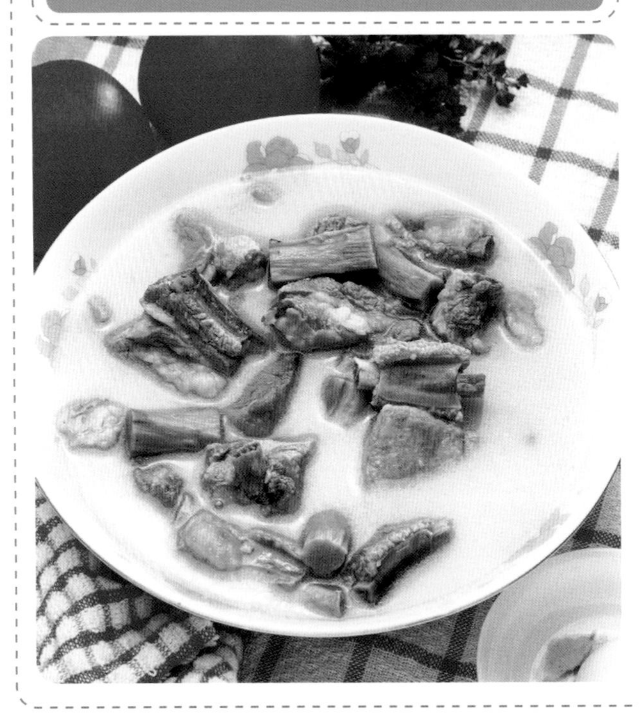

[原料]

牛蒡1只，猪小排600克

[调料]

盐、味精各适量

[制作方法]

1. 牛蒡洗净，用小刀刮去皮，切成寸段。
2. 猪小排洗净切块。
3. 煮锅内加入适量水，牛蒡和排骨同时下锅，加入盐、味精，先用大火煮滚，再改用小火炖煮1小时即可。

[保健功效]

含有丰富的维生素B，可以使身体感到更有力气。

黄豆芽排骨

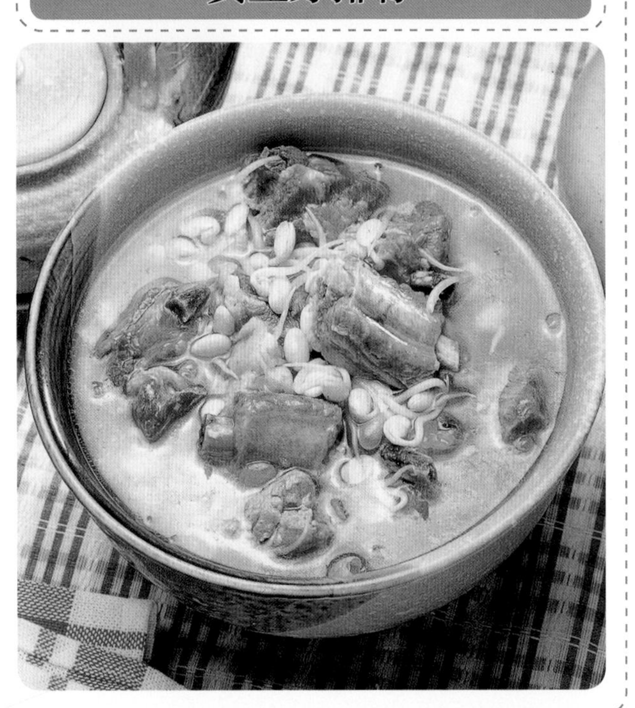

[原料]
黄豆芽250克，猪排骨500克

[调料]
盐、味精各适量

[制作方法]
1. 将猪排骨洗净，切块。黄豆芽洗净。
2. 将猪排骨用沸水汆过后，撇去浮沫，加黄豆芽、盐同煮，炖至肉烂，加味精调味即成。

[保健功效]
补虚充钙。适用于辅助治疗骨质疏松，症见腰膝酸软无力、四肢关节疼痛或足跟痛。

豆豉猪心

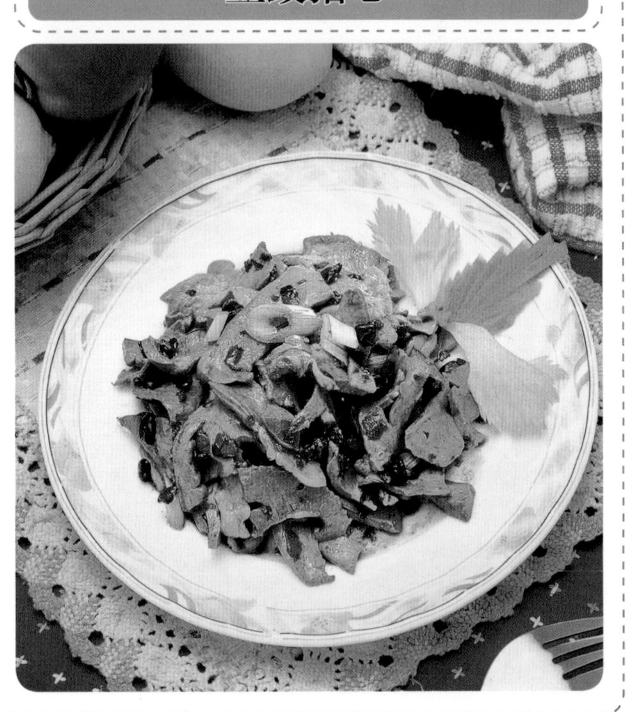

[原料]
猪心1具，淡豆豉20克

[调料]
葱白、生姜、酱油、香油各适量

[制作方法]
1. 将猪心冲洗干净切片，放入沸水中汆一下，捞出。
2. 锅中注清水，加豆豉煮约10分钟。
3. 将猪心片倒入豆豉锅中，中火煮至熟透后捞出，加葱白、生姜、酱油、香油拌匀，装盘即成。

[保健功效]
对加强心肌营养，增强心肌收缩力有很大的作用。

龙眼猪心

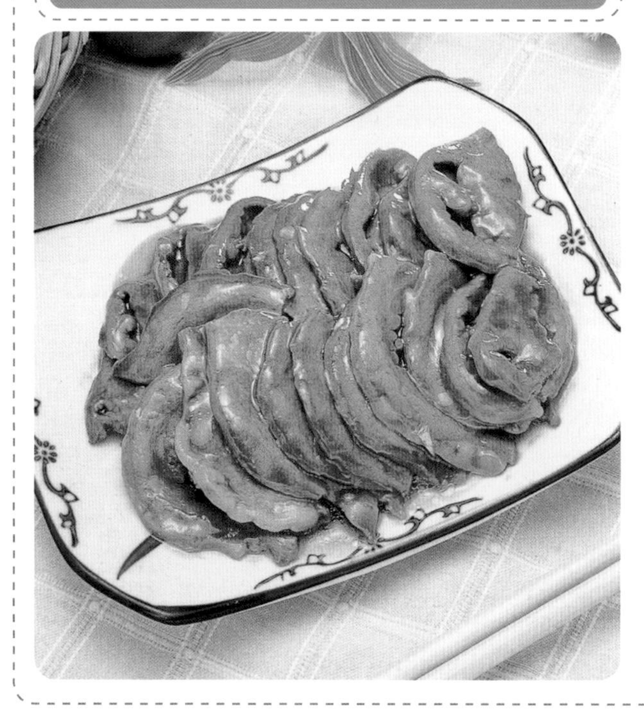

【原料】
猪心400克，龙眼肉30克

【调料】
姜米、盐、胡椒、花椒、酱油、香油、肉汤、料酒、水淀粉、湿绵纸各适量

【制作方法】
1. 龙眼肉洗净。猪心入沸水中汆过，中间放入龙眼肉、胡椒，加入盐、酱油、料酒、花椒，倒入肉汤，用湿绵纸封严碗口，上笼蒸熟，取出放凉，切片。
2. 蒸碗内的原汁倒入锅中，下姜米调味，水淀粉勾芡，淋香油起锅，浇在猪心片上即可。

【保健功效】
养心安神、益脾止血。

烩酸辣肚丝

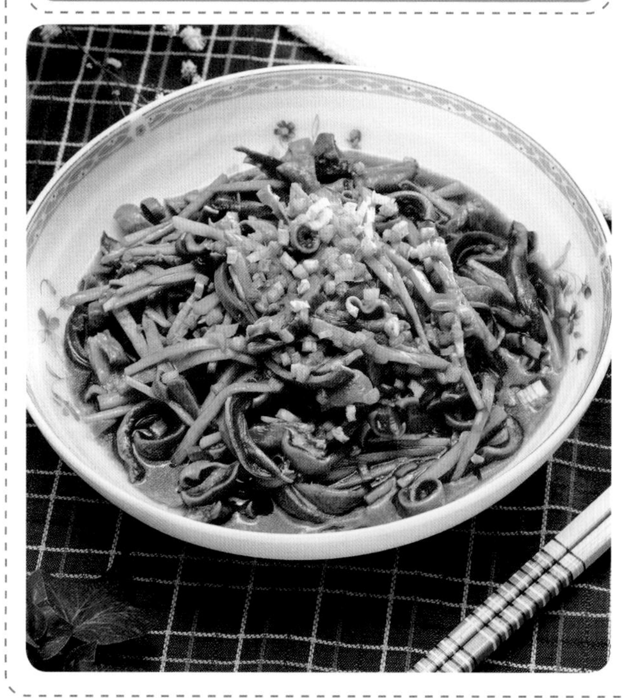

【原料】
熟猪肚300克，春笋25克，香菜末15克

【调料】
植物油、香油、黄酒、盐、酱油、醋、鲜汤、胡椒粉、淀粉、葱花、姜末、蒜蓉各适量

【制作方法】
1. 熟猪肚、春笋切丝。锅加水烧沸，放猪肚丝汆透，捞出。
2. 锅加油烧热，加葱花、姜末、蒜蓉爆锅，倒入醋、黄酒、酱油、鲜汤，下猪肚丝、春笋丝，加盐、胡椒粉调味，水淀粉勾芡，淋香油，撒香菜末即成。

【保健功效】
适用于女子带下者食用。

莲子煲猪肚片

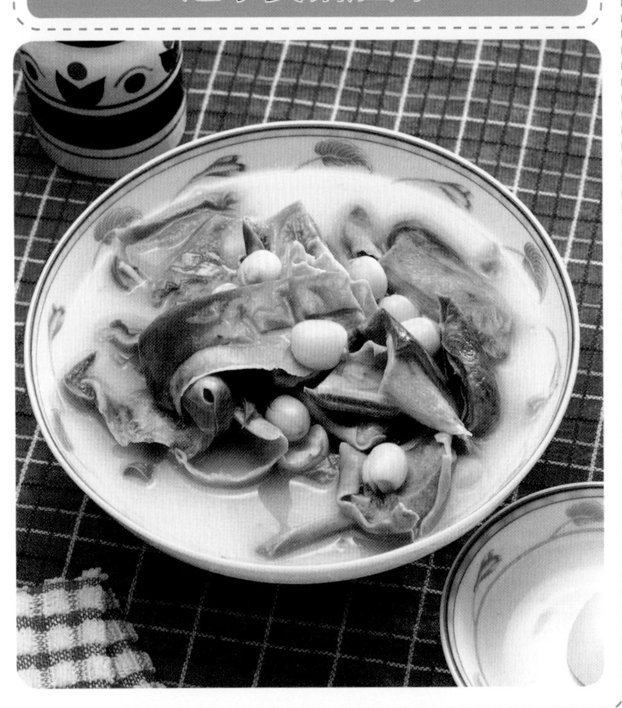

原料

猪肚250克，莲子50克

调料

盐、植物油、葱花、姜末、五香粉、水淀粉各适量

制作方法

1. 莲子浸泡，分为两半，去莲心。
2. 猪肚洗净，放入锅中加水煮熟，取出，切片。
3. 锅加植物油烧热，加葱花、姜末炒香，放入肚片煸炒，烹黄酒，加清水、莲子大火煮沸，改小火煲至肚片熟透，加盐、五香粉拌匀，用水淀粉勾芡即成。

保健功效

主治夜寐多梦，失眠，健忘。

砂仁猪肚

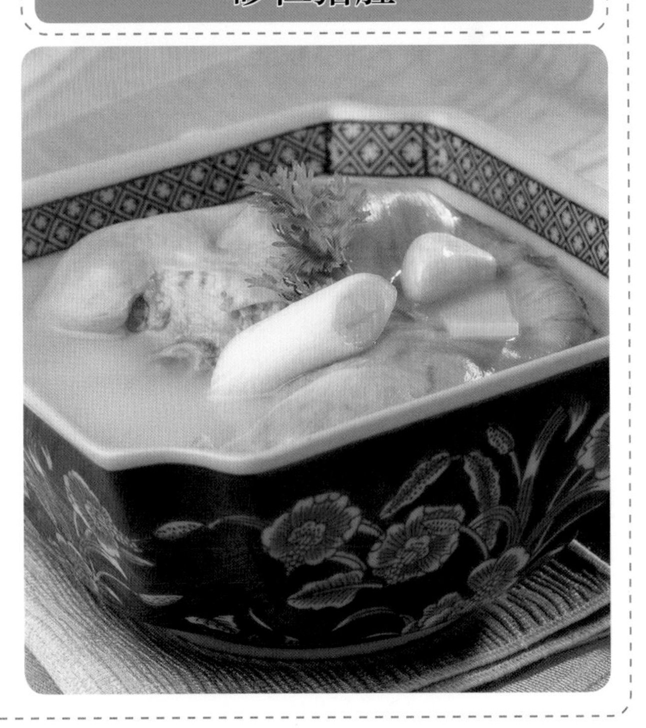

原料

猪肚1只，砂仁10克

调料

蒜瓣、葱段、姜片、胡椒粉、盐各适量

制作方法

1. 猪肚洗净，入沸水中汆一下，捞出沥水。砂仁打碎。
2. 将葱段、姜片、蒜瓣、砂仁装入猪肚内，用白棉线缝合。
3. 炖锅加清水，下入猪肚烧沸，打去浮沫，改文火炖煮至猪肚熟透，加盐、胡椒粉调味即成。

保健功效

补虚损，健脾胃。治虚劳羸弱，泄泻，下痢，消渴，小便频数。

白胡椒煲猪肚

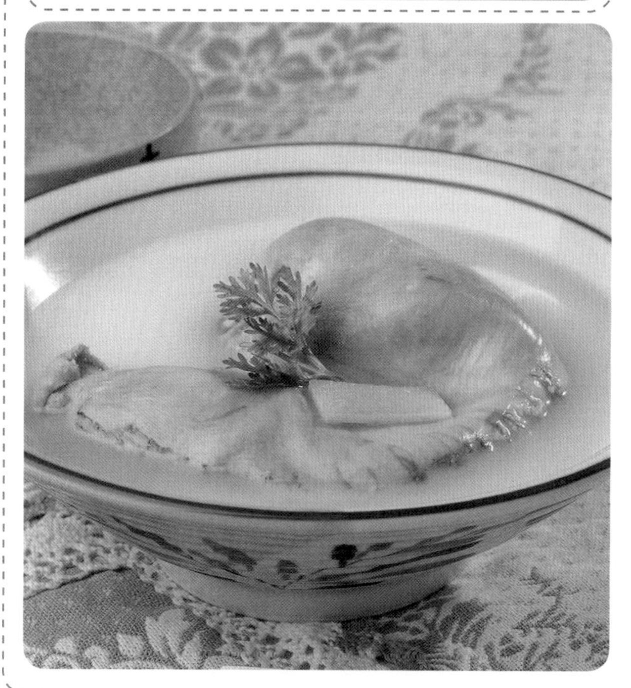

[原料]

猪肚1只，白胡椒15克

[调料]

姜片、葱段、盐、味精各适量

[制作方法]

1. 猪肚洗净，保持完整，入沸水中汆一下，捞出沥水。将白胡椒打碎。
2. 白胡椒放入猪肚内，用线扎紧猪肚口。
3. 煲置火上，加入适量清水，下入猪肚，放入姜片、葱段，大火烧沸，转小文火煲至猪肚熟透，加盐、味精调味即成。

[保健功效]

补虚损、健脾胃。

大葱爆羊肉

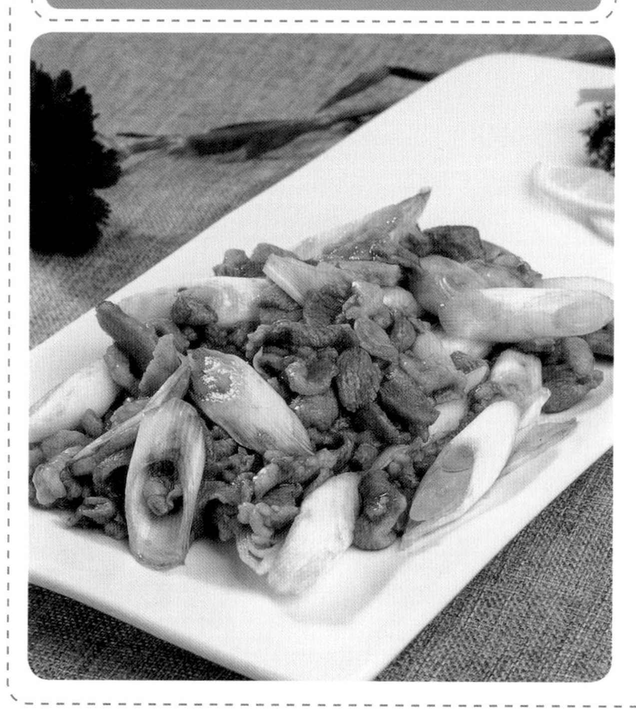

[原料]

羊肉400克，大葱200克

[调料]

鸡蛋清、盐、老抽、料酒、淀粉、色拉油各适量

[制作方法]

1. 大葱洗净，取葱白斜刀切段。
2. 羊肉洗净切片，加盐、老抽、料酒、鸡蛋清、淀粉抓匀上浆。
3. 锅入色拉油烧热，放入浆好的羊肉片，炸至断生时捞出，控油。
4. 原锅留底油，下入葱白煸香，加入羊肉片，烹入料酒、老抽，调入盐、味精，翻炒均匀即可。

[保健功效]

用于治疗腰膝酸软冷痛。

羊肉奶白汤

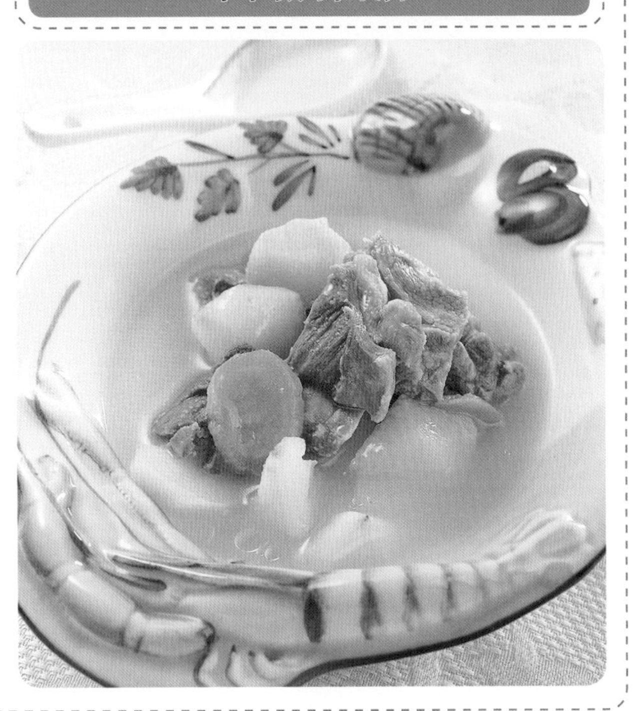

[原料]

羊肉、牛奶各250克，生姜20克，山药100克

[制作方法]

1. 将羊肉洗净，切成小块。生姜切片。山药洗净，去皮切片。
2. 羊肉、生姜一起放入沙锅中，加适量水，文火炖2～3小时，搅匀，拣去姜片，加入山药煮烂，再倒入牛奶，烧开即可。

[保健功效]

凡肾阳不足、腰膝酸软、腹中冷痛、虚劳不足者皆可用它作食疗品。

茴桂黄羊汤

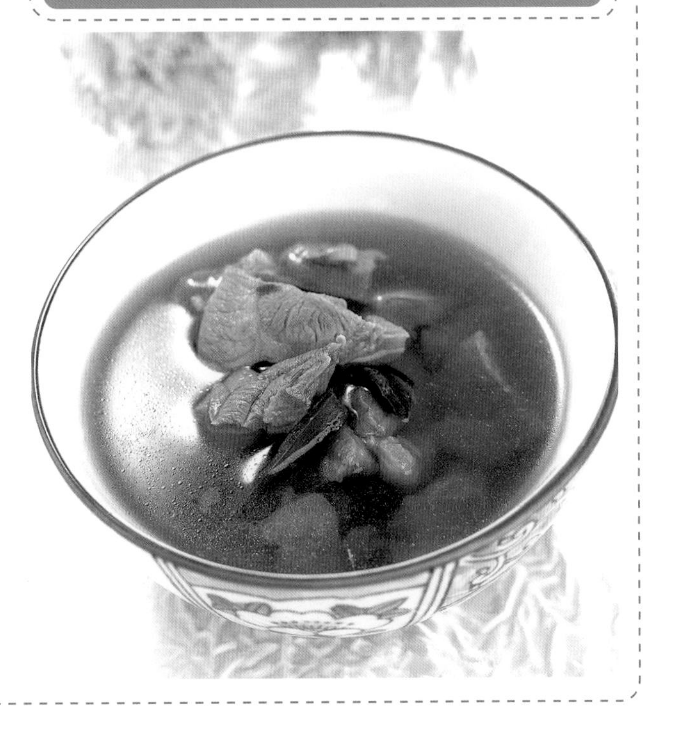

[原料]

黄羊肉500克，小茴香10克，桂皮3克

[调料]

盐、料酒、葱、生姜各适量

[制作方法]

1. 黄羊肉洗净，切成小块。葱切段，生姜切片。
2. 将羊肉块、小茴香、桂皮、盐、葱、姜、料酒一同入沙锅中，加适量水，炖煮约50分钟至羊肉熟烂即可。

[保健功效]

具有补肾壮阳、补虚温中等作用，男士适合经常食用。

羊肉炖淮山药

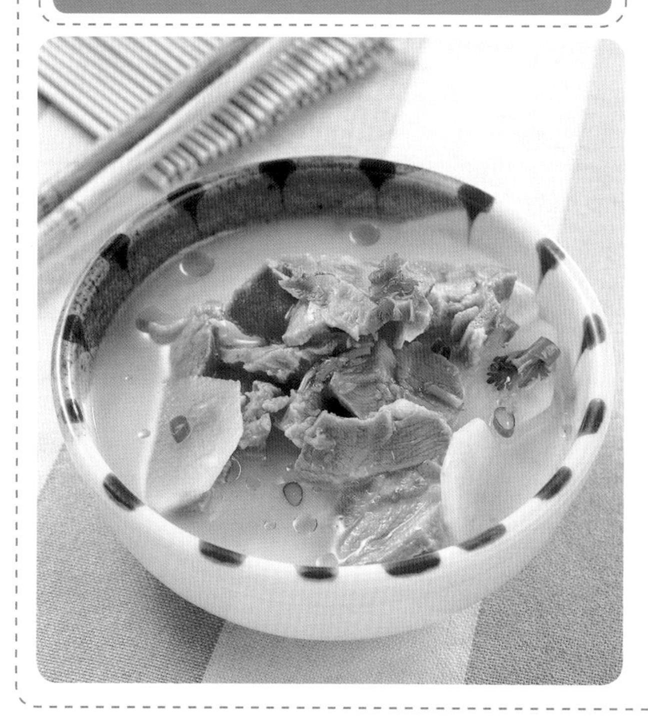

[原料]
羊肉500克，淮山药150克

[调料]
料酒、生姜、葱白段、盐、羊肉汤、葱花各适量

[制作方法]

1. 羊肉洗净，入沸水锅汆水后捞出。姜拍破。
2. 淮山药洗净，切片，与羊肉一起置于锅中，加羊肉汤、姜、葱、盐、料酒烧沸，去浮沫，移文火炖至熟烂，捞出羊肉晾凉，切片，装入碗中。葱、姜拣去，连山药一同倒入碗内，撒葱花即成。

[保健功效]
有健身强体，延缓衰老的效果。

萝卜炖羊肉

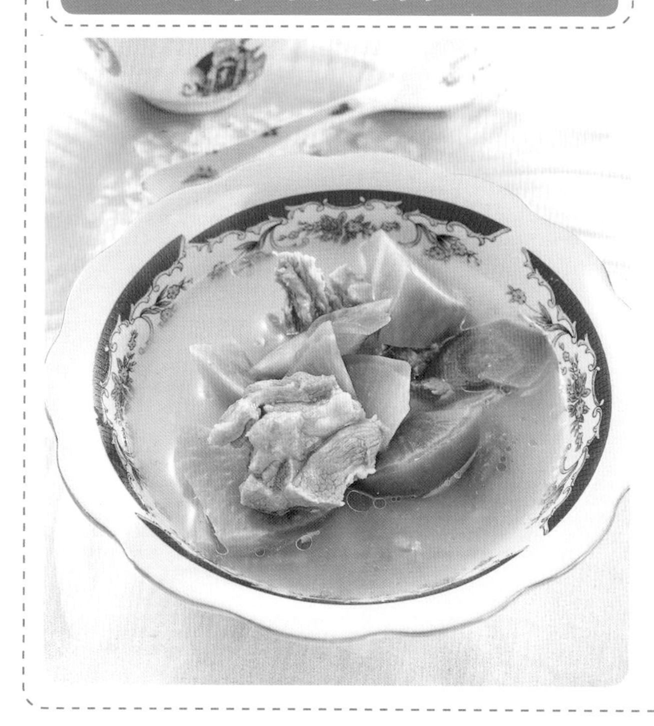

[原料]
羊肉200克，萝卜400克

[调料]
陈皮、料酒、葱、姜、盐、味精、胡椒粉各适量

[制作方法]

1. 将萝卜洗净，削去皮，切成块状。羊肉洗净，切成块。陈皮洗净，姜洗净拍破，葱洗净切段。
2. 羊肉、陈皮、葱、姜、料酒放入锅内，加适量水，用武火烧开，打去浮沫，再放入萝卜块煮熟，放入胡椒粉、盐、味精即成。

[保健功效]
能暖中补虚，补中益气。

巴戟羊骨汤

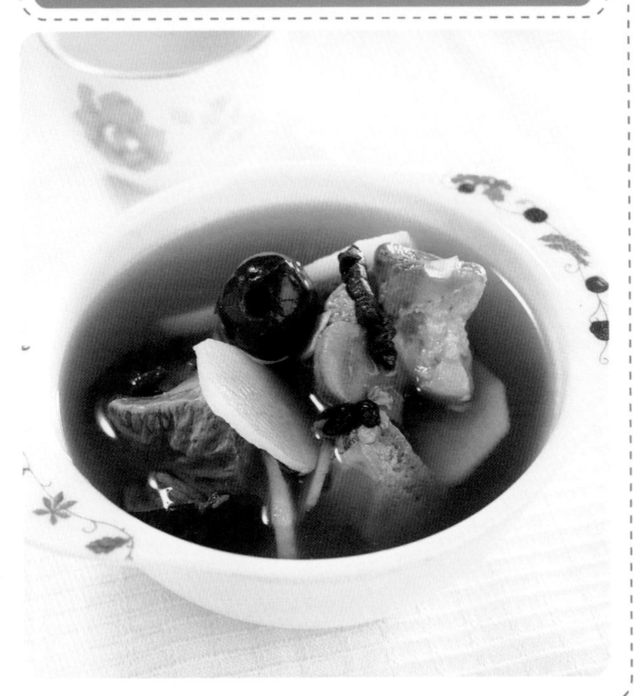

原料

新鲜羊骨1200克，巴戟天38克，山药20克，生姜2克，红枣10枚

调料

盐适量

制作方法

1. 羊骨洗净，捶碎。巴戟天、山药洗净。红枣洗净，去核。
2. 将所有原料一起放入瓦煲内，加适量清水，文火煲4小时，加入盐调味即可。

保健功效

对气管炎、体虚畏寒、营养不良、腰膝酸软，阳痿早泄以及一切虚寒病症均有很大裨益。

当归生姜炖羊肉

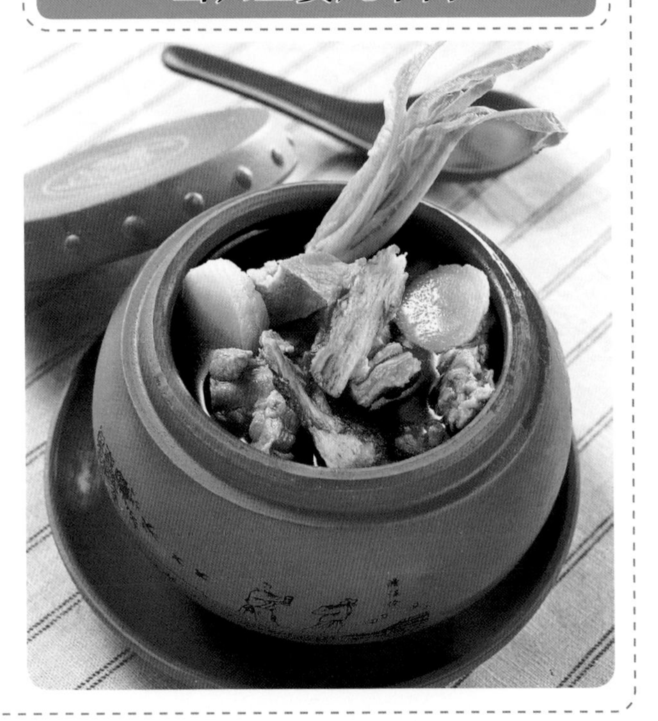

原料

羊肉250克，当归30克，生姜15克

调料

盐、味精各适量

制作方法

当归、羊肉、生姜分别洗净，切片，同放容器中，加入适量水，再放入大锅中隔水炖熟，加盐、味精调味，稍炖入味即可。

保健功效

温中补血，散寒止痛，特别适宜虚寒腹痛者食用，还是男性极佳的补品。

羊肉虾羹

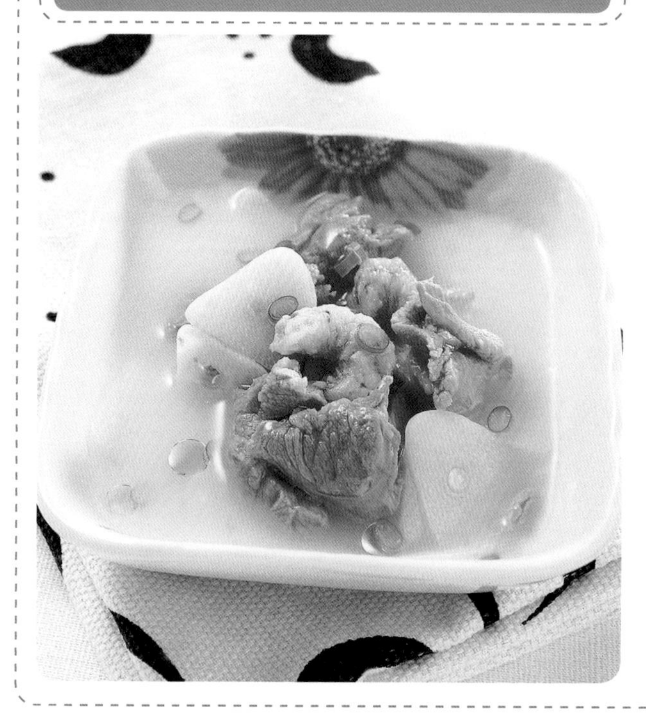

【原料】

羊肉200克，大蒜50克，虾米30克

【调料】

葱适量

【制作方法】

1. 羊肉洗净，切成薄片备用。虾米洗净，蒜切片，葱切葱段和葱花备用。
2. 锅置火上，加水烧开，放入虾米、蒜片、葱段，煮至虾米熟后放入羊肉片，再稍煮至羊肉片熟透即可。

【保健功效】

能补肾气、益精髓，可治疗肾虚所致的耳聋耳鸣、须发早白。

嫩韭炒海肠

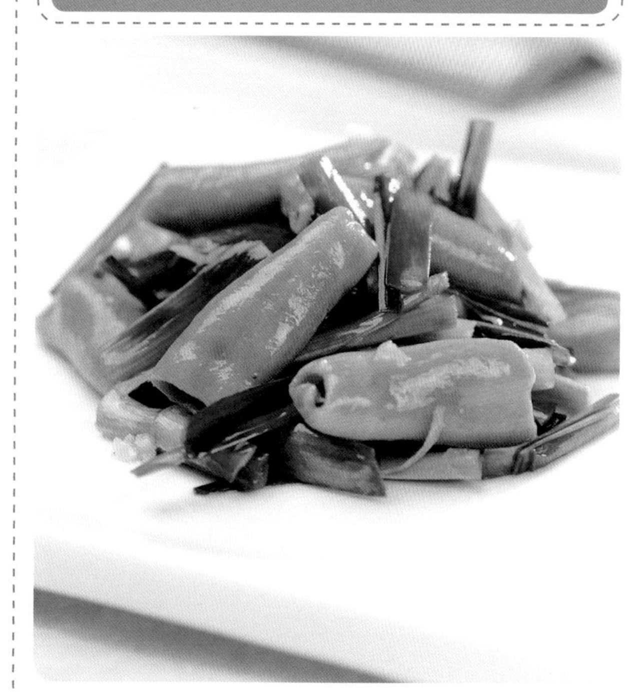

【原料】

海肠400克，韭菜100克

【调料】

葱丝、姜丝、食用油、辣鲜露、水淀粉、香油、醋、盐各适量

【制作方法】

1. 海肠切去两头，去掉内脏，洗净泥沙，切成寸段，放入清水锅汆透，捞出。韭菜洗净，切段。
2. 锅中加油烧热，放入葱丝、姜丝爆香，烹入醋、辣鲜露，加韭菜、海肠翻炒，调入盐，用水淀粉勾芡，淋香油炒匀即可。

【保健功效】

有温补肝肾、固精壮阳作用。

虾酱韭菜

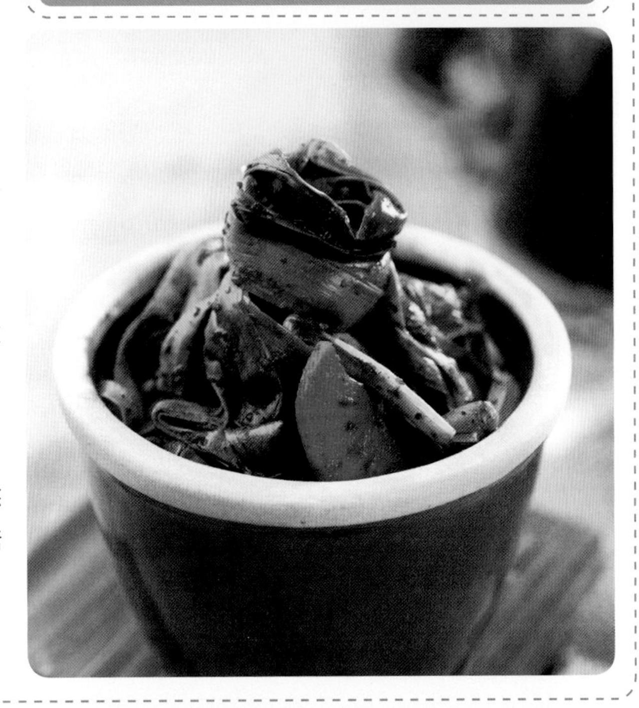

【原料】
韭菜500克，胡萝卜150克

【调料】
姜末、蒜末、虾酱、辣椒粉、酱油、白糖、盐各适量

【制作方法】
1. 韭菜洗净，切长段。胡萝卜洗净，切半圆形片，与韭菜一起撒盐腌渍30分钟。
2. 虾酱、酱油、水煮开，晾凉，用纱布滤渣，留下汤汁。将腌好的韭菜与胡萝卜沥干，加姜末、蒜末、辣椒粉、虾酱、汤汁、白糖拌匀，倒入坛内密封15天即可。

【保健功效】
有健胃、提神、温暖的作用。

腌韭菜花

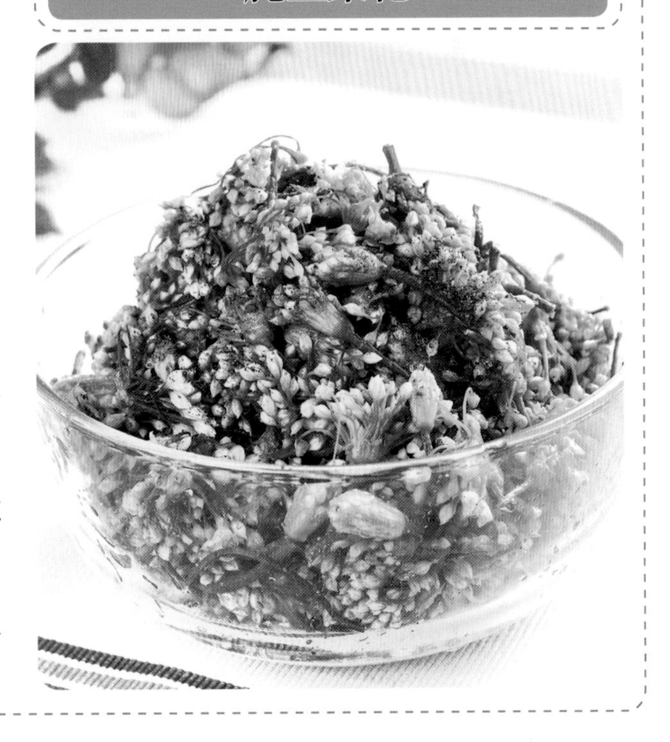

【原料】
鲜韭菜花500克

【调料】
高度白酒、盐各适量

【制作方法】
1. 韭菜花择洗净，晾干表面的水分，把韭菜花的老梗去掉。
2. 韭菜花放入切菜机中切成碎末，将切碎的韭菜花放入盐，再放入白酒，搅拌均匀腌渍5分钟。
3. 把韭菜花装入干净的玻璃瓶中，把盖子拧紧，放入冰箱冷藏2～3天即可食用。

【保健功效】
对于治疗腰膝酸冷、遗尿滑精等症效果很好。

油菜薹汤

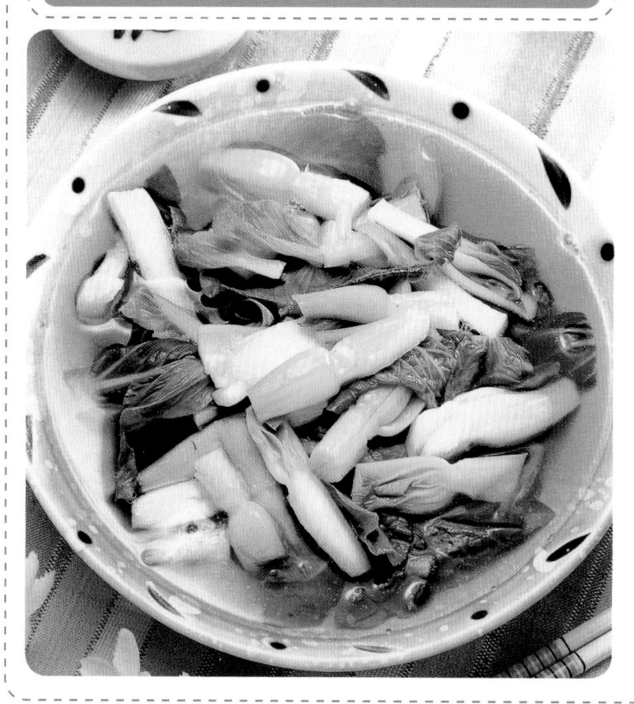

原料

油菜苔（油菜嫩茎叶）250克

调料

植物油、猪油、盐、酱油各适量

制作方法

1. 油菜苔洗净切段。
2. 锅中放油，下油菜苔略炒。
3. 加水适量，煮汤，再加猪油、盐、酱油等调味，佐餐食。

保健功效

有生津润燥、清热解毒、润肺止咳的功效。

粉丝拌黄瓜

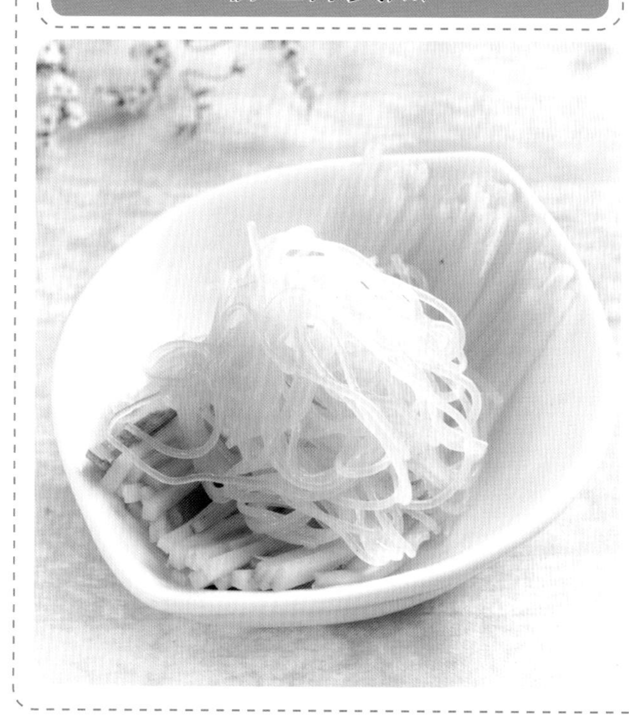

原料

粉丝200克，黄瓜200克，白菜帮50克

调料

白糖、香油、盐各适量

制作方法

1. 干粉丝泡发，放入沸水中煮熟，捞出，沥水，切长段，撒上盐、白糖拌匀。
2. 黄瓜洗净，切成细丝，撒入少许盐腌渍片刻，滤去盐水，放入盘内备用。白菜帮洗净，切细丝。
3. 将白菜帮丝、黄瓜丝垫在盘底，粉丝放上面，淋上香油即可。

保健功效

具有祛热解毒的作用。

豆腐穿黄瓜

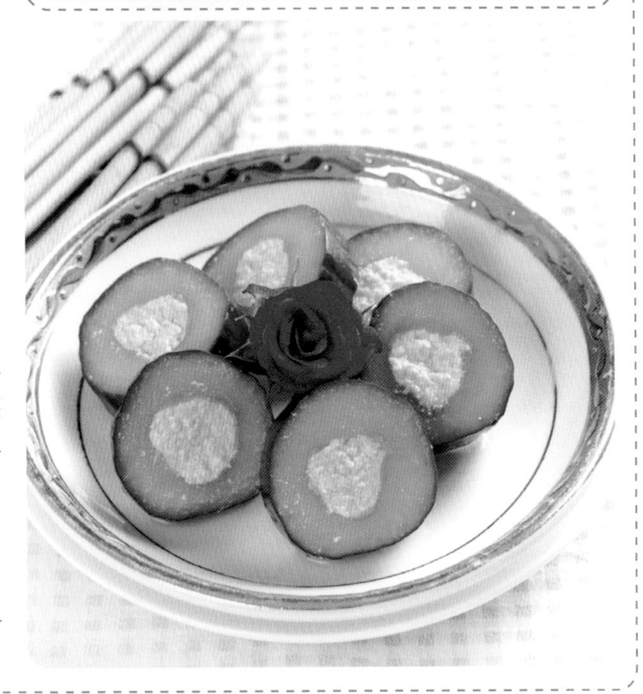

【原料】
黄瓜300克，豆腐100克

【调料】
胡椒粉、猪大油、盐各适量

【制作方法】
1. 黄瓜洗净，从两端的孔掏出瓜瓤，入沸水锅中焯透，捞出，沥干水分。
2. 将豆腐加猪大油、盐、胡椒粉搅成糁，灌入黄瓜内心，上笼蒸熟，取出晾凉，切成金钱块，摆入盘中即可。

【保健功效】
黄瓜搭配豆腐，解毒消炎、润燥平胃，且其蛋白质很容易被人体消化吸收。

炝黄瓜条

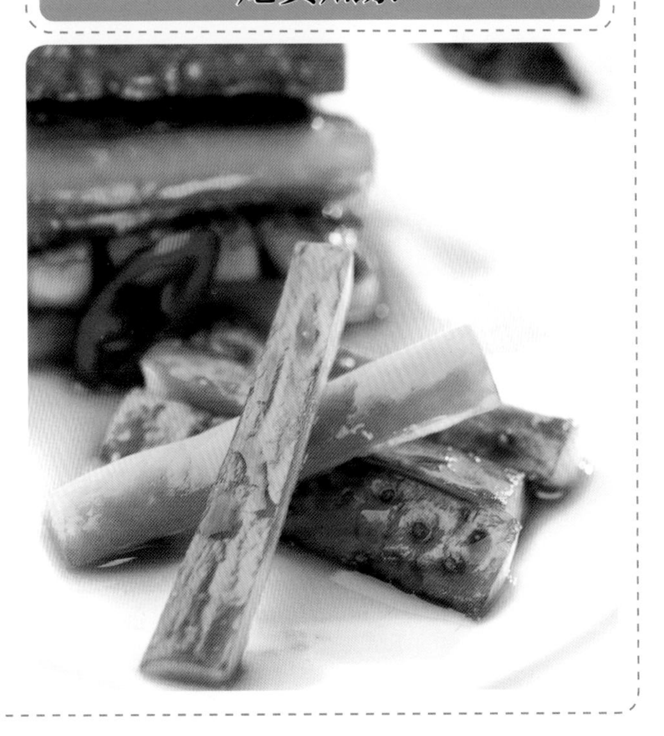

【原料】
嫩黄瓜500克，尖椒条100克

【调料】
花椒、香油、酱油、醋、白糖、盐各适量

【制作方法】
1. 黄瓜洗净，切成长方条，用盐稍腌，去掉水分，加醋、白糖、酱油拌匀。
2. 锅中加入香油烧热，下入花椒慢火炒出香味，去掉花椒，把油浇在黄瓜上即可。

【保健功效】
具有清热利尿、解表、解毒、消炎、养肺行津、润燥平胃及清热散血等功效。

糖醋黄瓜卷

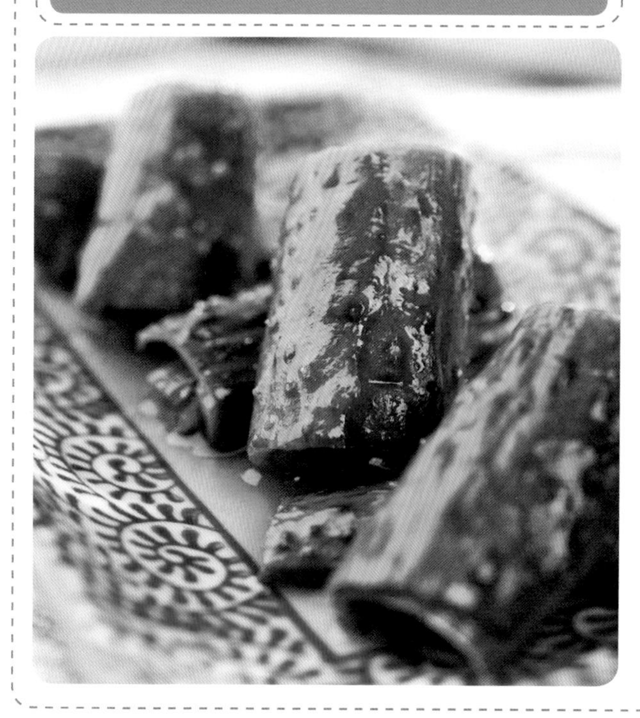

[原料]
黄瓜350克

[调料]
香油、醋、白糖各适量

[制作方法]
1. 黄瓜洗净，切成小段，挖去中间的瓤、籽，仅留其皮肉，使其呈半圆的形态。
2. 白糖、醋调成汁，将黄瓜卷放入调味汁中浸约半小时，淋上香油，装盘即可。

[保健功效]
对酒精性肝硬化患者有一定辅助治疗作用，可防治酒精中毒。

酸辣黄瓜条

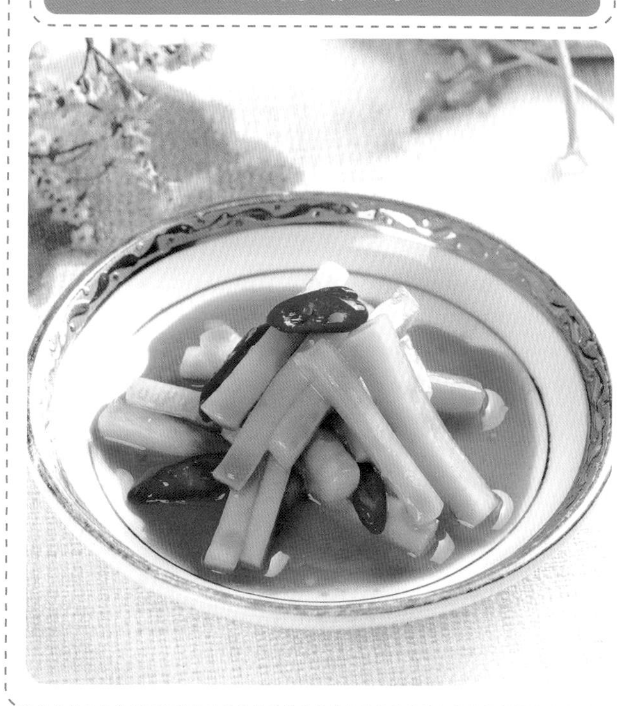

[原料]
黄瓜350克

[调料]
红辣椒、香油、花生油、醋、白糖、盐各适量

[制作方法]
1. 黄瓜洗净，切成长条，放入盘内，加盐腌渍10分钟，沥干水分。
2. 将锅内加花生油烧热，放入红辣椒炸出辣味，捞出红辣椒不用。
3. 待油稍凉浇在盘内黄瓜条上，再将白糖、醋、香油放在黄瓜条上，食用时拌匀即可。

[保健功效]
清肝利胆和安神的功能。

豆瓣黄瓜片

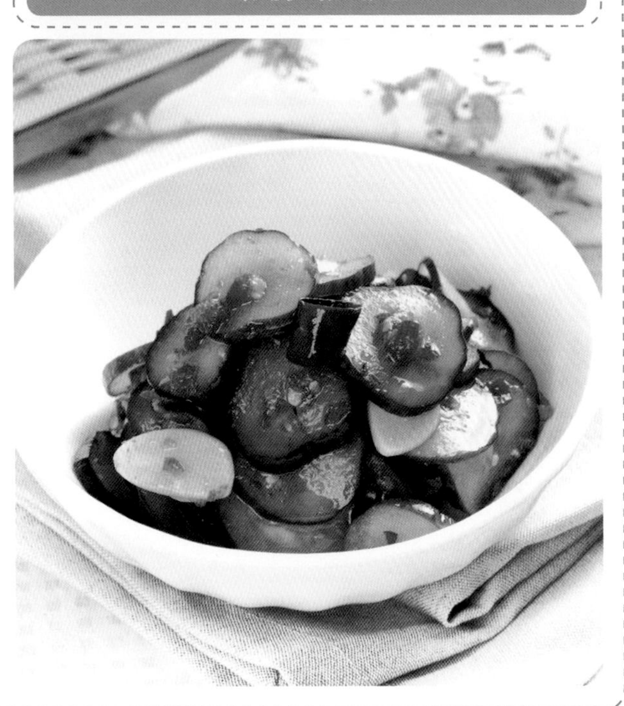

[原料]
黄瓜350克

[调料]
蒜片、红辣椒圈、辣豆瓣酱、香油、白糖、盐各适量

[制作方法]
1. 黄瓜洗净，切片，再用盐腌渍至黄瓜出水，变软，捞出，冲洗干净，沥干水分。
2. 锅入香油烧热，改文火，加入辣豆瓣酱爆香，盛出，晾凉，备用。原锅下蒜片、红辣椒圈、白糖、盐炒匀，倒入炒好的辣豆瓣酱翻炒，加黄瓜炒至入味即可。

[保健功效]
增加肠胃动力，帮助消化。

炒黄瓜酱

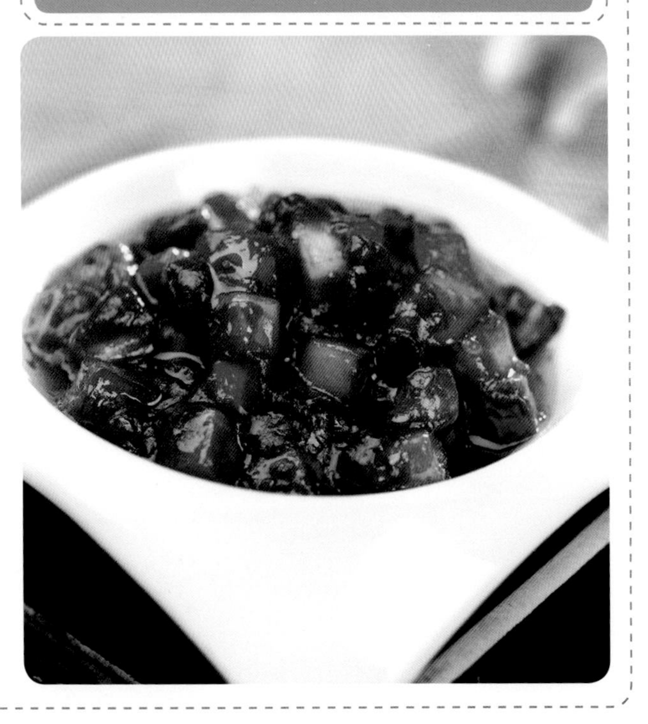

[原料]
嫩黄瓜200克，香菇、胡萝卜各50克

[调料]
葱末、姜末、豆瓣酱、水淀粉、香油、料酒、酱油、盐各适量

[制作方法]
1. 黄瓜洗净，切方丁，加入盐拌匀，腌去水分。香菇用水泡好，切丁。胡萝卜洗净，切丁。
2. 锅入油烧热，放入香菇丁煸炒，下入葱末、姜末、豆瓣酱炒出酱味，倒入黄瓜丁、料酒、酱油、盐翻炒，收汁，用水淀粉勾芡，收汁，淋香油，翻炒均匀即可。

[保健功效]
可防止唇炎、口角炎。

蛋黄烧黄瓜

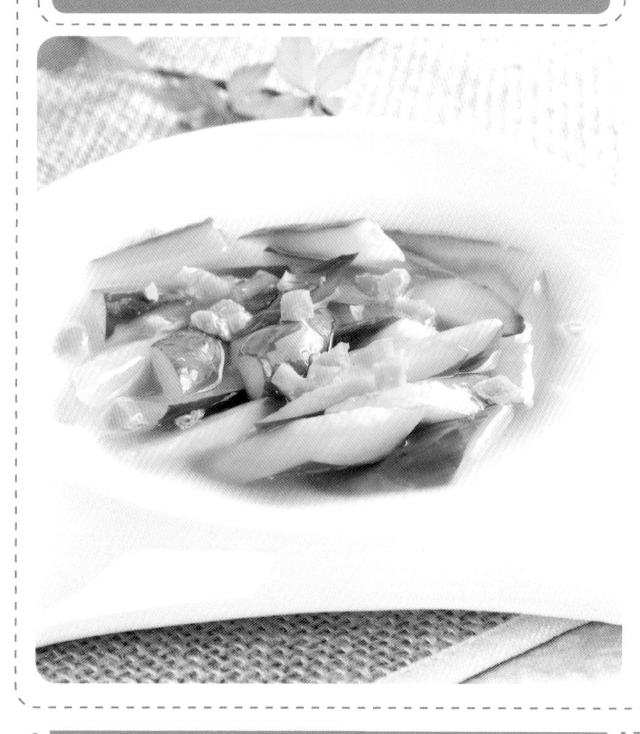

原料

嫩黄瓜300克，咸鸭蛋黄50克

调料

葱段、水淀粉、清汤、色拉油、熟鸡油、盐各适量

制作方法

1. 黄瓜洗净，切条。咸鸭蛋黄切丁。
2. 锅入色拉油烧热，下入黄瓜块略炸，捞出，沥油。
3. 锅留底油，下入葱段炒香，取出葱段，再放入黄瓜块旺火翻炒，倒入清汤烧沸，调入盐，改文火烧至入味，用水淀粉勾芡，撒入咸蛋黄丁，淋入熟鸡油即可。

保健功效

可抗过氧化和抗衰老作用。

紫菜黄瓜汤

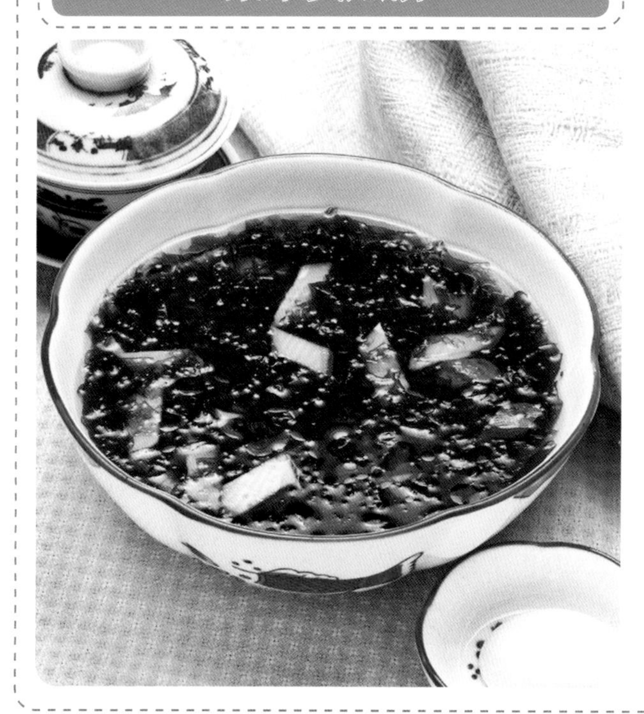

原料

黄瓜150克，紫菜15克，海米25克

调料

盐、味精、酱油、香油各适量

制作方法

1. 将紫菜撕块，泡发洗净。黄瓜切片。
2. 锅内加水烧开，下黄瓜和海米，放入盐、酱油烧开。
3. 锅中再下入紫菜，烧开，淋上香油，撒上味精即可。

保健功效

化痰软坚、清热利水、补肾养，适用于潮热盗汗、腰膝酸软者。

泡胡萝卜

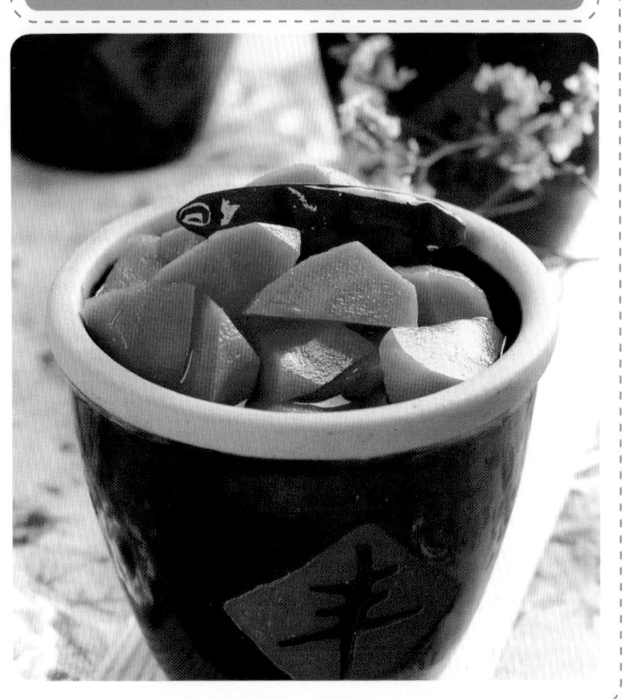

【原料】
胡萝卜300克

【调料】
花椒、白酒、盐各适量

【制作方法】
1. 胡萝卜洗净，切成滚刀块，放入坛内。
2. 净锅上火，倒入适量清水，调入盐烧沸，晾凉，倒入坛内，放入花椒、白酒盖上坛盖，每天翻动1次，8~10天后，即可食用。

【保健功效】
健脾和胃、下气化滞、明目、降压利尿。

油泼双丝

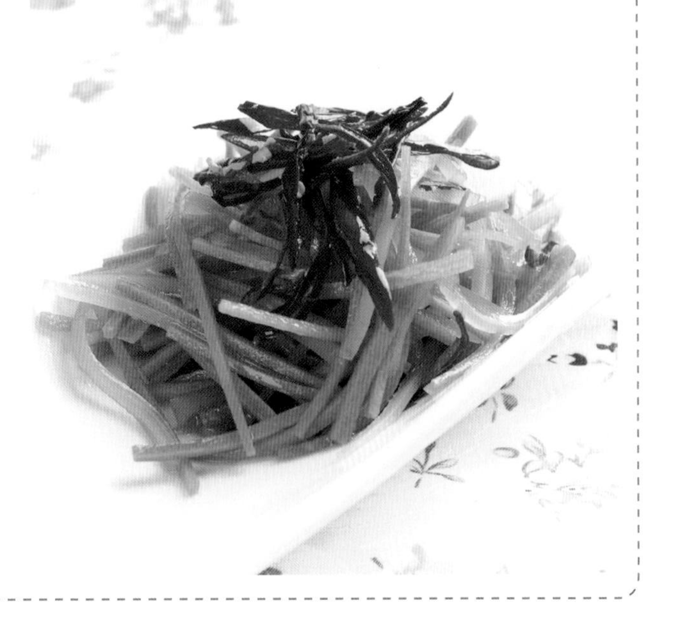

【原料】
莴笋、胡萝卜各200克

【调料】
干辣椒丝、面酱、菜子油、白糖、盐各适量

【制作方法】
1. 莴笋用清水洗净，切丝。胡萝卜洗净，切丝。
2. 将切好的莴笋丝、胡萝卜丝入沸水中焯水，捞出，冷水冲凉，沥干水分，加盐、白糖调味，拌匀，摆放盘中，撒上干辣椒丝。
3. 炒锅上火烧热，放菜子油烧开，淋在莴笋丝、胡萝卜丝上即可。

【保健功效】
健脾消食、补肝明目。

清炒竹笋银芽

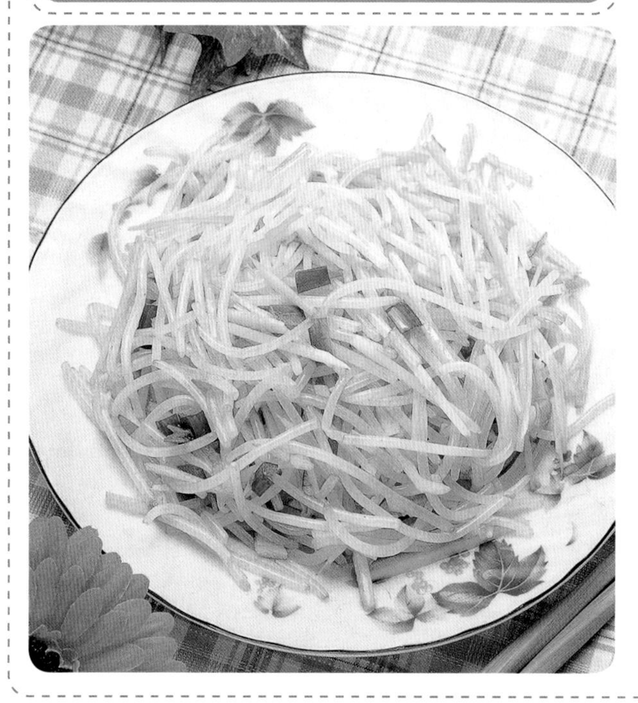

【原料】
竹笋250克，银芽（绿豆芽）200克

【调料】
葱花、姜、盐、香油、酱油各适量

【制作方法】
1. 竹笋去皮洗净，切丝。
2. 豆芽去根洗净。炒锅内放植物油，烧到九成热时，放葱花、姜炝锅，加竹笋、银芽翻炒至熟，再加盐、酱油、香油调味，出锅即可。

【保健功效】
具有清热化痰、益气和胃、治消渴、利水道、利膈爽胃等功效。

糟汁醉芦笋

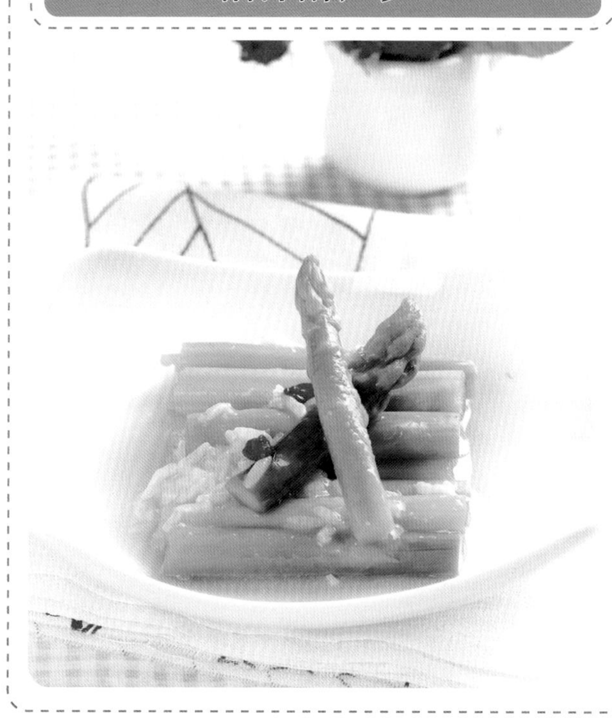

【原料】
芦笋200克

【调料】
醪糟汁、枸杞、盐各适量

【制作方法】
1. 芦笋去老皮，洗净，切成节，锅内加清水烧沸，汆水断生，捞出放入盆内，加醪糟汁、枸杞、盐泡起，待用。
2. 芦笋摆在盘内，淋上醪糟汁即可。

【保健功效】
具有低脂肪、低糖、多纤维的特点。

酸辣玉芦笋

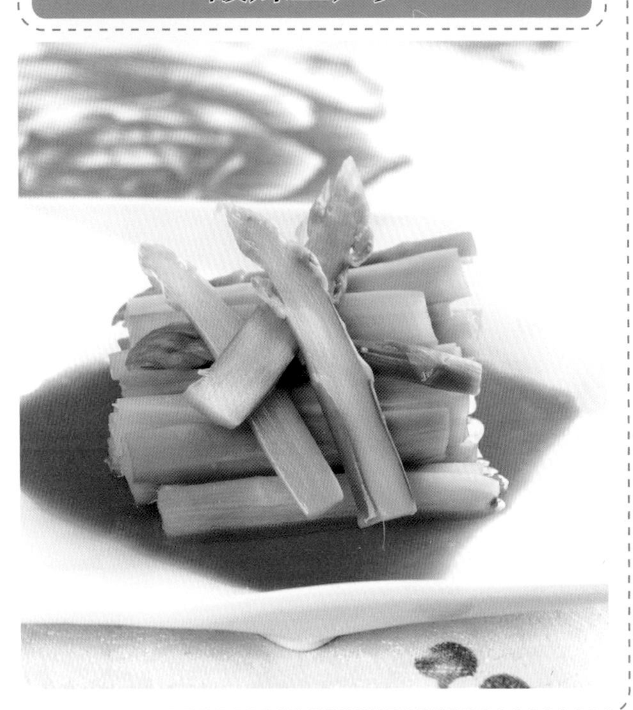

原料

芦笋200克

调料

辣椒油、醋、盐各适量

制作方法

1. 芦笋洗净，去皮，切成片，放入沸水锅中氽水，捞出，放入盆内待用。
2. 将盐、辣椒油、醋调成酸味辣汁，淋在处理好的芦笋上，装盘即可。

保健功效

不仅能促进肠道蠕动，帮助消化，去积食，防便秘等的功效。

芦笋炒腊肉

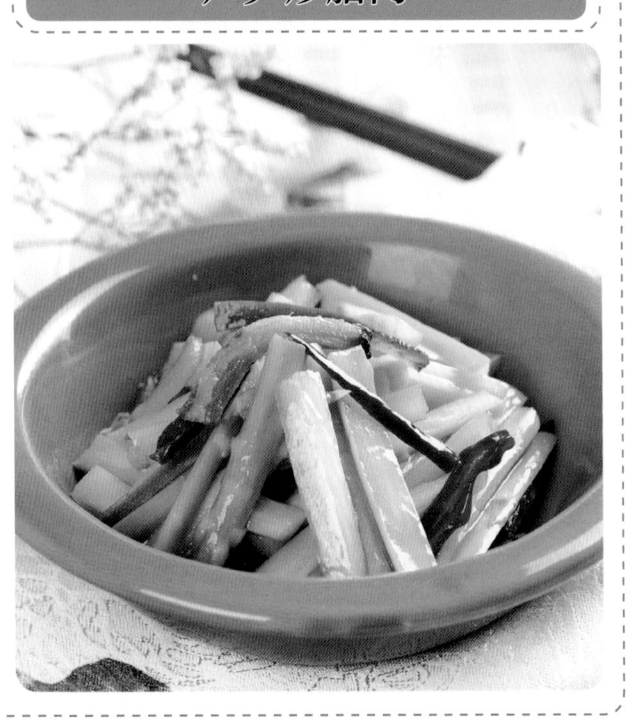

原料

芦笋300克，腊肉100克

调料

姜丝、干红椒丝、水淀粉、植物油、料酒、盐各适量

制作方法

1. 芦笋洗净，切丝。腊肉洗净，切成与芦笋一样的丝，入沸水锅中焯水。
2. 锅入清水，加料酒、盐烧开，下芦笋焯水，捞出，沥干水分。
3. 锅留油烧热，下入腊肉丝煸香，放入干红椒丝、姜丝炒香，入芦笋、盐炒匀，水淀粉勾芡即可。

保健功效

有预防便秘的作用。

南瓜烩芦笋

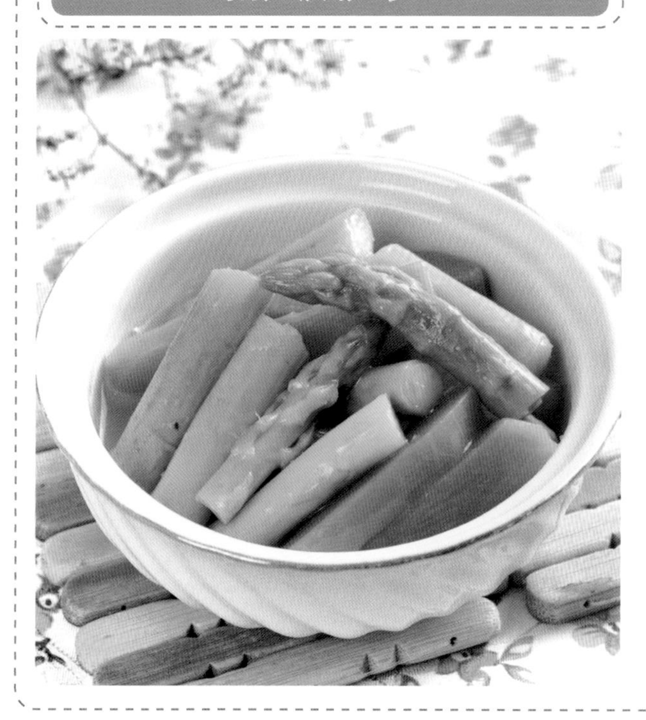

原料

南瓜200克，芦笋150克

调料

蒜片、水淀粉、鲜汤、色拉油、香油、绍酒、盐各适量

制作方法

1. 锅入清水、盐烧开，分别放入南瓜条、芦笋条焯透，捞出，冷水过凉，沥干水分。
2. 净锅置火上，加入色拉油烧至五成热，下入蒜片炒香，放入南瓜条、芦笋条略炒，烹入绍酒、鲜汤，加盐炒匀，用水淀粉勾薄芡，淋入香油，出锅装盘即可。

保健功效

具有润肺镇咳、祛痰的功效。

山药枸杞酿猪肠

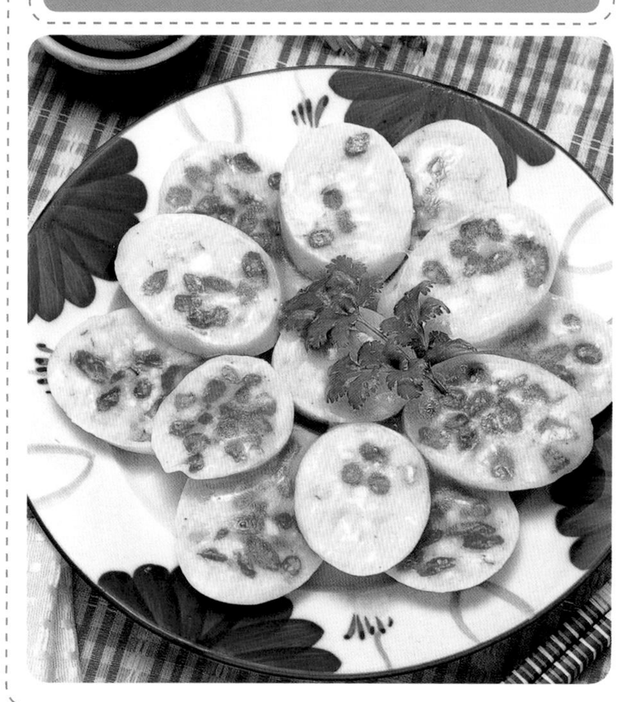

原料

山药、枸杞各30克，猪小肠1小段，鸡蛋1个

制作方法

1. 小肠洗净，将一端扎口。山药切碎盛碗中，放入枸杞，打入鸡蛋搅匀。
2. 将调好的山药枸杞糊灌入猪肠内，端口扎紧，加清水煮至肠熟即可。

保健功效

健脾温肾，收涩止带。适用于辅助治疗肾虚、腰酸如折、小腹冷痛、小便清长等症。

山药软炸兔

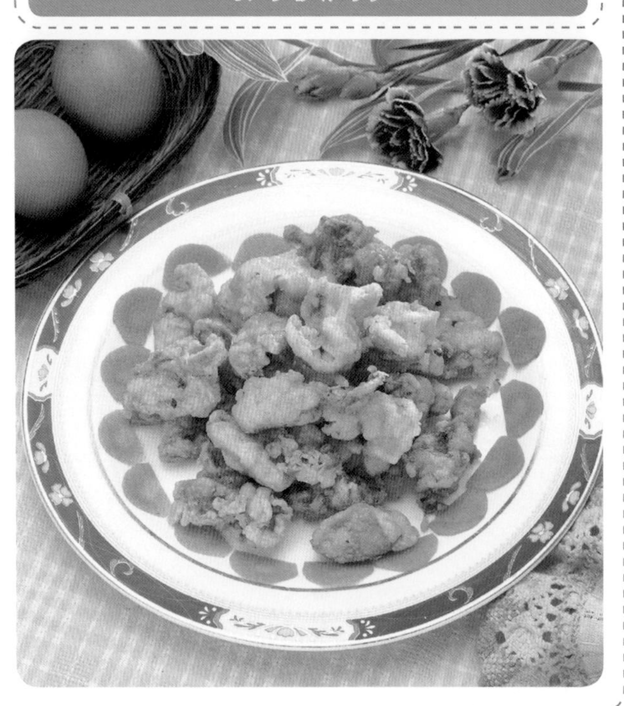

原料

兔肉250克，山药粉40克，鸡蛋2个

调料

姜片、葱段、料酒、盐、酱油、猪油、水淀粉各适量

制作方法

1. 兔肉洗净，切块，加料酒、酱油、姜片、葱段、盐腌20分钟。
2. 鸡蛋去黄留清，加入山药粉和水淀粉搅匀，调成蛋清糊，倒入腌好的兔肉块拌匀。
3. 锅入猪油烧热，兔肉逐块放入略炸捞出。待第一次炸完，再同时下锅内，反复炸成金黄色即成。

保健功效

防治动脉硬化的冠心病。

扁豆炒山药

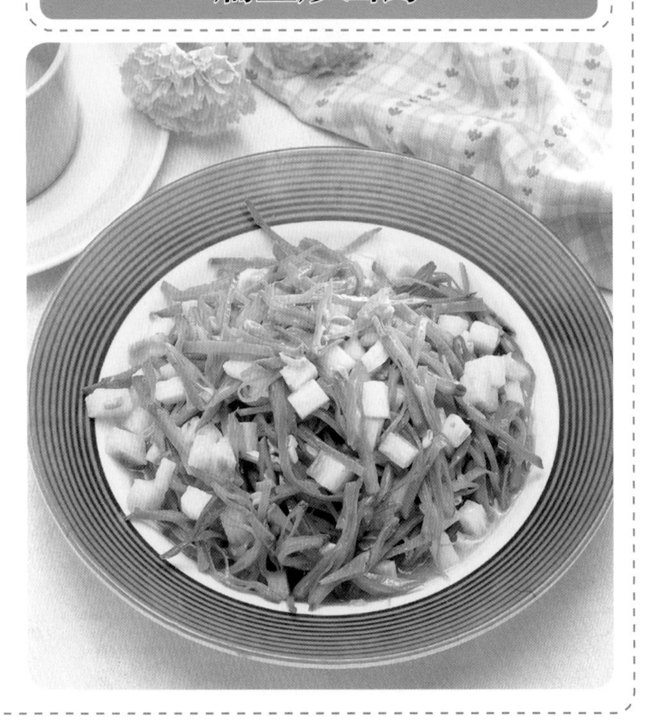

原料

扁豆、山药各200克

调料

花生油、盐、葱、姜各适量

制作方法

1. 将山药洗净，去皮，切丁。扁豆洗净，切丝。
2. 锅内加入适量花生油烧热，用葱、姜炝锅，加山药丁和扁豆丝同炒，加入盐调味即成。

保健功效

补脾益肾。适用于辅助治疗肾虚。

龙眼红枣木耳羹

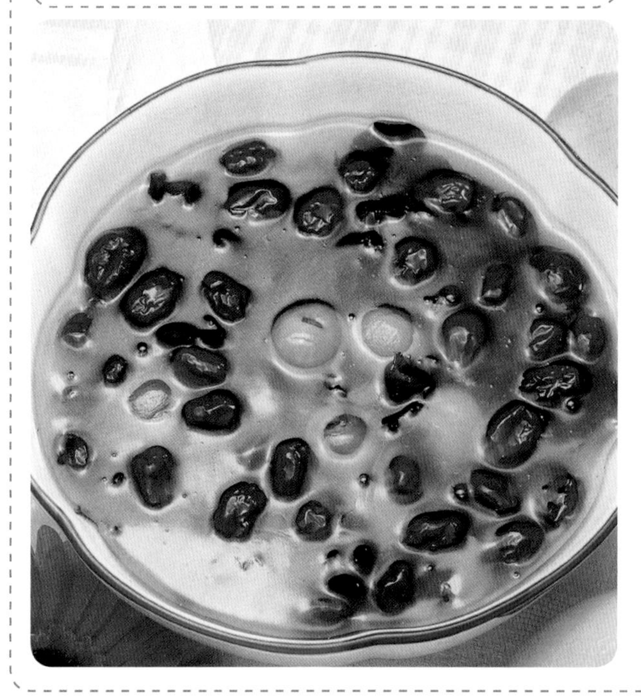

【原料】
龙眼50克，红枣25克，黑木耳30克

【调料】
冰糖适量

【制作方法】
1. 黑木耳用冷水浸5小时，加水，文火焖煮1小时。红枣洗净，龙眼去壳取肉。
2. 将焖煮好的黑木耳（含汤）、龙眼肉、红枣入锅，加适量水，焖至原料稠烂，调入冰糖即可。

【保健功效】
对胆结石、肾结石等内源性异物也有比较显著的化解功能。

木耳炒黄瓜

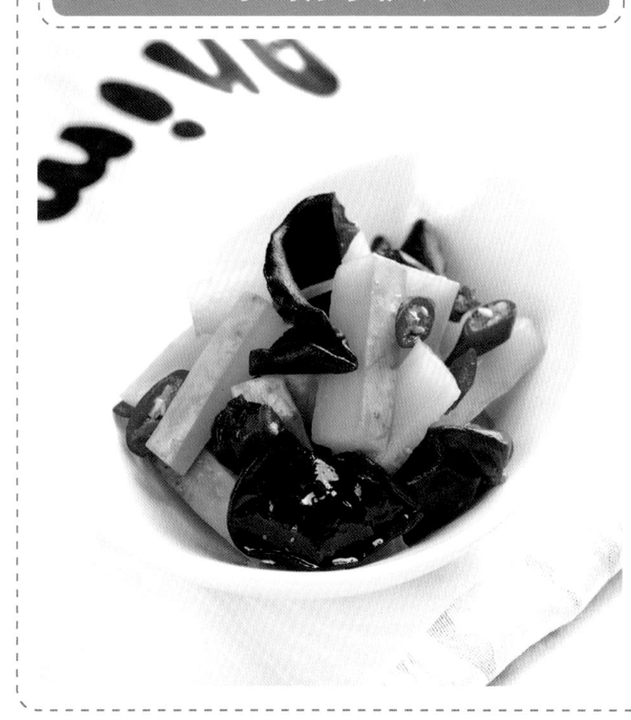

【原料】
黑木耳300克，黄瓜150克

【调料】
葱末、姜末、蒜末、尖椒、水淀粉、香油、白糖、盐各适量

【制作方法】
1. 黄瓜去皮、去子，切成小段。木耳温水泡发，用手撕成块。尖椒洗净，切圈。
2. 锅入油烧热，放入葱末、姜末、蒜末炒出香味，倒入木耳、黄瓜、尖椒圈，加入盐、白糖翻炒，用水淀粉勾芡，淋入香油，出锅装盘即可。

【保健功效】
具有清热利尿、解表、解毒。

杞子白果炒木耳

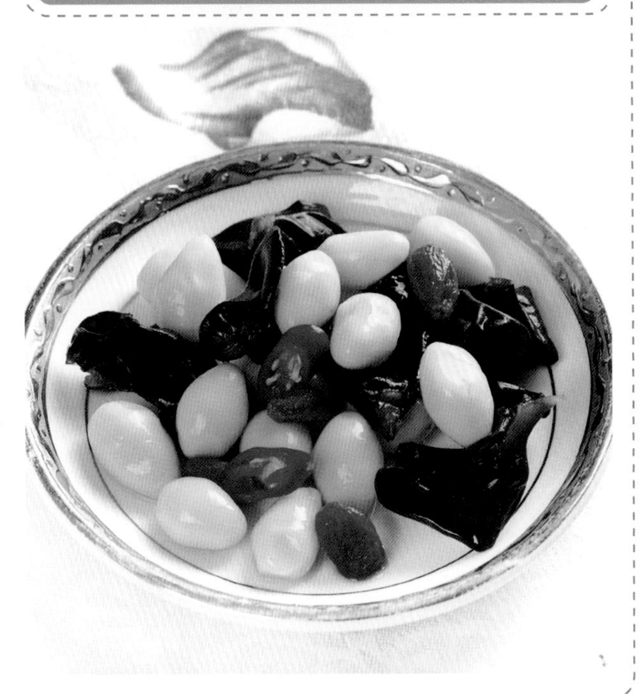

[原料]
木耳200克，白果200克

[调料]
葱末、姜末、枸杞、红椒圈、胡椒粉、色拉油、盐各适量

[制作方法]
1. 木耳、白果分别洗净，入沸水锅中焯水，捞出，沥干水分备用。
2. 锅内入油烧热，放入葱末、姜末煸香，再放木耳、白果、红椒圈、枸杞翻炒，加盐、胡椒粉调味，出锅装盘即可。

[保健功效]
主治益气不饥，轻身强志。

香醋木耳

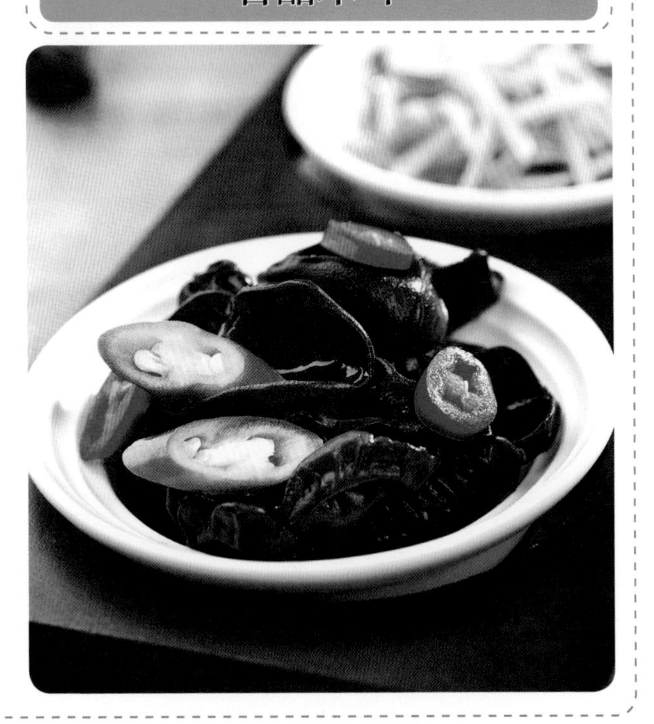

[原料]
木耳100克，青尖椒、红尖椒各150克

[调料]
香油、醋、白糖、盐各适量

[制作方法]
1. 木耳干净，放入温水中泡发。青尖椒、红尖椒洗净，切成环。
2. 将木耳、青尖椒环、红尖椒条放入盘中，加入醋、盐、白糖，淋香油，拌匀即可。

[保健功效]
具有预防动脉粥样硬化的功效。还有润肠解毒功能。

甜辣木耳

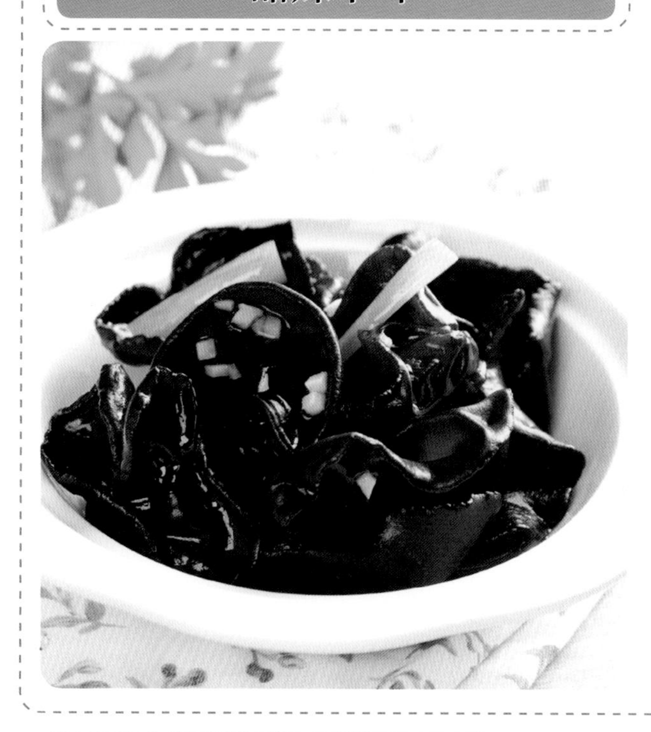

[原料]

龙眼50克，红枣25克，黑木耳30克

[调料]

冰糖适量

[制作方法]

1. 黑木耳用冷水浸5小时，加水，文火焖煮1小时。红枣洗净，龙眼去壳取肉。
2. 将焖煮好的黑木耳（含汤）、龙眼肉、红枣入锅，加适量水，焖至原料稠烂，调入冰糖即可。

[保健功效]

对胆结石、肾结石、膀胱结石、粪石等内源性异物也有比较显著的化解功能。

兰花香菇

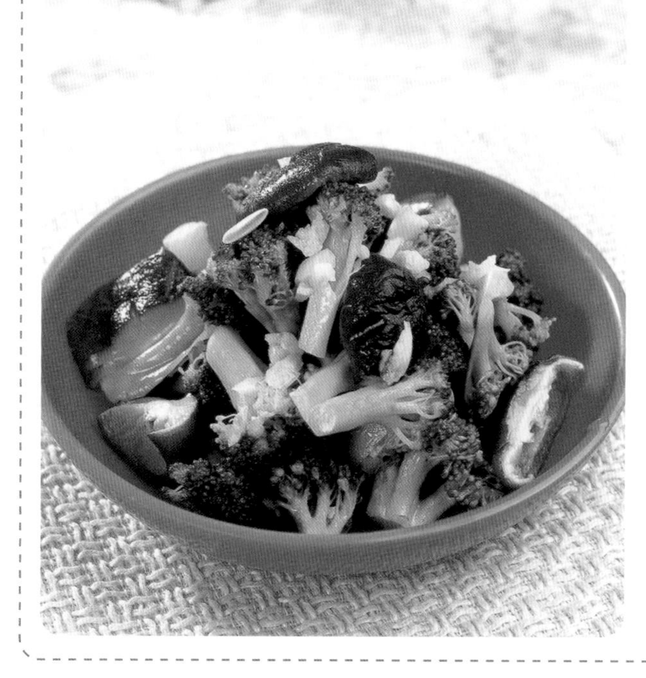

[原料]

水发香菇150克，西蓝花120克

[调料]

色拉油、盐、蚝油、蒜蓉、花椒油各适量

[制作方法]

1. 水发香菇洗净，去根，切花刀。西蓝花洗净，掰成朵备用。
2. 净锅置火上，倒入色拉油烧热，下蒜蓉爆香，放入香菇煸炒，调入蚝油，下入西蓝花稍炒，再调入盐、炒至成熟，淋入花椒油，装盘即可。

[保健功效]

对糖尿病、肺结核、传染性肝炎、神经炎等有辅助治疗作用。

香菇鸡块煲

【原料】
鸡腿肉400克，水发香菇、粉条各75克

【调料】
花生油、盐、酱油、葱段、姜片、八角各适量

【制作方法】
1. 鸡腿肉洗净，斩块，入沸水中汆水，捞出控水。水发香菇洗净，切片。粉条泡软，切段。
2. 锅入油烧热，入葱段、姜片、八角爆香，放入鸡腿肉煸八成熟，入香菇稍炒，烹酱油、水，加盐、粉条，煲至原料熟透即可。

【保健功效】
降低胆固醇、降血压的作用。

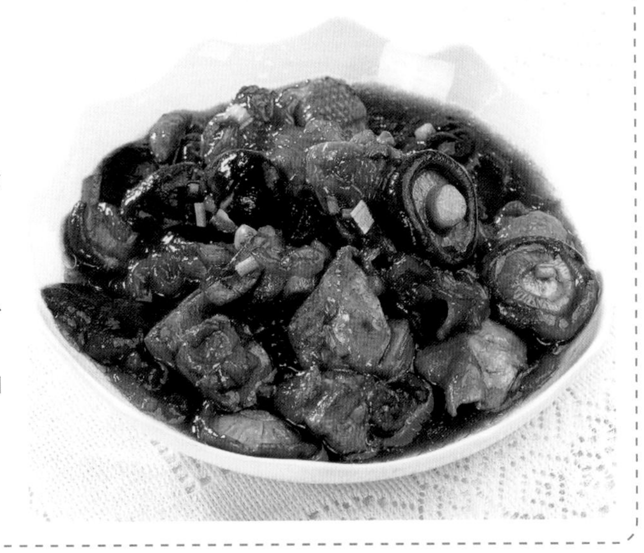

香菇海米汤

【原料】
香菇100克，菜胆30克，海米20克

【调料】
色拉油、盐、香油、葱、姜各适量

【制作方法】
1. 将香菇洗净，去蒂，切成片。菜胆洗净。海米用温水泡开，洗净备用。
2. 炒锅置火上，倒入色拉油烧热，将葱、姜、海米爆出香味，放入香菇煸炒片刻，放入菜胆同炒，随后，倒入水，调入盐烧开，淋入香油即可。

【保健功效】
能起到降血压、降血脂的作用，又可预防动脉硬化、肝硬化等。

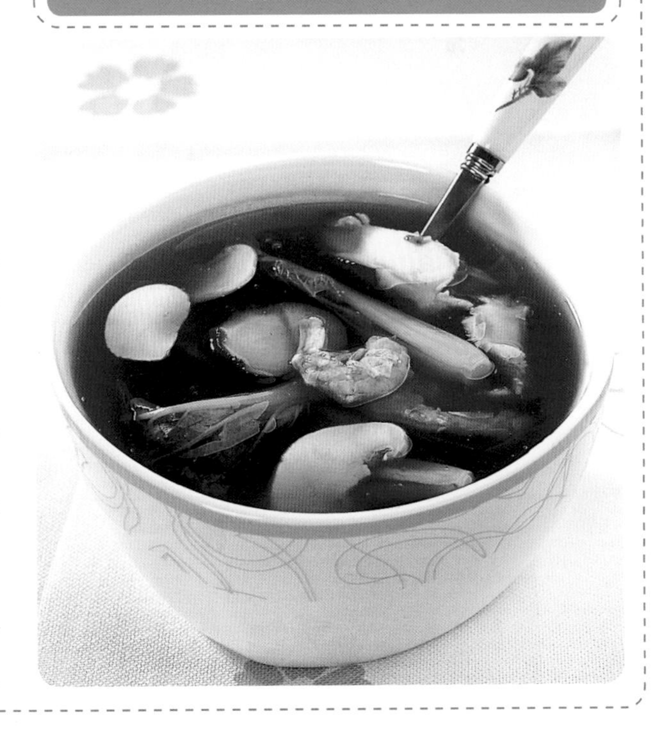

油菜香菇汤

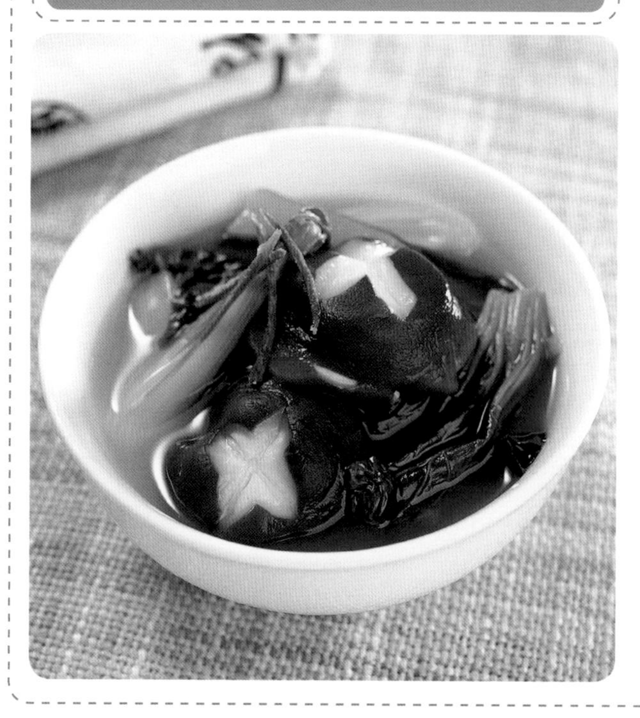

【原料】
油菜200克，小香菇300克，火腿丝30克

【调料】
牡蛎酱、盐、味精、料酒、香菇高汤各适量

【制作方法】
1. 油菜择洗干净，一切为二。小香菇用温水浸透，去柄洗净。火腿丝入微波炉中烤脆，取出待用。
2. 锅置中火上，加香菇高汤烧沸，下入小香菇、牡蛎酱、料酒煮至香菇熟软，下入油菜煮至翠绿，调入盐，撒火腿丝，搅匀即可。

【保健功效】
可预防肝硬化等疾病。

柠檬香菇汤

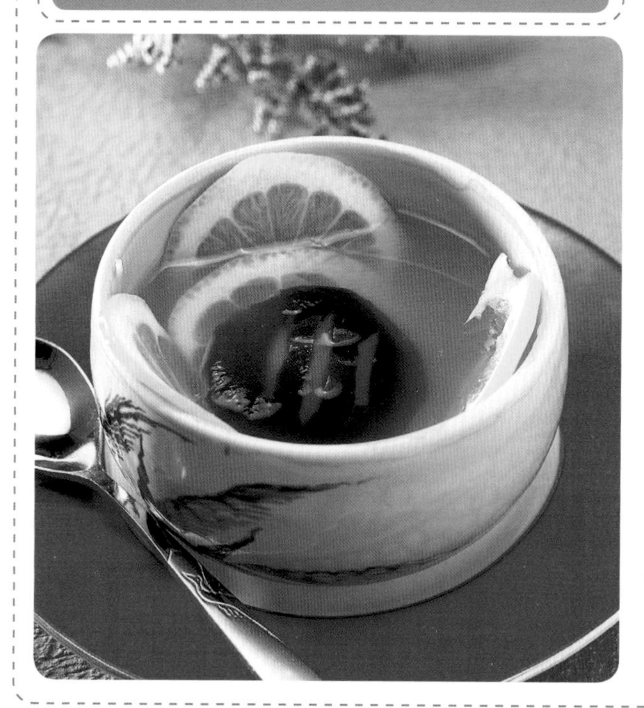

【原料】
水发香菇80克，柠檬1个，红椒丝20克

【调料】
高汤、白糖、蜂蜜各适量

【制作方法】
1. 柠檬切片，留少许柠檬皮切丝。
2. 香菇去柄洗净，在菌盖上剞花刀。
3. 汤锅置火上，加入适量高汤煮沸，下入香菇、柠檬片、柠檬皮丝、红椒丝，加白糖、蜂蜜，煮至入味即可。

【保健功效】
对促进人体新陈代谢，提高机体适应力有很大作用。

香菇萝卜汤

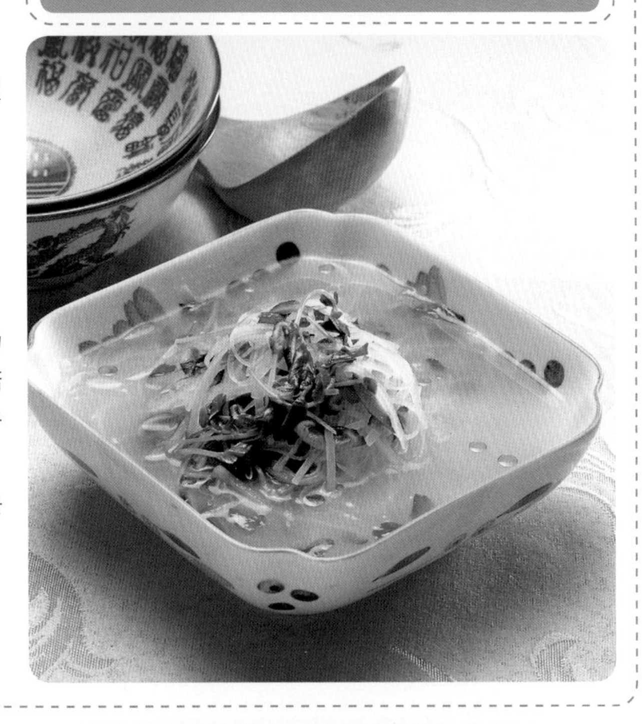

原料

水发香菇50克，白萝卜200克，虾皮10克，豌豆苗30克

调料

料酒、盐各适量

制作方法

1. 白萝卜洗净，去皮，切成细丝，下沸水锅内焯至八成熟，捞入汤碗内。虾皮用水浸泡。水发香菇去蒂洗净，切丝。豌豆苗择洗干净，下沸水锅焯透，捞出沥水。
2. 锅置火上，加料酒、盐烧沸，撇去浮沫，入白萝卜丝、香菇丝煮开，投入豌豆苗、虾皮稍煮即可。

保健功效

可增强机体免疫力。

香菇竹笋粥

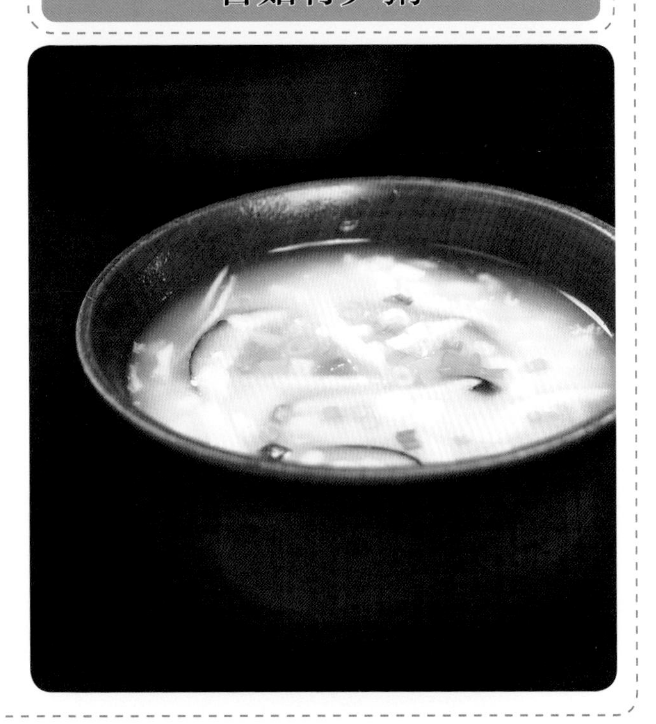

原料

干香菇5克，竹笋40克，粳米50克

制作方法

1. 干香菇泡发后洗净，切细丝。笋切细丝。将香菇丝、笋丝焯水备用。
2. 大米洗净，放入沙锅中，加800毫升清水煮开，转小火熬至米粥稠厚，放入香菇丝、笋丝再煮10分钟即可。

保健功效

具有清热化痰、益气和胃、治消渴、利水道、利膈爽胃等功效。

花生大枣蒸藕片

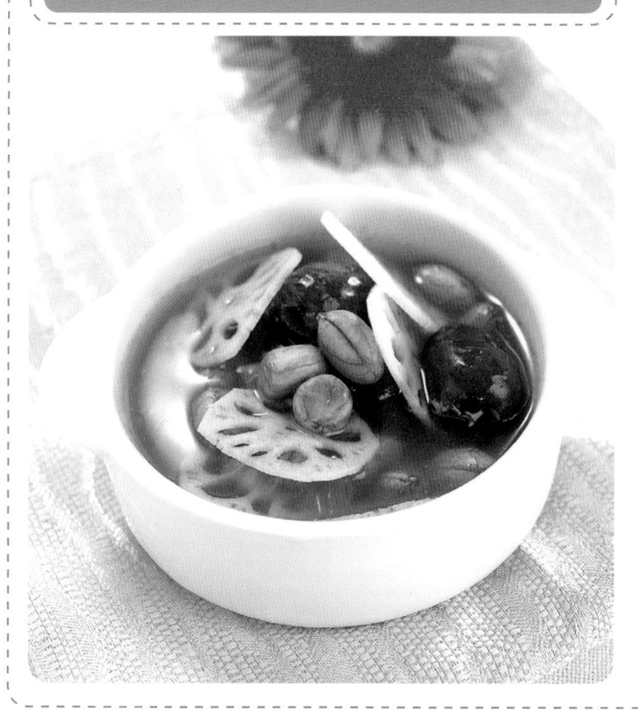

[原料]

花生500克，大枣300克，鲜藕300克

[制作方法]

1. 花生、大枣洗净，用水浸泡半小时。鲜藕洗净，切片备用。
2. 将花生、大枣和鲜藕一同放入沙锅中，隔水蒸半小时即可。

[保健功效]

久病兼贫血或便血等。

猪蹄花生大枣汤

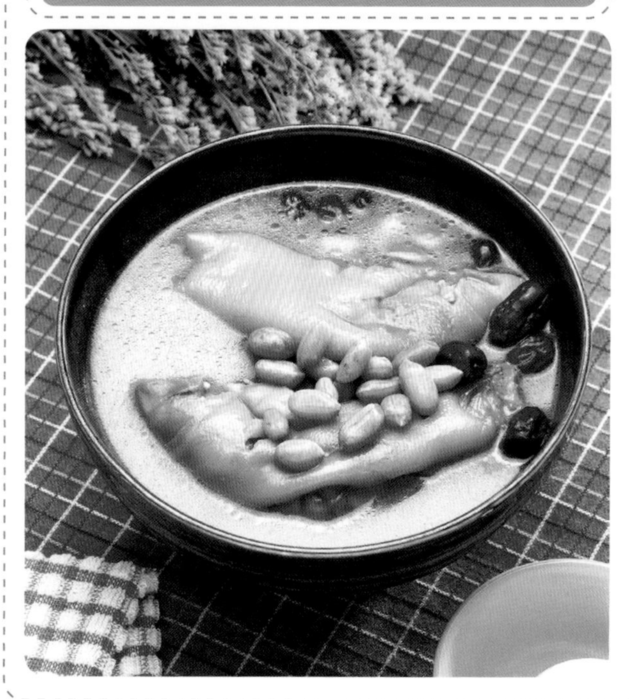

[原料]

猪蹄2只，花生50克（连衣），大枣10枚

[调料]

盐、味精各适量

[制作方法]

1. 猪蹄洗净。
2. 花生、大枣洗净。
3. 将猪蹄、花生、大枣同入锅中，加水焖煮至熟烂，调入盐、味精稍煮入味即成。

[保健功效]

健脾养血。尤其适用于贫血、血小板减少、白细胞减少症。

心肺炖花生

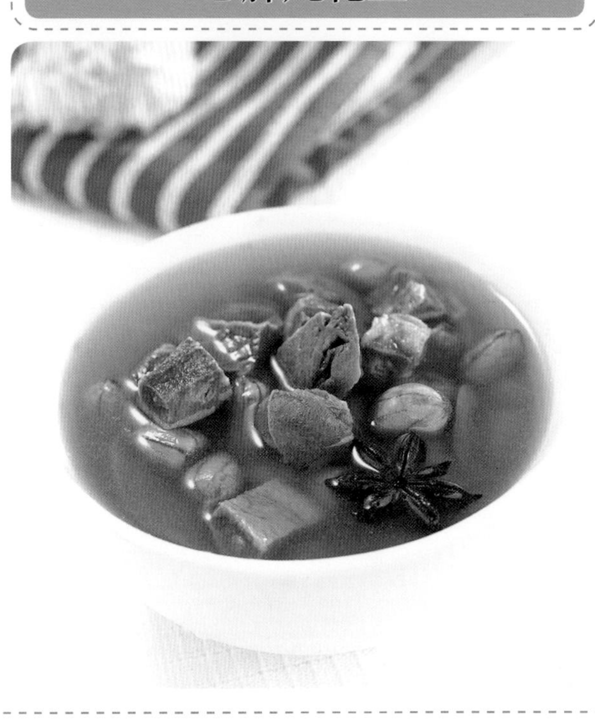

原料

猪心、猪肺各1具，花生米1000克

调料

盐、芝麻油、草果、八角，姜块各适量

制作方法

1. 花生米用沸水稍烫，剥去皮。
2. 猪心、猪肺放入冷水锅中，烧沸后稍煮片刻，捞出，放入清水盆中，处理干净，改刀成块。
3. 锅入清水，下猪心、猪肺、姜块、草果、八角大火烧开，去浮沫，起锅倒入沙锅内，入花生，小火炖4小时，加盐，淋芝麻油即可。

保健功效

利肾去水、润肺化痰。

白果栗仁瓜梅羹

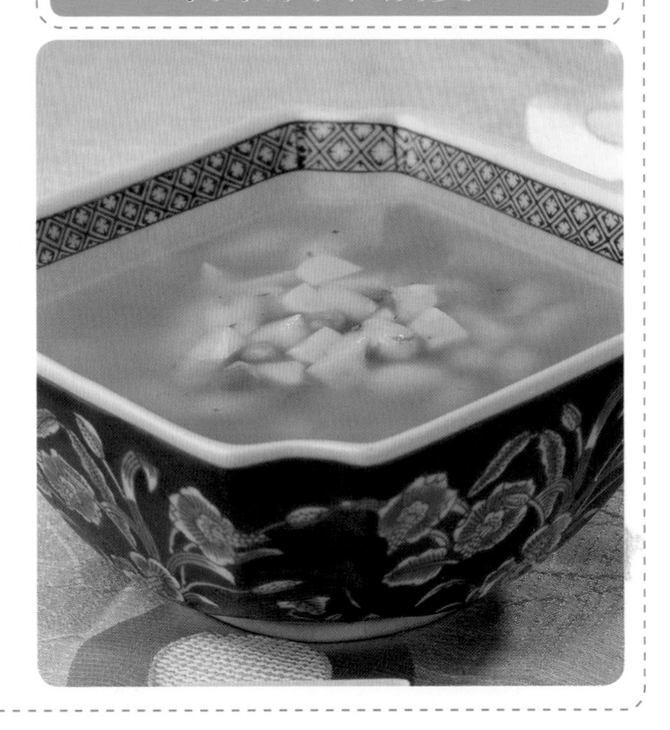

原料

白果200克，栗仁150克，红瓜40克，青梅30克

调料

白糖、菱角粉、糖桂花各适量

制作方法

1. 白果入锅中煮熟，去皮，捅出白果心。红瓜、青梅洗净。
2. 栗子仁、红瓜、青梅均切成与白果一样大小，将栗子仁、白果上笼蒸45分钟，取出，与红瓜、青梅一起放入锅内，加水烧沸，下入白糖，用菱角粉加水勾芡，调成羹，放入糖桂花调匀即可。

保健功效

有效防治哮喘，痰嗽。

牛奶栗子粥

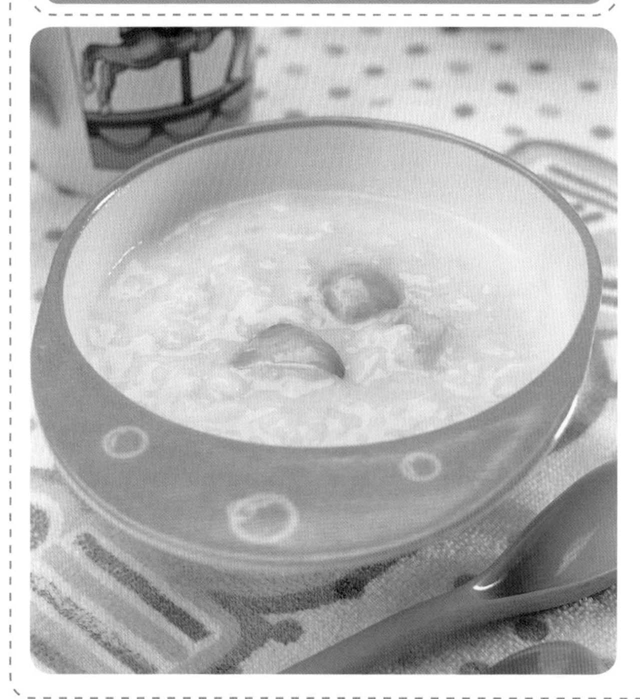

【原料】
稠大米粥100克，去皮熟栗子150克，牛奶80克

【制作方法】
1. 将牛奶倒入净锅内煮开，倒入大米粥，中火煮沸。
2. 将栗子碾碎，倒入粥内，中火煮10分钟，用勺搅匀即可。

【保健功效】
补钙，促进发育，松弛神经，明目，促进伤口愈合，助消化，滋润肺胃，补肾强筋，抗衰老。

板栗猪肉汤

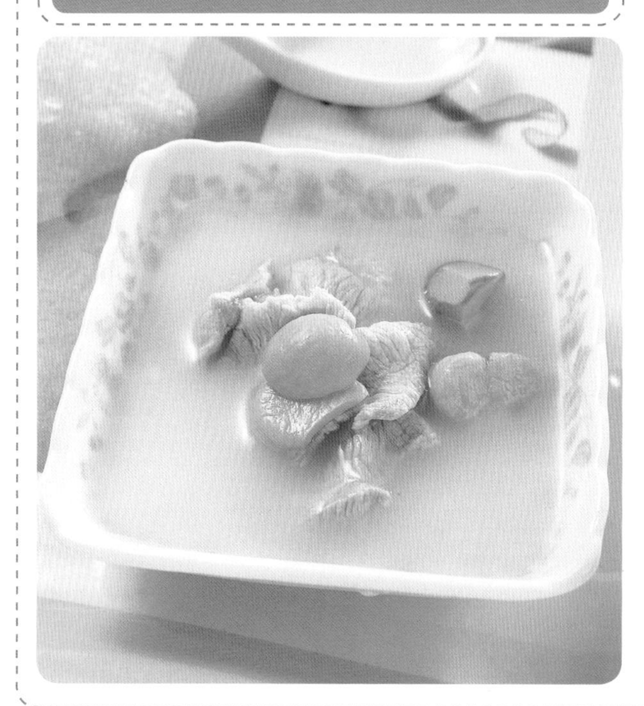

【原料】
猪瘦肉200克，栗子250克

【调料】
盐适量

【制作方法】
1. 栗子剥去壳。猪瘦肉洗净，切片。
2. 栗子、猪肉片同入沸水锅中，熬煮成汤，加盐调味食用。

【保健功效】
适用于男人肾虚所致腰酸背痛、下肢无力、脾虚泄泻等症。

百合莲肉炖蛋

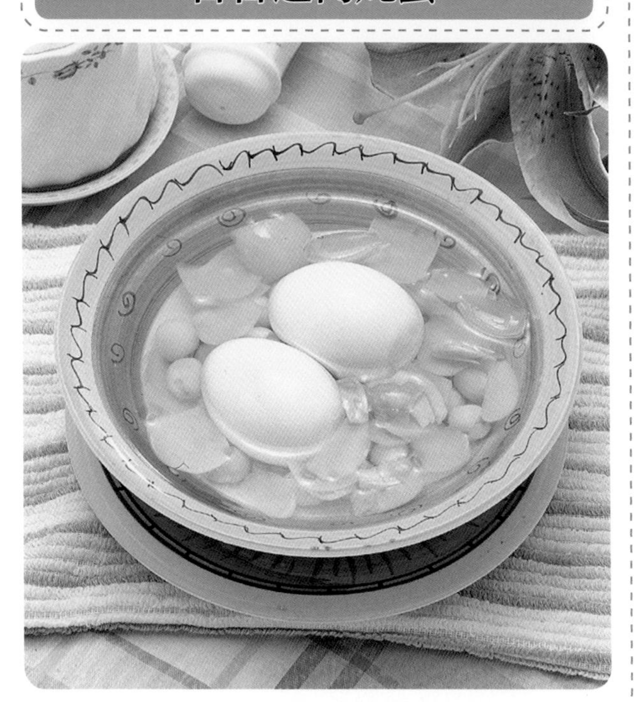

原料

百合、莲子肉各50克，鸡蛋3个

调料

冰糖适量

制作方法

1. 将鸡蛋煮熟，去壳待用。将百合和莲子肉洗净。
2. 将洗净的百合、莲子与鸡蛋同放入碗内，加冰糖，隔水炖半小时即可。

保健功效

润肺止咳，清心安神，健脾止泻。

菊芋知母蛋花汤

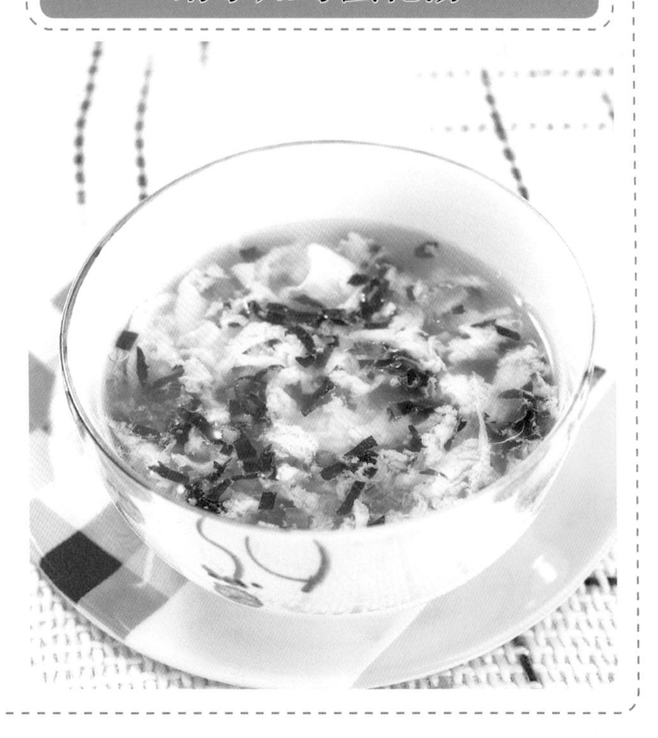

原料

菊芋（洋姜）50克，知母20克，鸡蛋2只，菠菜叶20克

调料

盐、味精、芝麻油各适量

制作方法

1. 菊芋、知母、菠菜洗净，均切碎末。
2. 汤锅置火上，加600毫升水，放入菊芋、知母煎煮成药液，淋入打匀的鸡蛋液，加入菠菜末，调入盐、芝麻油、味精，煮熟即可。

保健功效

清热泻火，生津润燥。

黄瓜炒鸡蛋

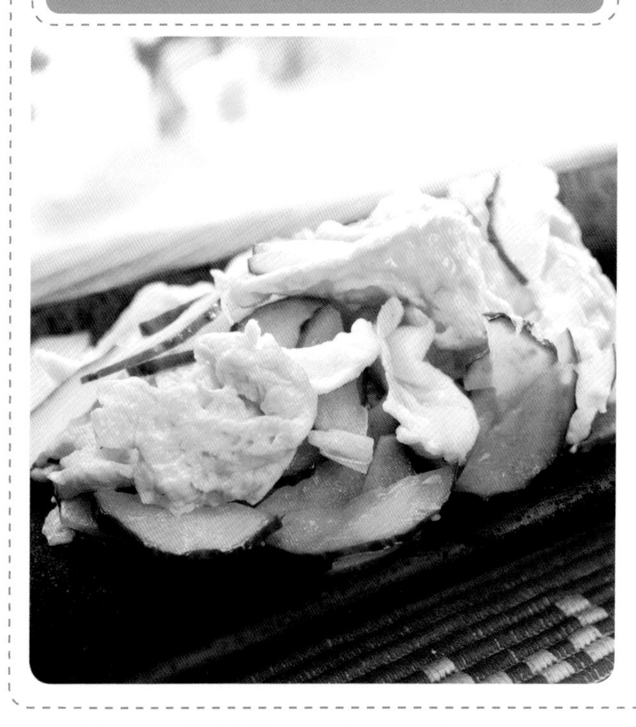

原料

黄瓜200克，鸡蛋4个

调料

葱末、水淀粉、料酒、盐各适量

制作方法

1. 黄瓜洗净，去蒂，劈为两半，斜刀切成片。鸡蛋打散。
2. 炒锅入油烧热，放入蛋液炒熟捞出，备用。
3. 锅入油烧热，下入葱末炝锅，倒入黄瓜片、鸡蛋炒匀，烹入料酒，加少许水，调入盐，用水淀粉勾芡，出锅装盘即可。

保健功效

适用于口腔溃疡，形体偏瘦，虚火上炎等症状。

丹参山楂粥

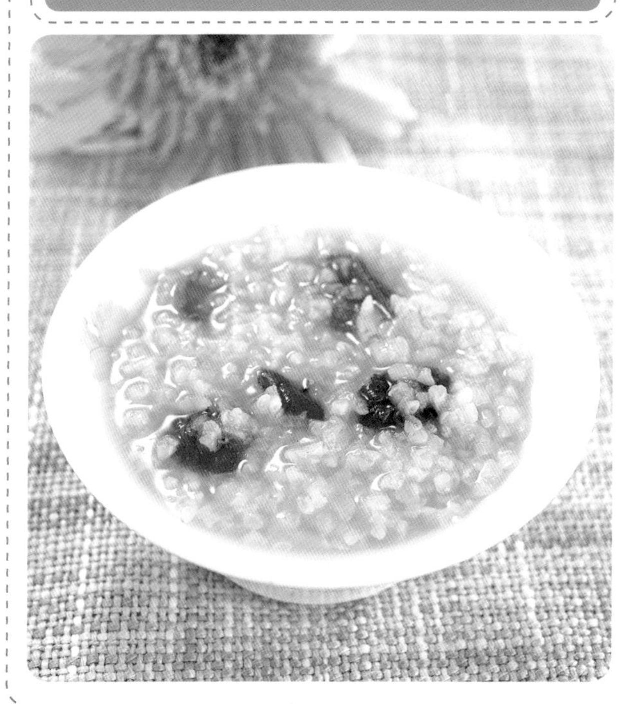

原料

丹参20克，山楂35克，粳米100克

调料

白糖适量

制作方法

1. 所有原料分别洗净。
2. 将丹参、山楂放入沙锅中煎取浓汁，去渣，加入粳米、白糖煮粥即可。

保健功效

健脾胃，消食积，散淤血。

当归粥

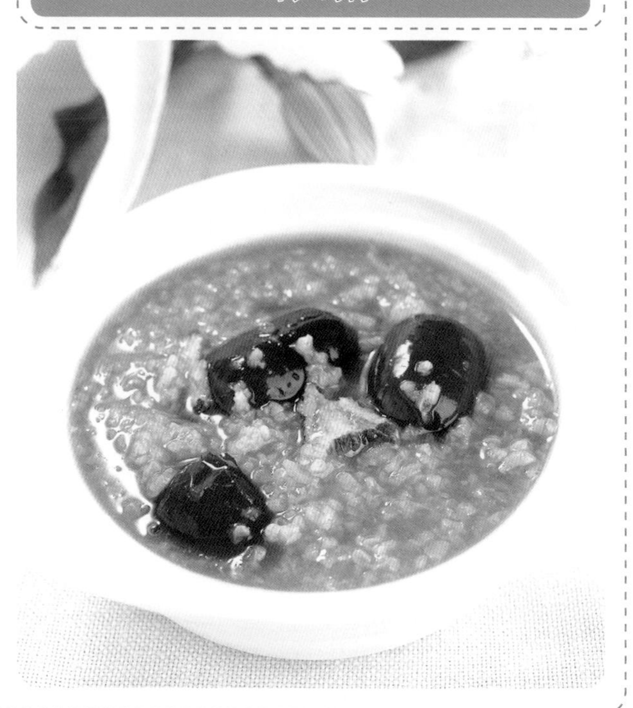

|原料|
当归20克，粳米50克，红枣5枚

|调料|
白糖适量

|制作方法|
1. 将当归洗净，装入沙锅内，用约600毫升温水浸泡10分钟，在火上煎熬2次，过滤药液，合并浓缩至药液剩150毫升左右。
2. 将粳米、红枣、白糖加入药液中，再加300毫升水，煮至米烂粥稠即可。

|保健功效|
气血不足所致面色萎黄、乏力心悸等。

桂圆红枣粥

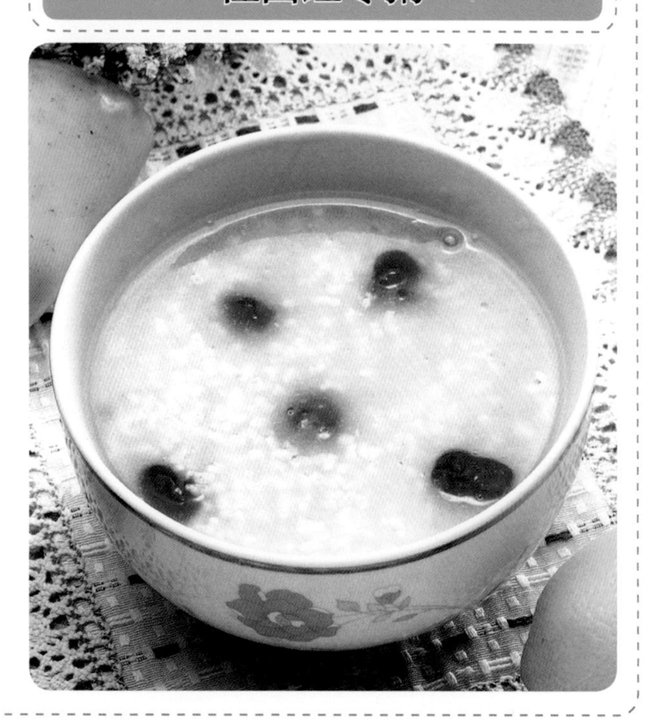

|原料|
粳米100克，红枣5枚，桂圆15克

|制作方法|
1. 桂圆去壳取肉，洗净。
2. 红枣洗净。
3. 将粳米淘净，与桂圆肉、红枣一并放入锅中，加水适量，熬煮成粥即可。

|保健功效|
心血不足所致心悸、失眠、健忘、贫血、体质虚弱等。

黄芪阿胶糯米粥

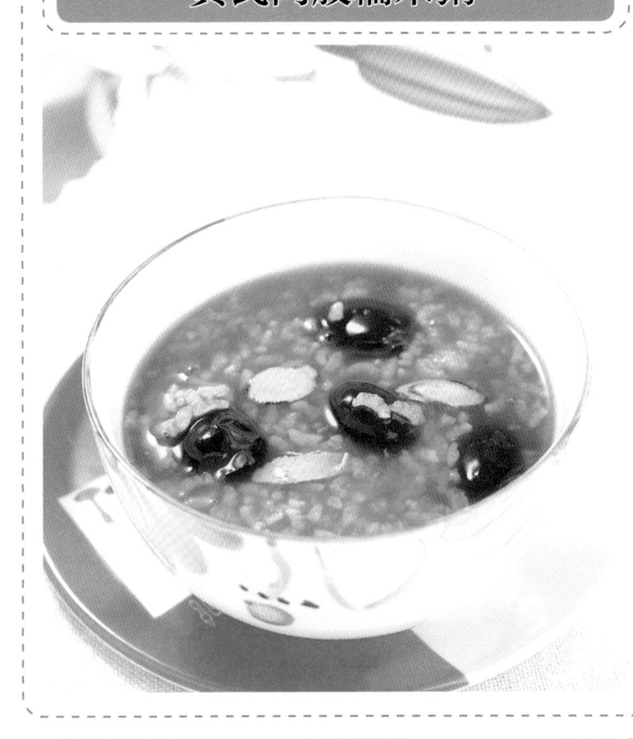

原料

黄芪20克，红枣15克，糯米100克

制作方法

1. 将黄芪、红枣分别洗净。糯米淘洗干净，用清水浸泡1小时。
2. 黄芪晾干，切成片，与红枣、糯米一同放入沙锅中，加适量水，大火煮沸，改用小火炖40分钟即成。

保健功效

气血两虚型慢性心脏病、贫血等。

清汆蛎黄

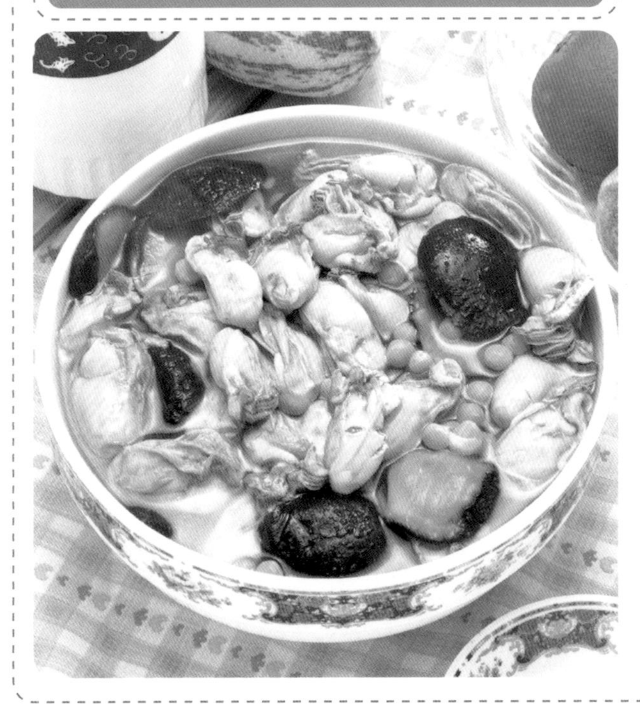

原料

蛎黄250克，冬笋20克，香菇20克，青豌豆20克

调料

味精、盐、姜末、肉汤、芝麻油各适量

制作方法

1. 蛎黄洗净，在沸水中汆透，捞出后用凉水冲洗干净，沥干水分。
2. 香菇泡发，洗净后切片。冬笋切片，用开水烫透，捞出。
3. 锅内加肉汤、盐烧开，放入姜末、香菇、冬笋、青豌豆、蛎黄烧沸，调入味精、芝麻油即成。

保健功效

补益五脏，滋阴生津。对糖尿病有辅助治疗作用。

石决明煲牡蛎肉

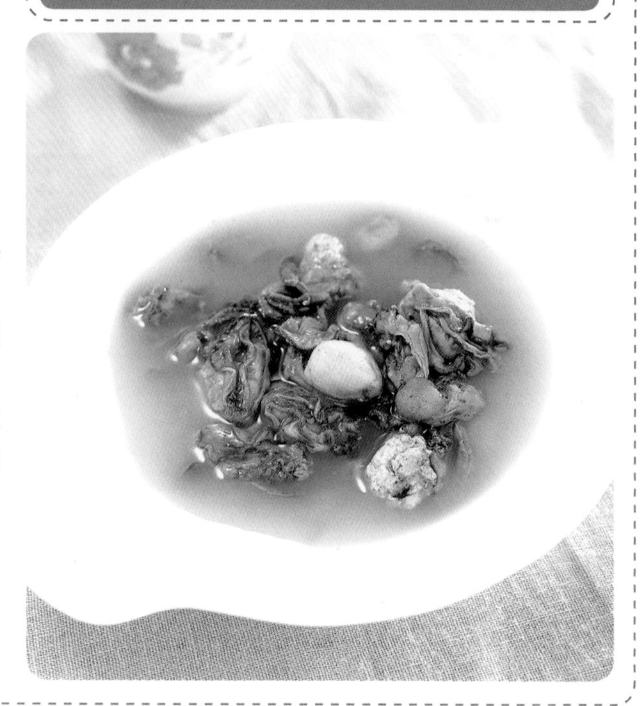

原料

石决明30克，牡蛎肉150克

调料

盐、黄酒、葱花、姜末各适量

制作方法

1. 石决明敲碎，洗净，放入多层纱布袋中，扎紧袋口。
2. 牡蛎肉洗净，切成片，与药袋同放沙锅中，加水，用大火煮沸，加黄酒、葱花、姜末，改用小火煲1小时，待牡蛎肉熟烂时取出药袋，加盐少许，调匀即可。

保健功效

肝阳上亢型高血压。

米酒蒸螃蟹

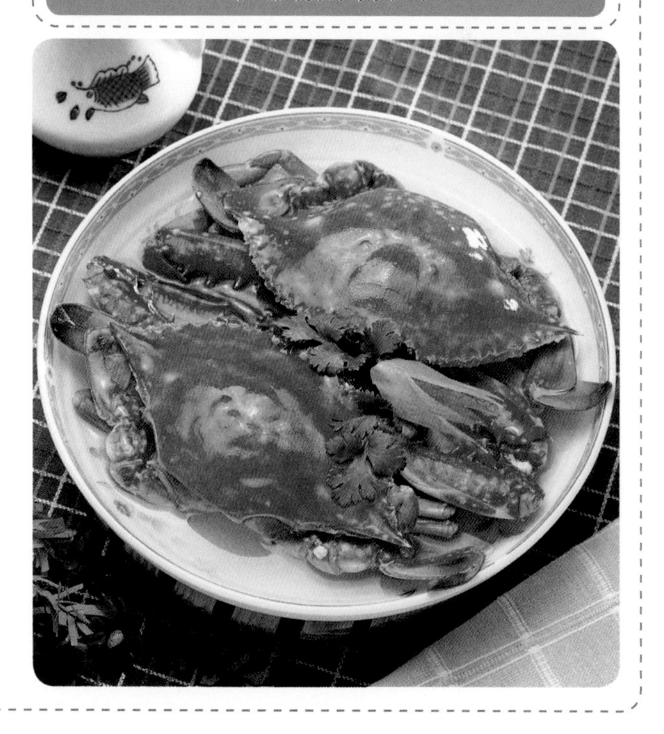

原料

螃蟹2只

调料

米酒适量

制作方法

1. 螃蟹洗净。
2. 螃蟹盛碗内，上笼隔水蒸熟后取出，倒入米酒1～2汤匙即可。

保健功效

补气健脾，化淤通气。

凉拌海蜇

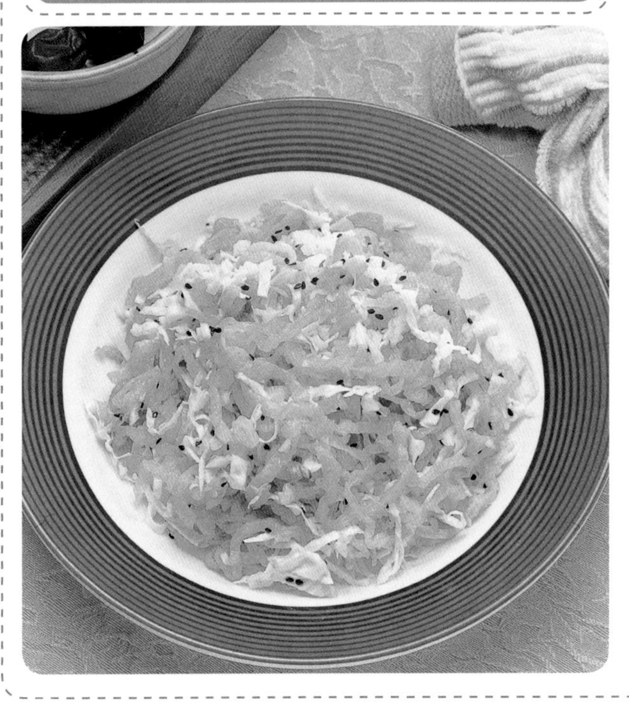

[原料]
海蜇100克，白菜心100克，黑芝麻30克

[调料]
醋适量

[制作方法]
1. 将海蜇用清水反复搓洗干净，切细丝，入沸水中氽一下，再用冷开水冲凉，捞出沥干水分。
2. 将白菜心切成细丝。把黑芝麻洗净晾干，下锅炒至芝麻微香即盛起。白菜丝和海蜇丝放入大碗中，撒上黑芝麻，加醋适量，调匀即可。

[保健功效]
滋阴润肠、清热化痰。

海蜇荸荠芹菜汤

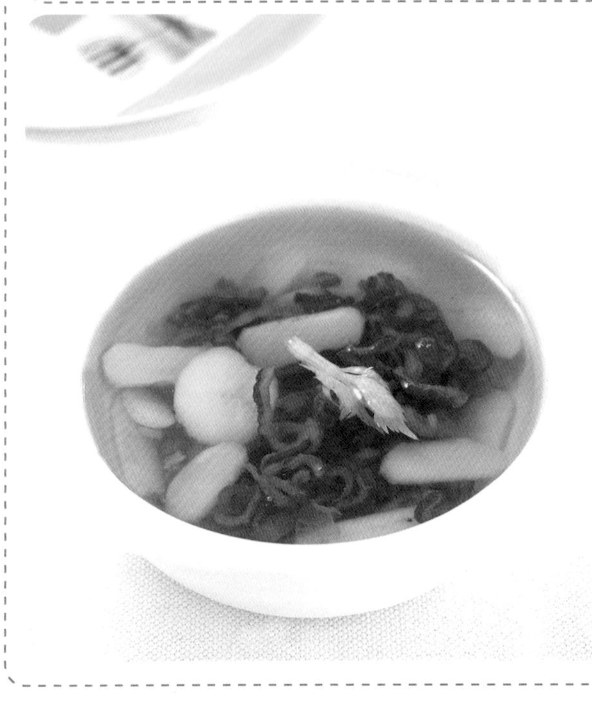

[原料]
海蜇皮250克，荸荠240克，芹菜100克

[调料]
白糖适量

[制作方法]
1. 海蜇皮切成细条，浸泡片刻，捞出挤干水分。荸荠去皮，切片。芹菜洗净，切段，入沸水中煮15分钟，去渣取汁。
2. 将荸荠片、海蜇条同芹菜汁共入锅中，加适量水煮成汤，调入适量白糖，稍炖即成。

[保健功效]
健胃消食、养肝明目。

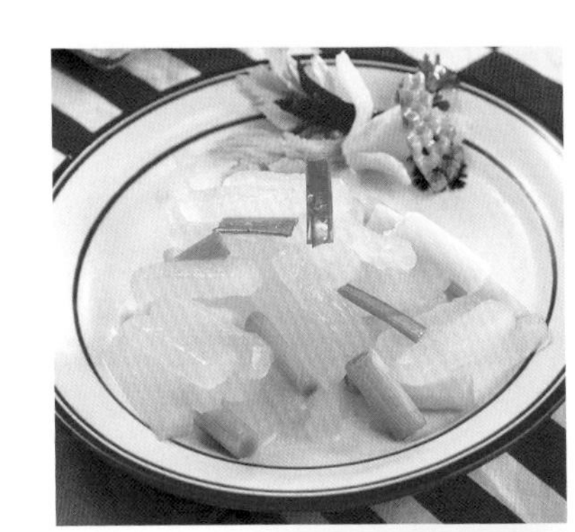

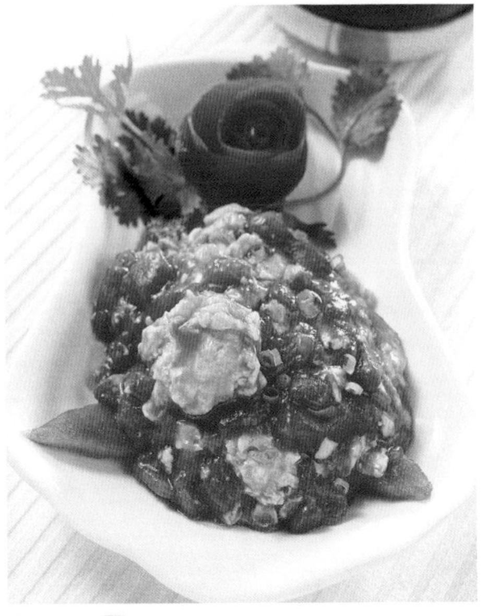

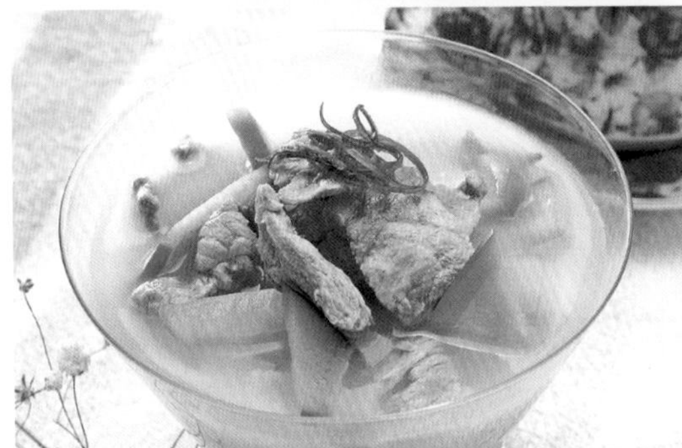

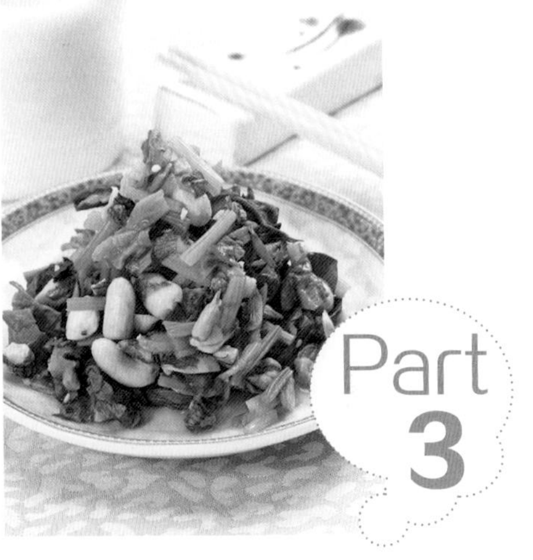

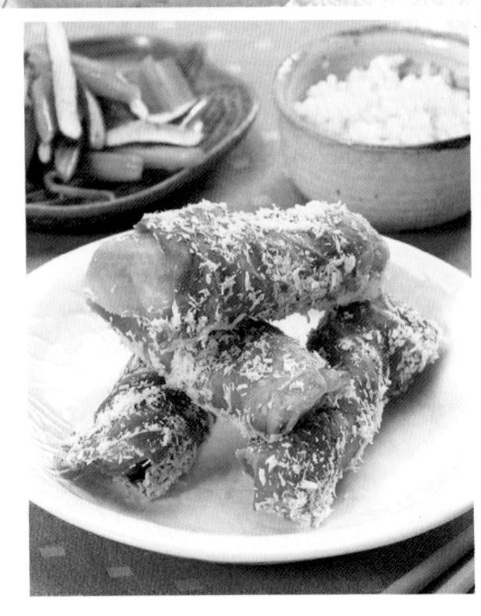

Part 3

女性窈窕美丽的养颜食谱

NV XING YAO TIAO MEI LI DE YANG YAN SHI PU

女性饮食原则

❶ 浆果

原因：

30 克的浆果比起其他任何食物都含有更多的保护作用的植物抗氧化剂。专家说：“这些化合物不仅能降低你患疾病的风险，还能帮你抵抗记忆丧失。”

分量：

以一杯任何种类的新鲜的或者是冰冻的浆果为目标，至少一星期三次，浆果研究人员建议每天一杯。因为浆果含有很高的令人有饱腹感的纤维，所以它还可以帮你减轻体重。 如何食用：把它们掷到沙拉，像吃健康薯片那样把它们当点心一个一个食用。把它们加到酸奶，谷物和果汁上。搅动它们到任何你正在烤的东西上。

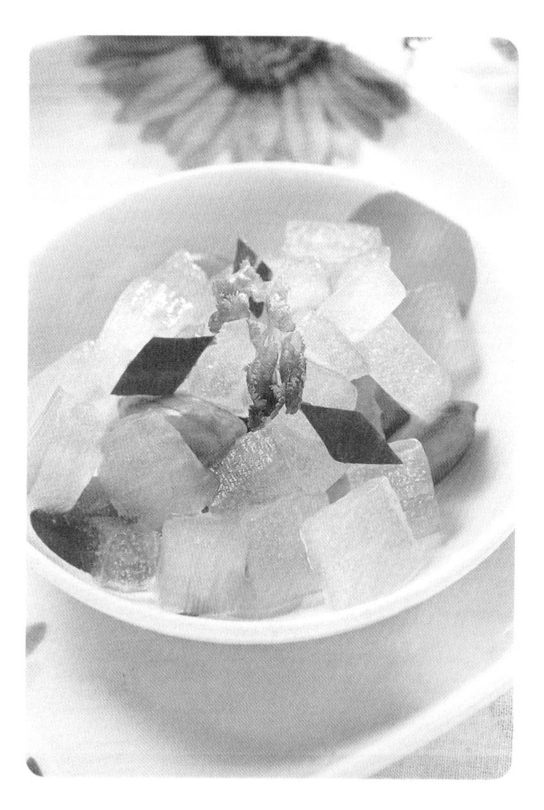

❷ 鲑鱼

原因：

知道鲑鱼是 omega3 脂肪酸的主要来源，omega3 脂肪酸是不饱和脂肪酸，能抵御心脏病等，但是你有没有意识到仅仅 3 盎司的鲑鱼就能提供你每日所需的高达 170% 的维生素 B_{12} 和高于 80% 的维生素 D。

❸ 绿色蔬菜

原因：

几乎不可能满足你的营养需求脱离吃绿叶蔬菜，从菠菜和莴苣到羽衣甘蓝和菜。它们有很丰富的纤维素，维生素 C 和维生素 K，叶酸 一种维生素 B 可以保护心脏和记忆同时可以防御出生缺陷），叶黄素保护视力），和四种很重要的矿物质：包括钙、镁、铁、钾。

分量：

一天两次，并且越是深色越好如何食用：加芝麻菜到你的三明治，加叶甜菜到烤宽面条，夹菠菜到蛋卷中，加任何绿色蔬菜到薯条、意大利面条和汤中。

❹ 全谷类

原因：

它们有高于 96% 的纤维，镁，锌，铬，维生素 E 和 B6 比精制谷物。这种有营养的食物可以帮助防止同样的由精制谷物引起的心脏病、癌症、糖尿病、高血压甚至肥胖等健康问题。

分量：

最理想的是，所有的6种你需要的日常谷物应该齐全，并且是粗谷物，但是目标至少有3种。如何食用：开始你的一天从燕麦或全麦谷物开始，食用100%全麦面包和三明治，选择全麦肉菜饭和面食，选择糙米速食的较好，全麦椒盐卷饼，甚至全麦玉米饼。

5 浆果

原因：

坚果是极好的蛋白质、镁、维生素B和E的来源在与心脏病和癌症的斗争中是忠实的战士。是的，坚果在脂肪热量方面比较高，但是它们的脂肪对心脏有利。用垃圾零食取代坚果你将不能取得一点益处。

分量：

多达5把的量（一个星期约1/4杯或约15-20个杏仁，腰果，核桃或胡桃）。如何食用：用沙拉代替蒜把坚果撒平或者焙烤，把它们混在肉菜饭和糙米中，脚本到谷物和酸奶中，上桌前用它们装饰炒好的菜。

6 金色蔬菜

原因：

仅仅一根富含纤维素，深黄橙色的蔬菜就可以供应5倍胡萝卜素，它是你每日所需用来降低患癌症的风险，抵御风寒和其他的感染，以及保护你的皮肤免受太阳的伤害。这些蔬菜中的钾还可以让你的心跳同步同时降低血压。

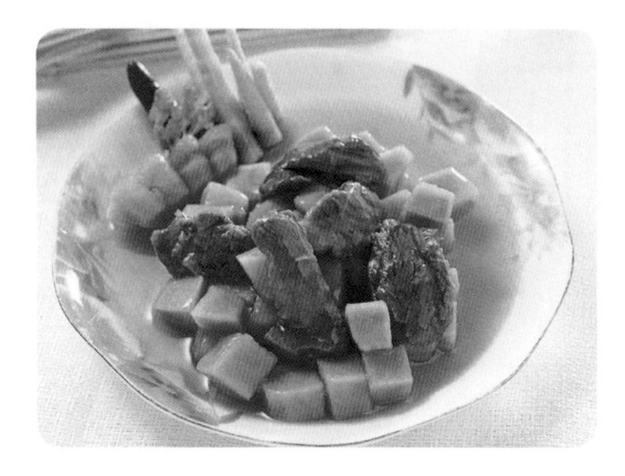

7 中草药

中草药通常能满足女性的特殊需要和健康要求。数千年以来很多明智的女性就已经研究和使用中药来维持健康，治愈疾病。注意以下几种适用于女性的中药：

杜荆：

这种中药在女性一生中的很多时期都是有用的。青年时期可以用它来治疗痤疮。它能很好地调节激素水平，使女孩和女人免受情绪波动、经前胸部敏感和月经周期不正常之苦。杜荆还能帮助妈妈们分泌更多的乳汁。一些女性用它来调节服用避孕药后以及老年时期的激素水平，它对于缓解绝经后的身体不适也有效。

当归：

全世界的女性都用当归来保持血液和女性器官的健康。我们推荐用它来治疗轻微贫血、经前综合征、子宫纤维瘤、停经。在更年期，当归能有助于缓解疲劳、潮热、阴道干燥等症状。在中药配方里，当归通常和其他滋阴药物一起使用。

益母草：

用于治疗痛经、月经不调，使神经系统得到放松。它能增加血液流动速度，从而有效治疗痛经、经期推迟、月经过少和经前不适症状。

女性吃什么能够睡好觉

夏日炎炎，人的睡眠质量也有所下降。睡眠质量的好坏将影响到皮肤和精神的健康。那么夏天我们应该怎样调理好睡眠呢？除了保证睡眠时间外，食物也起到重要作用。

① 鲜藕

鲜藕中含有大量的碳水化合物及丰富的钙、磷、铁等多种维生素，具有清热、养血、除烦等功效，特别适用于血虚失眠的症状。鲜藕可以添加到很多的美食当中，比如有鲜藕直接制作煲汤，或者用来炖煮糖水，或者制作成糯米藕那样的甜品。

② 莴笋

每次削莴笋皮的时候都会看到白色的乳液，原本会想这个东西有什么用处，其实你不知道就是这白色的乳液具有安神镇静作用，且没有毒性，最适宜神经衰弱失眠者。

③ 小米

小米中色氨酸含量为谷类之首，中医认为，小米具有健脾、和胃、安眠等功效。睡前如果感觉特别饥饿可以在睡前吃一碗小米稀饭，不但能饱腹，而且具有安眠的功效。

④ 百合

百合所含百合苷有镇静和催眠的作用。每晚睡眠前，服用百合汤或百合粥，有明显改善睡眠和提高睡眠质量的作用，对中度失眠者有效。

⑤ 葵花子

“要想睡得好，就把瓜子嚼”。葵花子富含蛋白质、糖类、多种维生素和不饱和脂肪酸等，具有平肝、养血、降低血压和胆固醇等功效，可以在晚间娱乐的时候，来上一把葵花子，为一夜好眠打下基础。

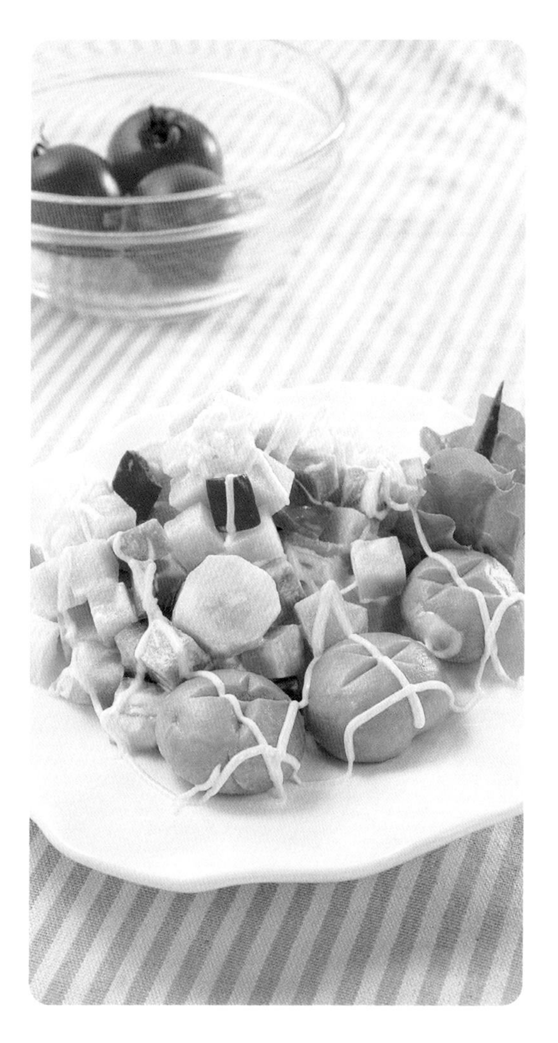

醒脑排骨汤

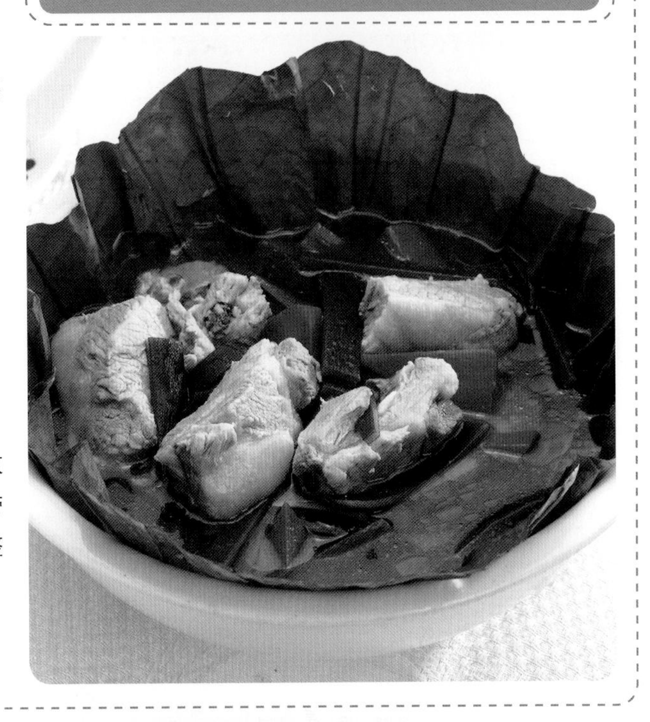

【原料】
排骨段300克，藕、胡萝卜、水发海带各80克，鲜荷叶1张

【调料】
料酒、盐、胡椒粉各适量

【制作方法】
1. 藕、胡萝卜去皮，洗净，切块。海带洗净，切片。荷叶洗净。
2. 锅入水烧沸，放排骨段、藕块、胡萝卜、海带块焯水，捞出。
3. 锅入荷叶和清水煮沸，捞出，放入排骨、藕块、胡萝卜块、海带煮沸，加料酒、盐、胡椒粉，整张荷叶盖在汤上炖20分钟即可。

【保健功效】
能改善缺铁性贫血。

南瓜排骨汤

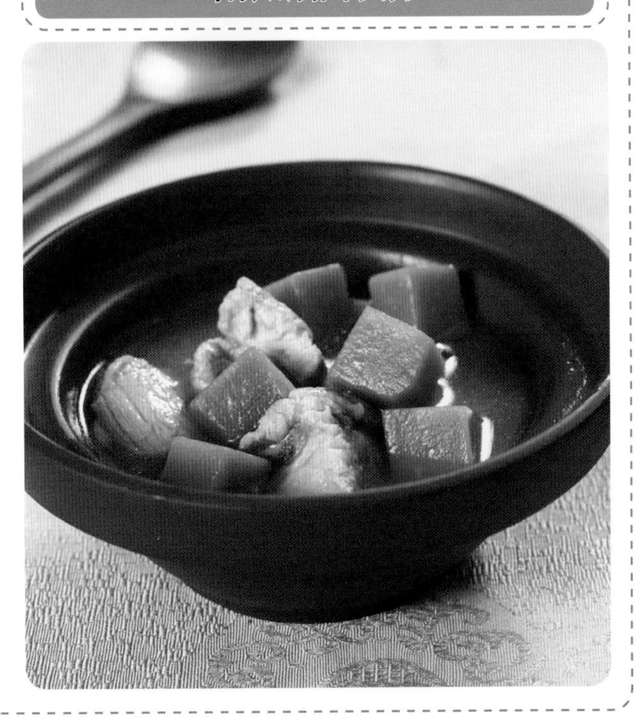

【原料】
南瓜200克，排骨100克

【调料】
葱花、香菜碎、花椒粉、盐、鸡精、醋、植物油各适量

【制作方法】
1. 南瓜去皮除瓤，洗净，切块。排骨洗净，剁成5厘米左右的段，放入沸水锅中汆透，捞出。
2. 取另一锅入油烧热，放入排骨段、葱花和花椒粉略炒，倒入清水，煮至排骨烂熟后放入南瓜块煮熟，用盐和鸡精调味，淋少许醋，撒上香菜碎即可。

【保健功效】
补中益气，温中止泻的功效。

糖醋排骨

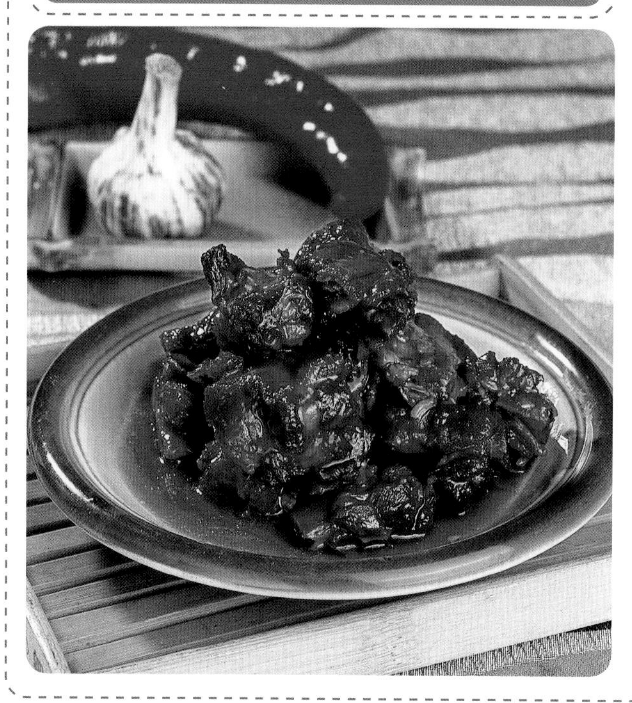

原料

猪排骨500克

调料

白糖、菜油、鲜汤、盐、醋、花椒、料酒、葱段、姜片各适量

制作方法

1. 猪排骨洗干净，剁块，汆水捞出，加姜、葱、盐、花椒、料酒拌匀。
2. 锅置旺火上，下油烧至七成热，放入排骨炸至呈金黄色捞出。
3. 另取炒锅洗净，置中火上，下入鲜汤、白糖熬化，再加醋、排骨炒匀，加入菜油推匀起锅即可。

保健功效

适合体寒的女性朋友。

木瓜猪脚汤

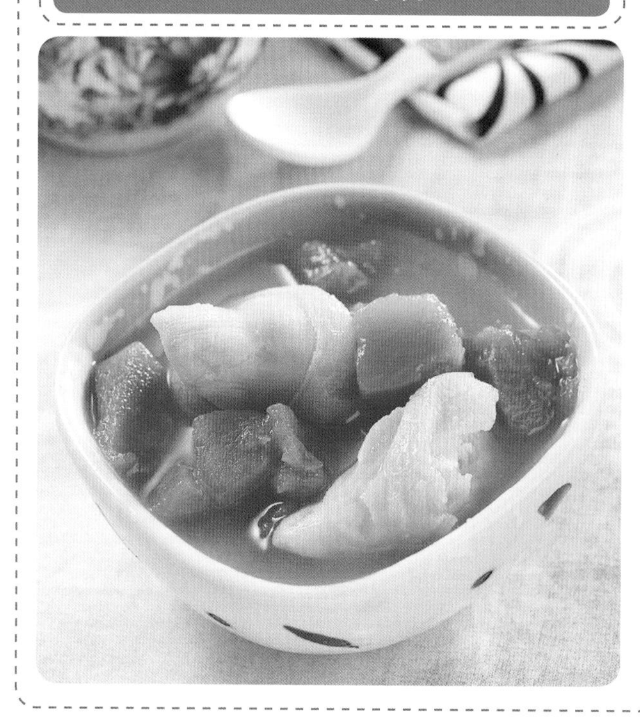

原料

木瓜1个，猪脚500克

调料

盐、味精各适量

制作方法

1. 木瓜去皮洗净，切小块。猪脚处理干净，剁小块。
2. 将木瓜和猪脚一起放入沙锅中，加入适量清水，大火煮沸后改小火炖烂，加盐、味精调味即可。

保健功效

防止皮肤过早褶皱，延缓皮肤衰老。

山药炖猪蹄

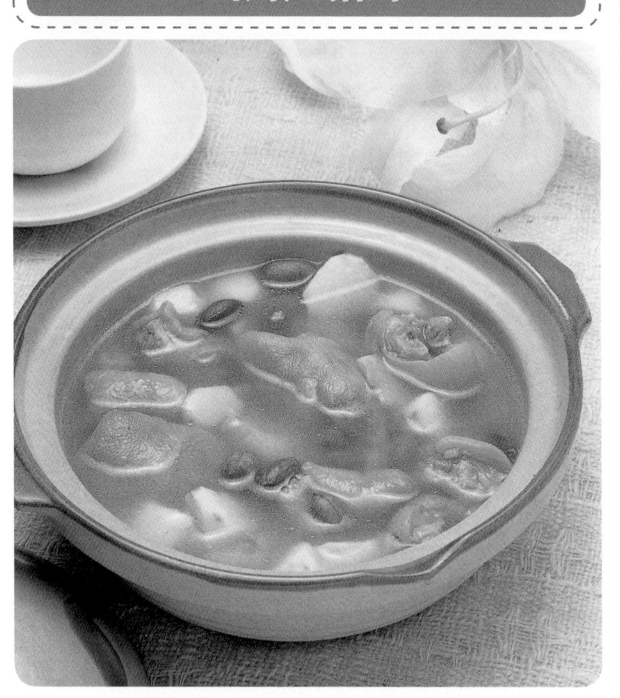

原料

山药100克，猪蹄250克，花生米30克

调料

盐适量

制作方法

1. 将山药洗净，去皮切块。猪蹄洗净切块，氽水后捞出。
2. 将山药、猪蹄、花生米放入沙锅中，加盐及适量水，中火炖至猪蹄烂熟即成。

保健功效

益气养血暖手脚。手脚发凉常对女性“情有独钟”。

猪蹄瓜菇煲

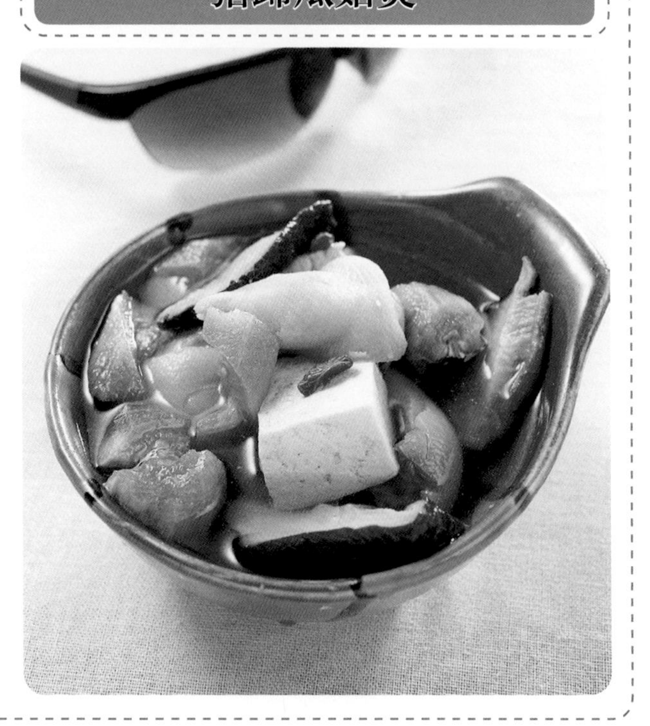

原料

猪前蹄1只，丝瓜300克，豆腐250克，水发香菇30克

调料

黄芪、枸杞、当归、姜、盐各适量

制作方法

1. 水发香菇切块。丝瓜去皮洗净，切块。豆腐切块。猪前蹄洗净，剁块，入开水中煮10分钟。黄芪、枸杞、当归放入过滤袋中。
2. 锅内入药材、猪蹄、香菇、姜片及清水，大火煮开后改小火煮至肉熟烂，下丝瓜、豆腐煮熟，加盐调味即成。

保健功效

可使女性皮肤光滑细腻。

豆腐白菜猪蹄汤

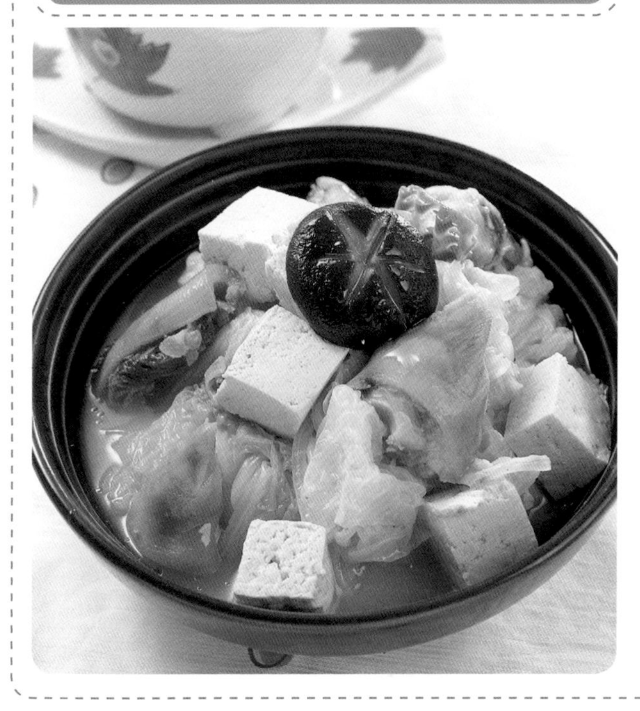

【原料】
豆腐500克，香菇50克，胡萝卜100克，猪蹄1只，白菜100克

【调料】
姜丝、盐、味精各适量

【制作方法】
1. 将香菇用水泡发后洗净，胡萝卜洗净切片，猪蹄洗净，剁开。
2. 将猪蹄入锅中，加适量水煮10分钟，再加入香菇、白菜 、胡萝卜、豆腐、姜丝、盐，炖至熟烂离火，调入味精即成。

【保健功效】
可用于肾虚所致的腰膝酸软和产妇产后缺少乳汁之症。而且多吃猪蹄对于女性具有丰胸作用。

牛膝炖猪蹄

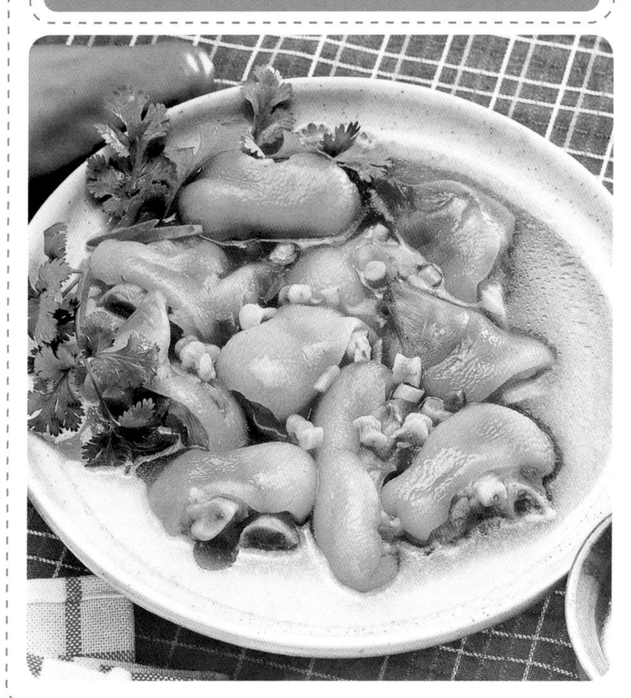

【原料】
猪蹄1只，牛膝15克，米酒30毫升

【调料】
盐适量

【制作方法】
1. 将猪蹄洗净切块，牛膝洗净装盘。
2. 将猪蹄与牛膝同入沙锅中，加入盐、米酒和适量水，共炖至烂熟，饮汤食猪蹄。

【保健功效】
补肾养血，化淤止血。适用于辅助治疗崩漏日久不止、量少、色暗、挟血块，伴腰酸腿软等症。

扒烧蹄筋

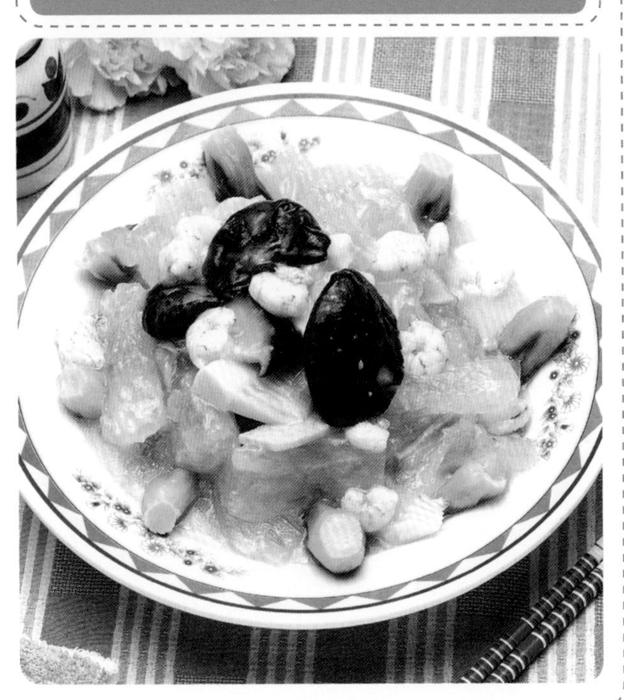

【原料】
水发猪蹄筋30根，水发香菇50克，冬笋片50克，熟火腿肉50克，青菜心8棵，虾仁适量

【调料】
鲜汤、植物油、黄酒、盐、水淀粉各适量

【制作方法】
1. 猪蹄筋切段，加黄酒、鲜汤，上笼蒸10分钟，滤汁。
2. 熟火腿切片。青菜心放沸水中略焯，沥水，下热油锅中略煸。
3. 锅加汤汁、香菇、冬笋片、火腿肉片、猪蹄筋、虾仁、盐烧沸后放青菜心，用水淀粉勾芡即成。

【保健功效】
对于女性具有养颜美容作用。

首乌肝片

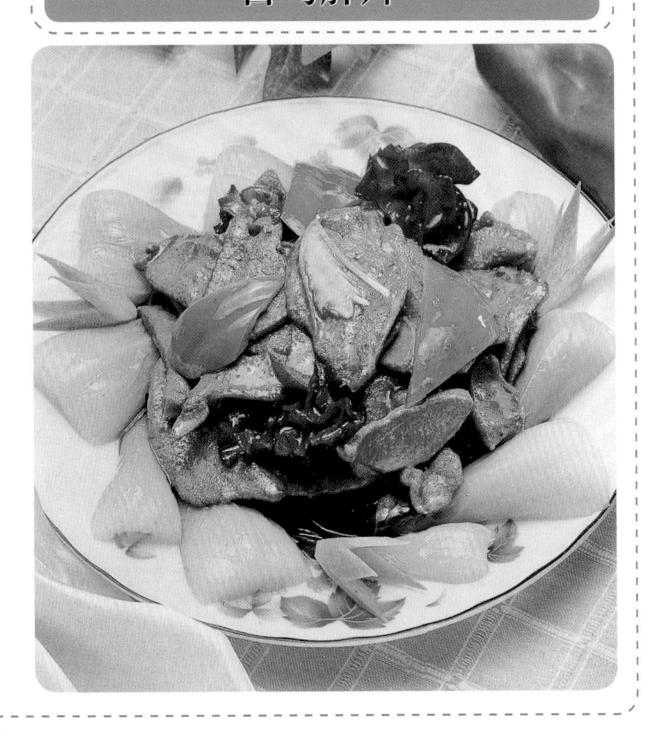

【原料】
首乌20克，猪肝250克，木耳25克

【调料】
青菜、盐、酱油、料酒、花生油各适量

【制作方法】
1. 猪肝洗净，切片。首乌加水煮成浓汁。
2. 首乌汁中加酱油、盐、料酒。铁锅中加入花生油烧热，先煸炒猪肝，八成熟时倒入首乌汁炒匀，加青菜、水发木耳炒匀即成。

【保健功效】
有补肝、明目、养血的功效。用于血虚萎黄、夜盲、目赤、浮肿、脚气等症。

杜仲猪肾

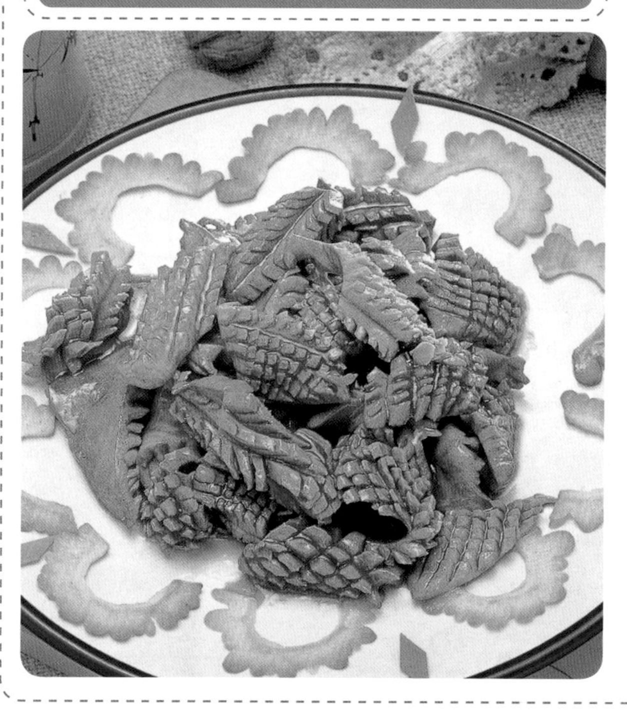

[原料]
杜仲丝20克，猪肾300克

[调料]
酱油、料酒、白糖、醋、水淀粉、油各适量

[制作方法]
1. 猪肾处理干净，切腰花，加水淀粉拌匀。杜仲入锅内煎汁。
2. 锅烧热花生油，放入腰花炸呈金黄色时捞出。
3. 酱油、醋、白糖、料酒、杜仲浓缩汁和水淀粉调成汁。锅烧热油，倒入调好的汁，汁稠后，将炸好的腰花倒入翻炒均匀即成。

[保健功效]
治肾虚腰痛。

胡萝卜炒猪肾

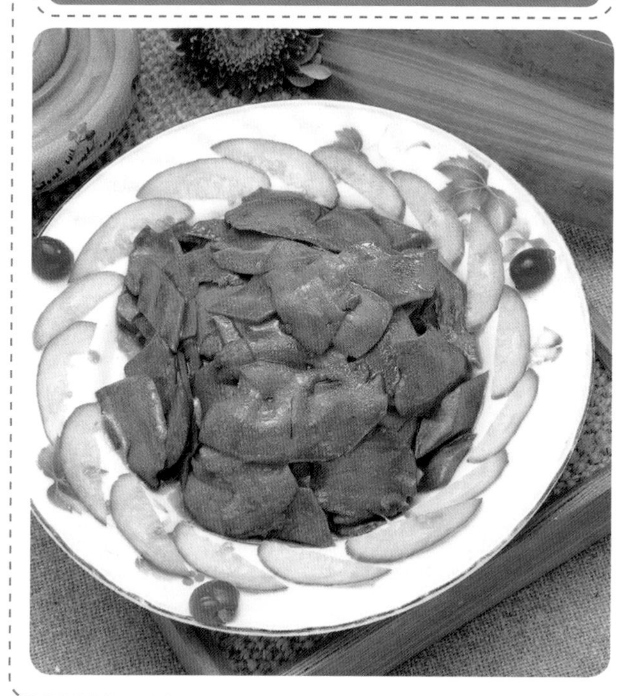

[原料]
猪肾200克，胡萝卜150克

[调料]
肉桂、川椒、油、酱油、盐、姜、葱、味精、料酒各适量

[制作方法]
1. 猪肾去脂膜和臊腺后洗净，片成片。胡萝卜、葱、姜洗净，切成片。肉桂、川椒烘干，研成粉。
2. 葱、姜入油锅爆香，放入猪肾和胡萝卜，加入所有调料炒熟即成。

[保健功效]
活血止痛。用于寒湿凝滞型痛经。

三鲜拌牛腱

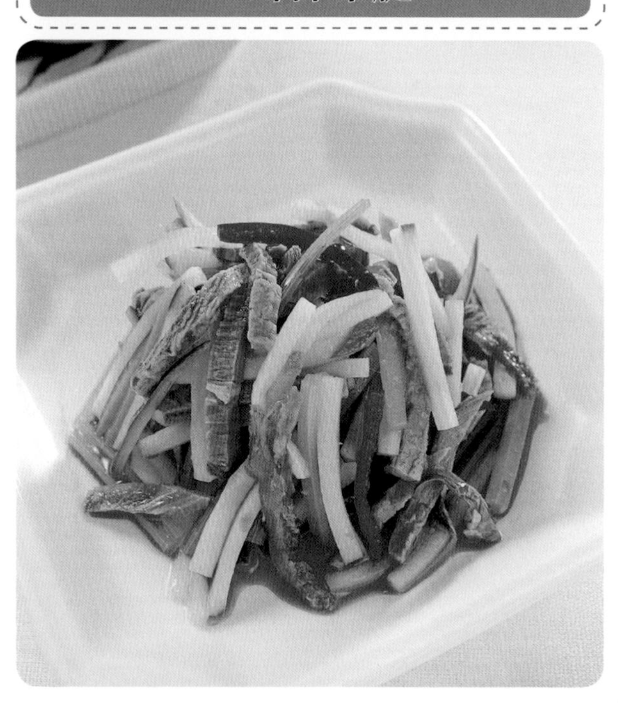

【原料】
熟牛腱250克，黄瓜、辣椒、西芹各100克

【调料】
盐、味精、辣椒油、葱油各适量

【制作方法】
1. 黄瓜洗净，去皮、瓤，切小条。西芹、辣椒洗净，切小条，入沸水锅中略焯。
2. 熟牛腱切条，与黄瓜条、西芹条、辣椒条同放盆中，加盐、味精、辣椒油、葱油拌匀，稍腌至入味，装盘即可。

【保健功效】
有补中益气、滋养脾胃、强健筋骨、化痰息风、止渴止涎的功能。

香芹牛肉

【原料】
牛肉250克，香芹150克

【调料】
花生油、水淀粉、盐、酱油、胡椒粉各适量

【制作方法】
1. 牛肉剁成块，用清水泡2小时，氽去血水捞起，切条，加酱油、水淀粉拌匀。芹菜洗净切段。
2. 牛肉条入热油锅中煸炒，至将熟时加香芹段拌炒，加盐、胡椒粉调味即成。

【保健功效】
适用于中气下陷、气短体虚，筋骨酸软和贫血久病及面黄目眩之人食用。

木瓜炒牛肉

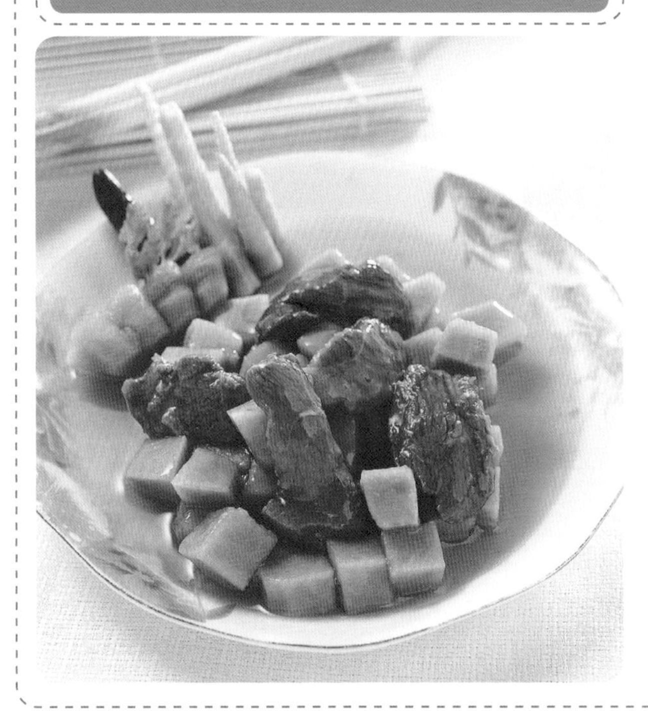

【原料】
木瓜1个，牛肉600克

【调料】
酱油、料酒、食用油各适量

【制作方法】
1. 生牛肉切小块，加酱油、料酒腌半小时。木瓜去子切丁。
2. 起油锅烧热，放入腌好的牛肉块，以大火快炒40秒，捞出沥油。木瓜丁在油中快炒几下，盛入盘中，再将牛肉块铺在木瓜上即成。

【保健功效】
对增长肌肉、增强力量特别有效。

黄芪牛肉

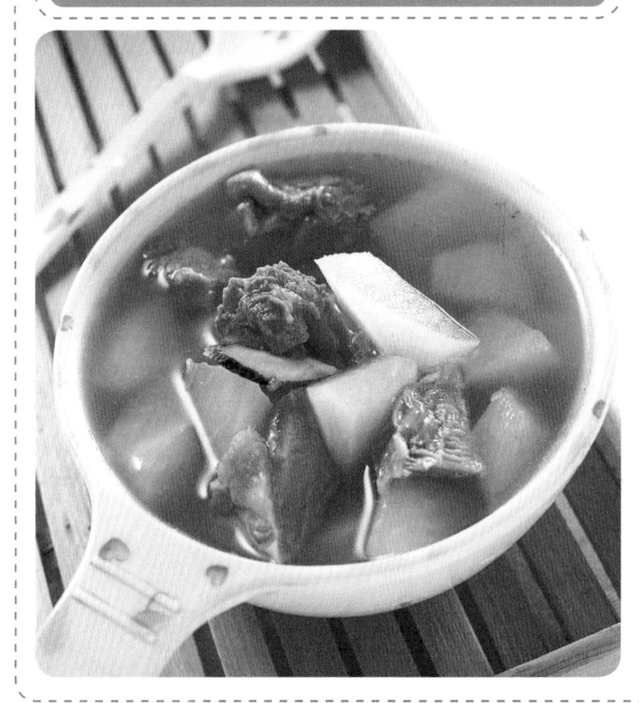

【原料】
牛肉200克，黄芪20克，白萝卜300克

【调料】
姜、葱、盐各适量

【制作方法】
1. 牛肉洗净切块，放入沸水锅中汆烫去血水，捞出沥净水分。白萝卜洗净，去皮，切块。
2. 牛肉、黄芪、葱、姜放入锅中，加入6杯水，以中火煮至牛肉七分熟时放入白萝卜，加盐调味，煮熟即可。

【保健功效】
对增长肌肉、增强力量特别有效。

北芪莲藕炖牛腩

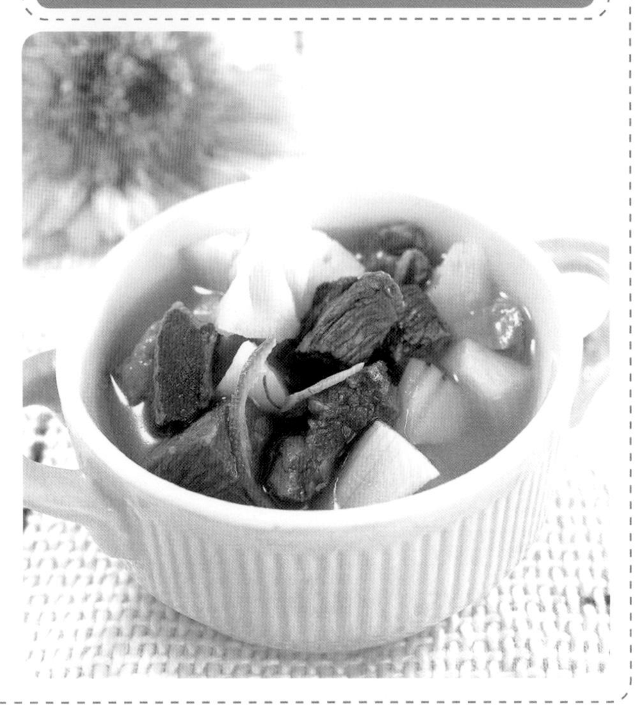

【原料】
牛腩500克，北芪30克，莲藕100克

【调料】
陈皮、姜片、盐各适量

【制作方法】
1. 牛腩切块。莲藕洗净，刮去外皮，切成块。陈皮洗净，切丝。
2. 锅内放水，置火上烧沸，放入切好的牛腩块过水，沥干。
3. 将牛腩块和莲藕块、北芪、陈皮、姜片放入炖盅内，加水，先用大火烧沸，撇去表面浮沫，盖好盖，改用小火炖3小时左右，至牛腩熟烂时放盐调味即可。

【保健功效】
滋补养性，预防内出血。

当归生姜炖羊肉

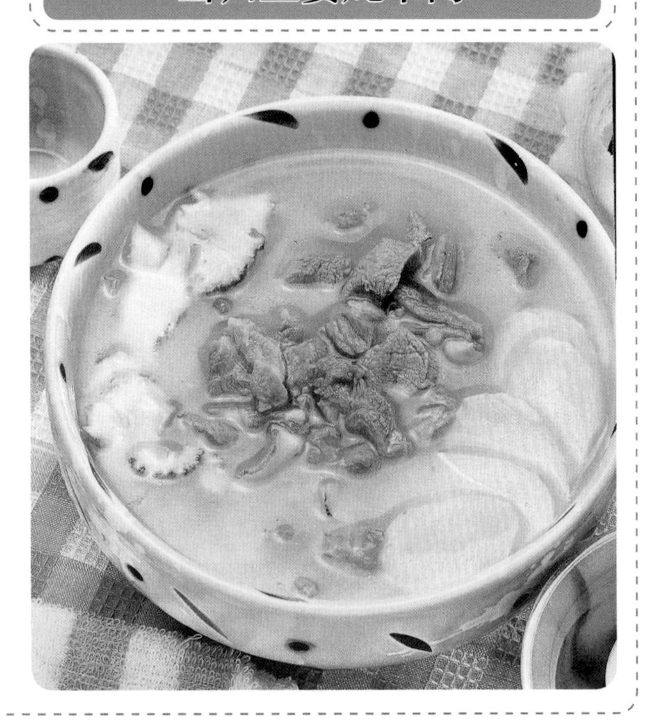

【原料】
羊肉250克，当归30克

【调料】
生姜、盐、味精、黄酒各适量

【制作方法】
1. 羊肉洗净，切块。生姜去皮，切片。
2. 将羊肉、当归、生姜同入锅中，加水炖汤，煮熟时加入盐、味精、黄酒调味，食羊肉饮汤。

【保健功效】
补血益气，温通经脉。适用于辅助治疗月经后期、月经量少色暗、挟血块，伴小腹冷痛者尤宜。

豆豉羊肉

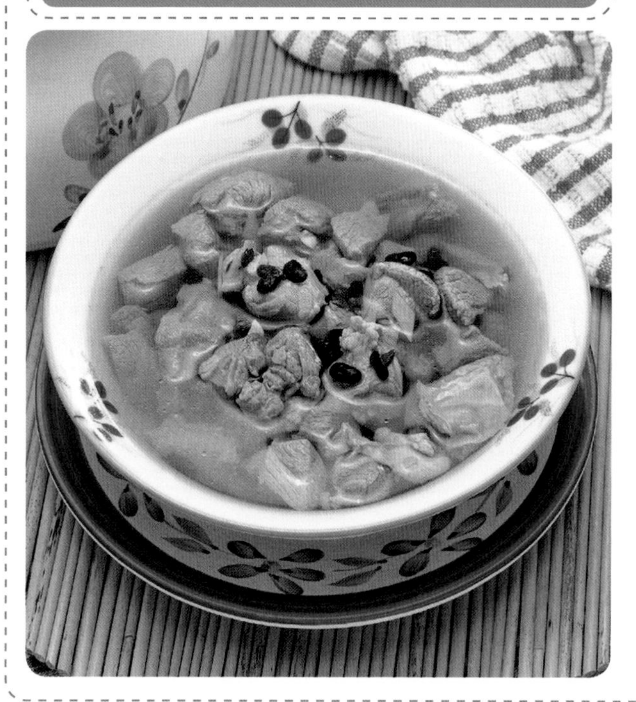

[原料]

羊肉500克，豆豉100克

[调料]

生姜、盐各适量

[制作方法]

1. 生姜切片。羊肉洗净切块，氽水后捞出，备用。
2. 将羊肉、豆豉、生姜同放入锅内，小火炖至羊肉熟后，加盐调味即成。

[保健功效]

温热散寒。

党参羊肉肚

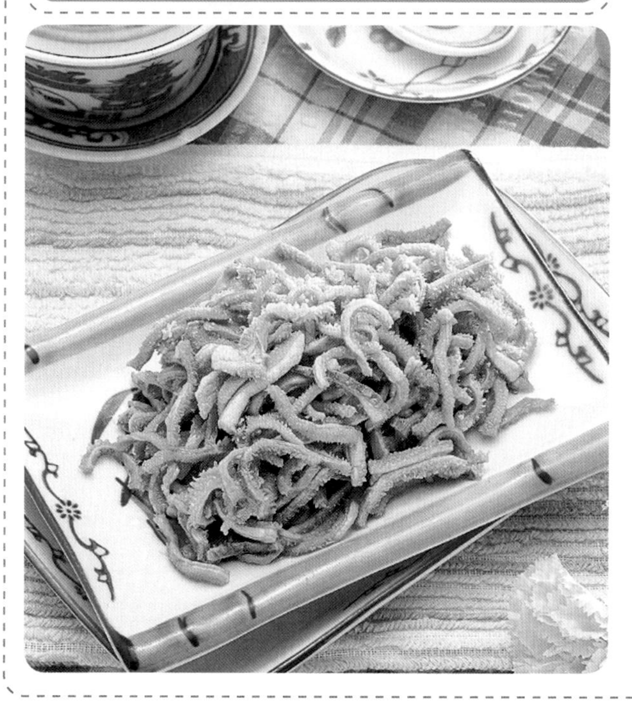

[原料]

党参50克，当归、肉苁蓉各10克，羊肉250克，羊肚150克

[调料]

豆豉、葱段、姜片、盐、料酒、胡椒粉各适量

[制作方法]

1. 当归、肉苁蓉放入锅内，加水煎煮取药汁。羊肚洗净。
2. 羊肉洗净剁泥，党参去浮灰，豆豉洗净，与葱、姜、盐、料酒、胡椒粉拌匀，放入羊肚内，扎紧口，放入药汁锅内，加水小火煮熟透后取出。羊肚切丝即可。

[保健功效]

增强造血功能。

韭菜炒羊肝

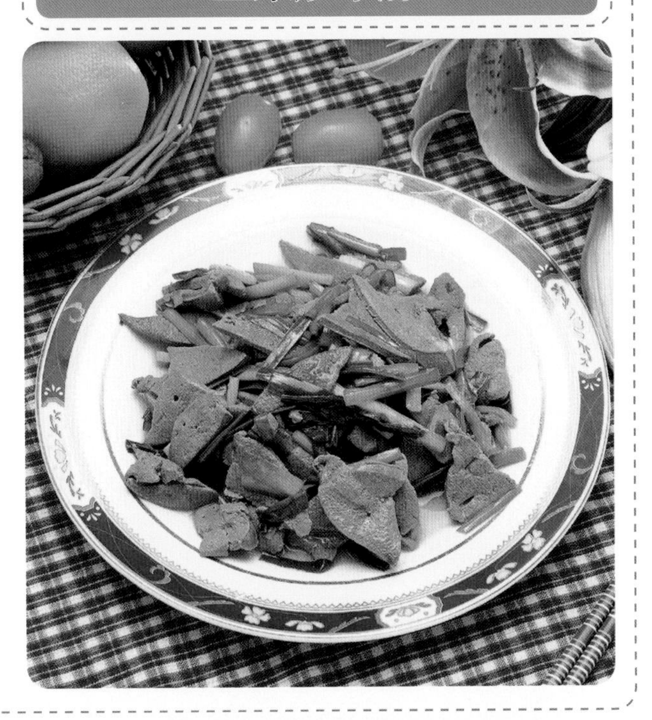

【原料】
韭菜150克，羊肝200克

【调料】
花生油、盐各适量

【制作方法】
1. 韭菜洗净切段。羊肝切片，放入沸水中氽一下，捞出沥水。
2. 铁锅置火上，加入花生油烧热，放入羊肝，急火炒至将熟时，加入韭菜、盐，炒匀即成。

【保健功效】
养肝温肾。适用于肝肾不足引起的月经不调。

兔肉米饭

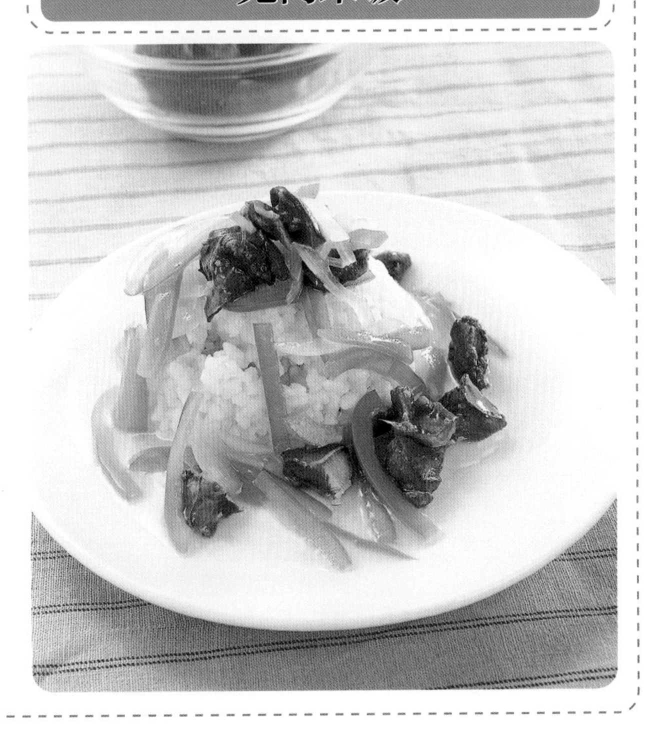

【原料】
兔肉250克，葱头片、青椒丝各100克，米饭500克，红花少许

【调料】
橄榄油、蒜末、清汤、盐、胡椒粉各适量

【制作方法】
1. 兔肉洗净切块，撒盐、胡椒粉稍腌。大米洗净控干。
2. 锅入橄榄油烧热，放入青椒丝炒软。原锅留油烧热，放入兔肉块略煎，放入蒜末、葱头片稍炒，倒清汤煮沸，加盐、胡椒粉调味。
3. 米饭闷热。食用时米饭上放兔肉、青椒丝，浇上原汁即成。

【保健功效】
适用于孕妇及经期女性。

春笋兔肉

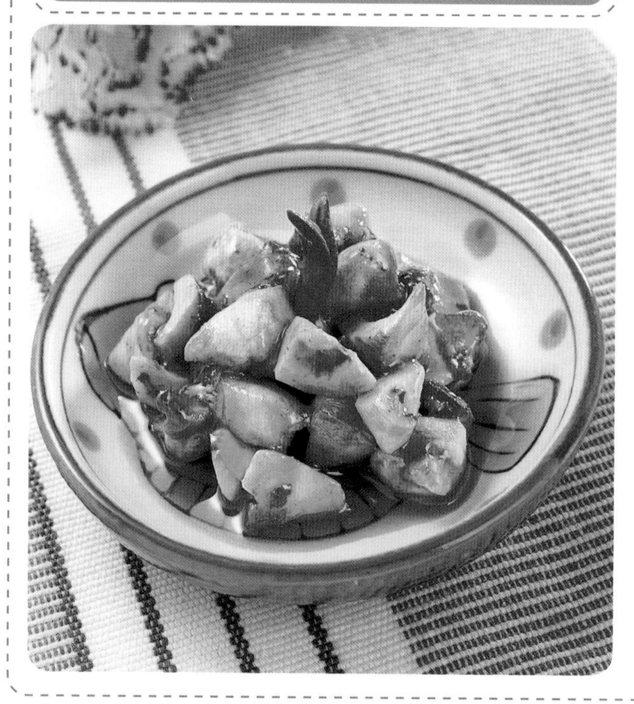

原料

鲜兔肉500克，葱段20克，姜20克，净春笋500克

调料

酱油、豆瓣、水淀粉、肉汤、味精、盐、花生油各适量

制作方法

1. 兔肉洗净，切块。春笋切块。
2. 锅入油烧热，下兔肉块炒干水分，再下豆瓣同炒，待油呈红色时下酱油、盐、葱、姜、肉汤，焖约30分钟后加入春笋，待兔肉焖至软烂时放味精，浇入水淀粉，收浓汁起锅即可。

保健功效

适用于肥胖的女性。

兔肉汤

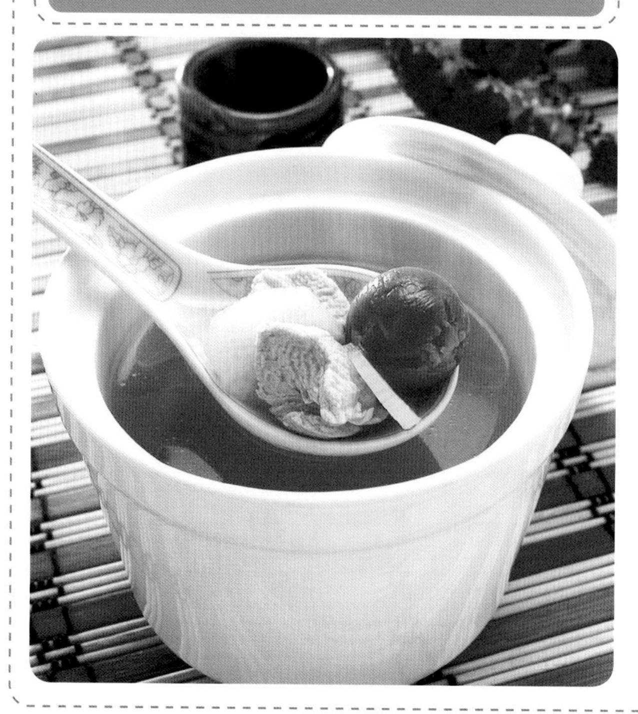

原料

兔子1只，生姜10克，小茴香10克

调料

葱、盐、香油各适量

制作方法

1. 兔宰杀，去皮毛、爪、五脏，切成块，汆水。
2. 兔肉块放入沙锅中，加水、小茴香、生姜、葱炖成半黏稠状，拣去兔骨，加入盐、香油，煮沸即成。

保健功效

可保护血管壁，阻止血栓形成，对高血压、冠心病、糖尿病患者有益处。

辣椒兔丝

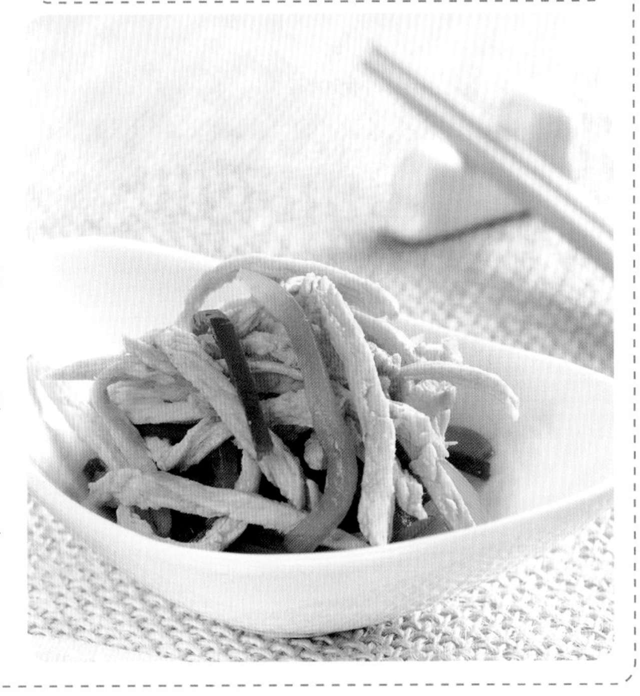

原料

熟兔肉300克，青红椒100克

调料

冷鲜汤、花椒粉、香油、辣椒油、醋、酱油、白糖、盐各适量

制作方法

1. 青红椒洗净，切丝。熟兔肉切丝。
2. 锅入清水烧沸，放入青椒氽水，捞起晾凉，放入圆盘垫底，兔丝盖在上面。冷鲜汤、白糖、醋、酱油、花椒粉、辣椒油、香油、盐放入碗内调匀，浇淋在兔丝上即可。

保健功效

增强体质，健美肌肉。

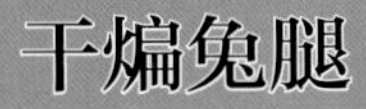

干煸兔腿

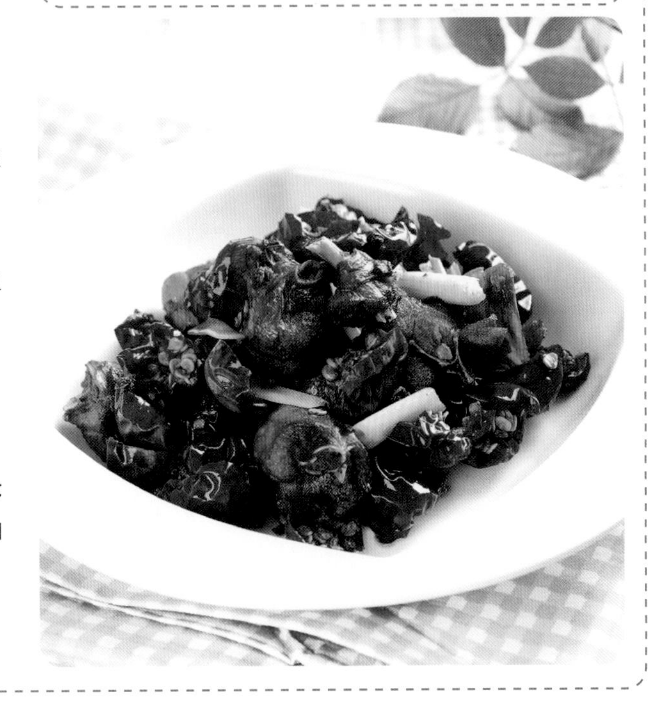

原料

兔腿200克，干灯笼辣椒50克

调料

姜末、蒜末、花椒、辣椒粉、生抽、料酒、盐各适量

制作方法

1. 兔腿洗净，一切为二，冲去血污，沥干水分，加姜末、蒜末、花椒、辣椒粉、盐、料酒腌渍。
2. 锅入油烧热，下入腌好的兔腿，炸至酥熟，捞出沥油。
3. 锅入油烧热，加入姜末、蒜末炝锅。放入灯笼辣椒、花椒、生抽调味，翻炒均匀即可。

保健功效

女性食之，可保持身体苗条。

山楂炖兔肉

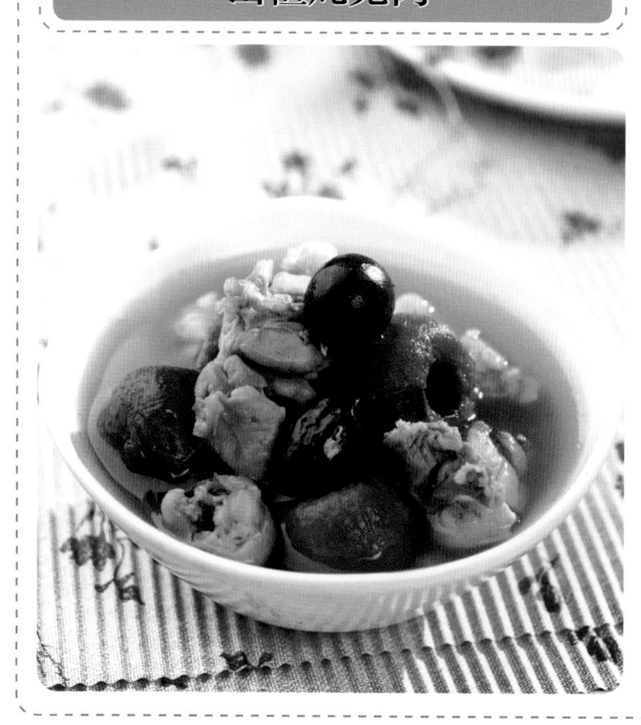

【原料】

兔肉500克，山楂10个，大枣5个

【调料】

葱花、姜末、料酒、白糖、盐各适量

【制作方法】

1. 兔肉洗净，切成方块，入沸水锅中焯水，洗净血污，捞出，沥干水分。
2. 兔肉放入沙锅内，加入葱花、姜末、山楂、大枣、料酒、盐、白糖一起炖至兔肉熟烂，出锅装盘即可。

【保健功效】

女性食之，可保持身体苗条，有祛病强身作用。

花生拌圆白菜

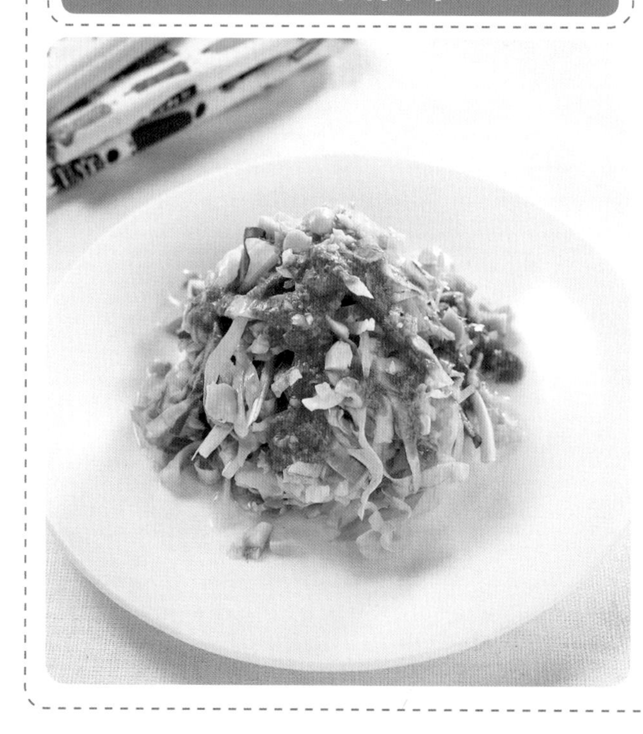

【原料】

圆白菜1棵，蒜味花生米、蒜苗各30克

【调料】

盐、香油、辣豆瓣、芝麻酱汁、葱各适量

【制作方法】

1. 蒜味花生米切碎，备用。
2. 圆白菜、蒜苗、葱均洗净，切丝，放在碗中，加盐、香油拌匀，入冰箱冰镇2小时后取出，加碎花生米、辣豆瓣、芝麻酱汁略拌一下即可。

【保健功效】

特别适合动脉硬化、胆结石症患者、肥胖患者、孕妇及有消化道溃疡食用。

圆白菜炒百合

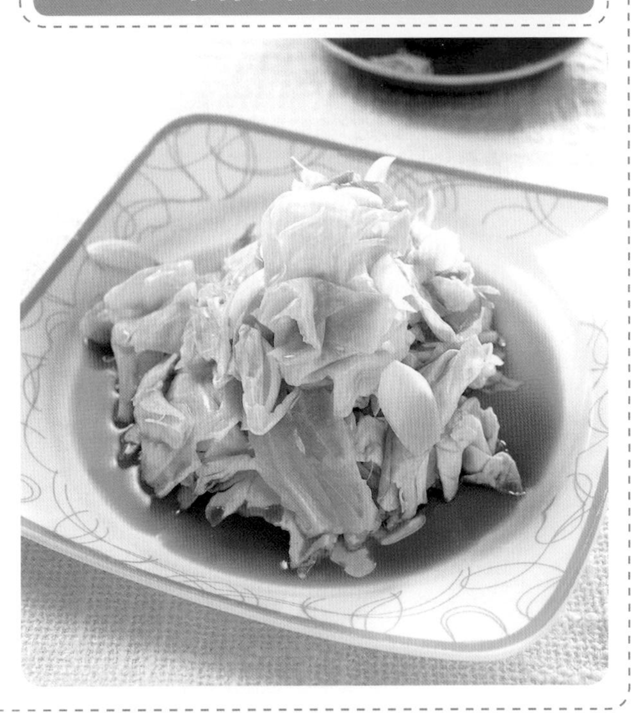

原料

圆白菜500克，百合30克

调料

酱油、盐、姜、葱、素油各适量

制作方法

1. 百合洗净，用清水浸泡一夜，沥干水分。圆白菜洗净，切3厘米见方的片。姜切片，葱切段。
2. 炒锅置武火上烧热，加入素油烧至六成热，下入姜、葱爆香，随即下入百合、圆白菜，加盐、酱油炒熟即成。

保健功效

对女性皮肤细胞新陈代谢有益，常食百合，有一定美容作用。

粉蒸菜卷

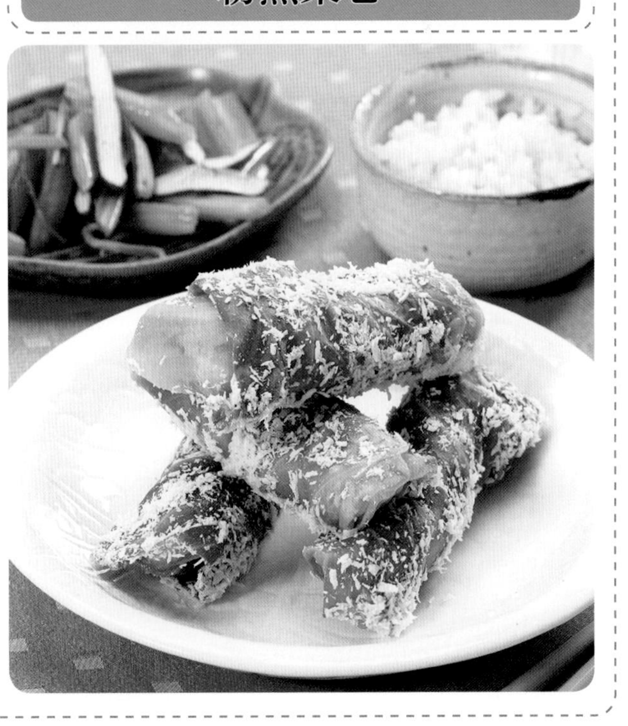

原料

圆白菜200克，肉馅、糯米各100克，虾、水发香菇各50克

调料

料酒、盐、葱丝、姜丝各适量

制作方法

1. 圆白菜的叶入沸水中焯软，捞出。香菇洗净，切丝。虾去虾线。肉馅中加料酒、盐拌匀。
2. 糯米泡涨，晾干，用擀面杖擀成生米粉。锅置火上烧热，下入生米粉炒黄，出锅。
3. 菜叶放入肉馅、虾仁、香菇丝、葱姜丝卷成卷，裹米粉，入蒸锅蒸至水开，再蒸30分钟即可。

保健功效

防衰老、抗氧化的效果。

芹菜炒藕片

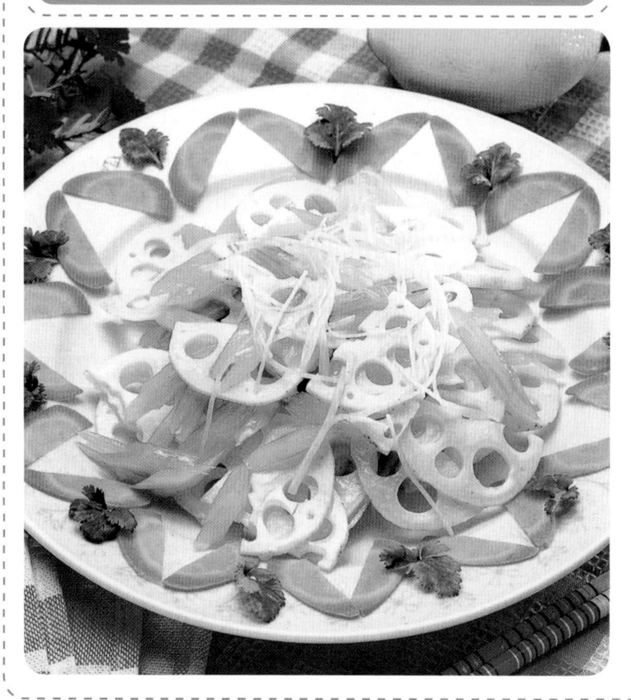

【原料】
鲜芹菜、鲜藕各150克

【调料】
花生油、姜丝、盐各适量

【制作方法】
1. 芹菜洗净，切斜段。鲜藕刮皮，切片。
2. 锅内放花生油烧热，入姜丝爆锅，再将芹菜、藕片倒入，翻炒5分钟，放入盐调味即成。

【保健功效】
滋阴清热，凉血调经。适用于辅助治疗月经提前、量多，伴面红颧赤、大便干结。

蒜拌山芹茶菇

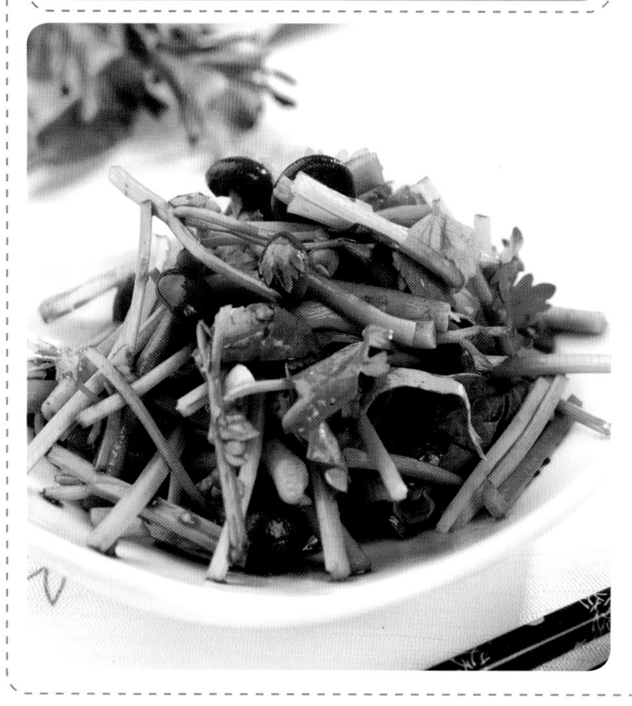

【原料】
山芹200克，茶树菇150克

【调料】
蒜泥、香油、生抽各适量

【制作方法】
1. 茶树菇洗净，切段，放入沸水中焯水。山芹洗净，切段。
2. 将山芹段、茶树菇装入盘中，加入蒜泥、生抽，淋上香油，拌匀即可。

【保健功效】
主治妇女月经不调、赤白带下、瘰疬、痄腮等病症。

四宝菠菜

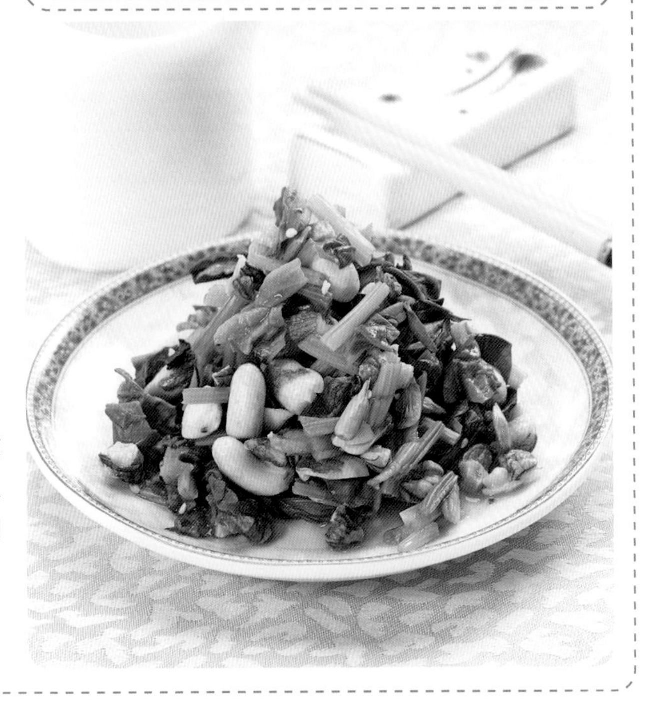

|原料|

菠菜150克，花生仁100克，瓜子仁、核桃仁、十八街麻花末各50克

|调料|

盐、醋各适量

|制作方法|

1. 菠菜洗净，菠菜根切成小粒，菠菜叶切成小块。
2. 锅入水烧开，入菠菜焯1分钟，出锅，备用。
3. 菠菜放入盆中，先撒上掰碎的核桃仁，再放少许瓜子仁、花生仁，最后撒上十八街麻花末，加盐、醋调味，拌匀即可食用。

|保健功效|

适用于月经期女性食用。

菠菜炒鸡蛋

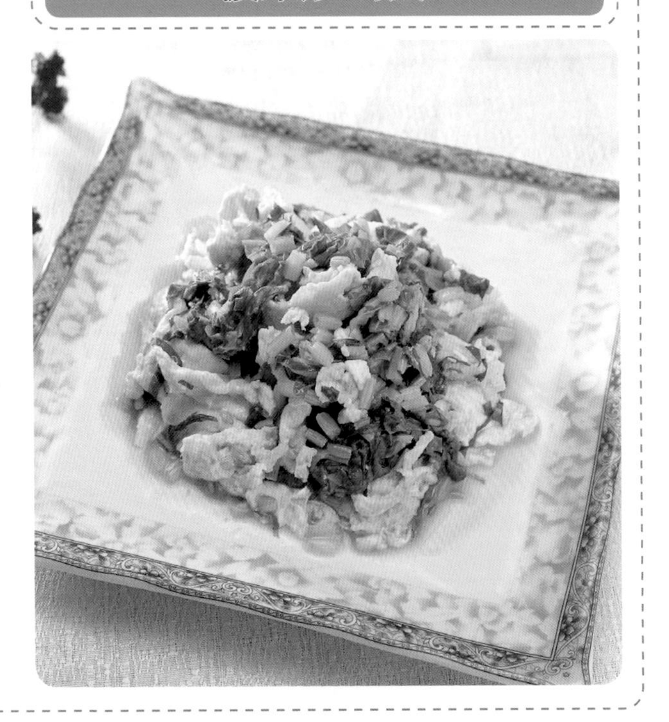

|原料|

菠菜300克，鸡蛋2个

|调料|

盐、花生油各适量

|制作方法|

1. 将菠菜择洗干净，切碎。鸡蛋磕入碗内，加少许盐，打散成蛋糊，下油锅炒熟盛出。
2. 菠菜炒熟，加入炒好的鸡蛋拌匀，加盐调味，盛出即可。

|保健功效|

经常吃菠菜的人面色红润、光彩照人，可远离缺铁性贫血。是女性经期时的好食品。

菠菜浓汤

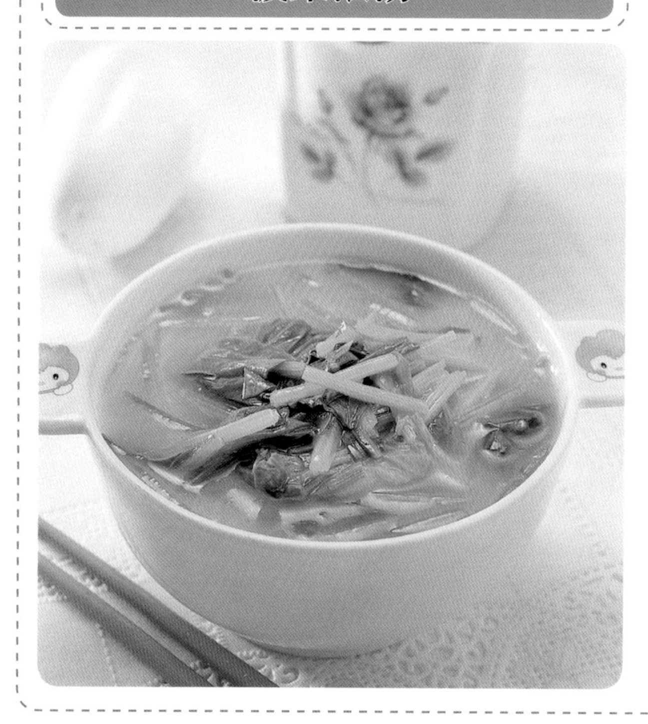

【原料】
猪脊骨或腿骨500克，菠菜200克

【调料】
盐适量

【制作方法】
1. 将猪骨砸碎，放入锅中，加水熬煮成浓汤。
2. 菠菜择洗干净，用开水烫一下即捞出，沥干水分，切成段。
3. 锅置火上，倒入浓汤烧开，下入菠菜段稍煮，加盐调味即成。

【保健功效】
可以清理人体肠胃里的热毒，避免便秘，保持排泄的通畅。

鱼香番茄

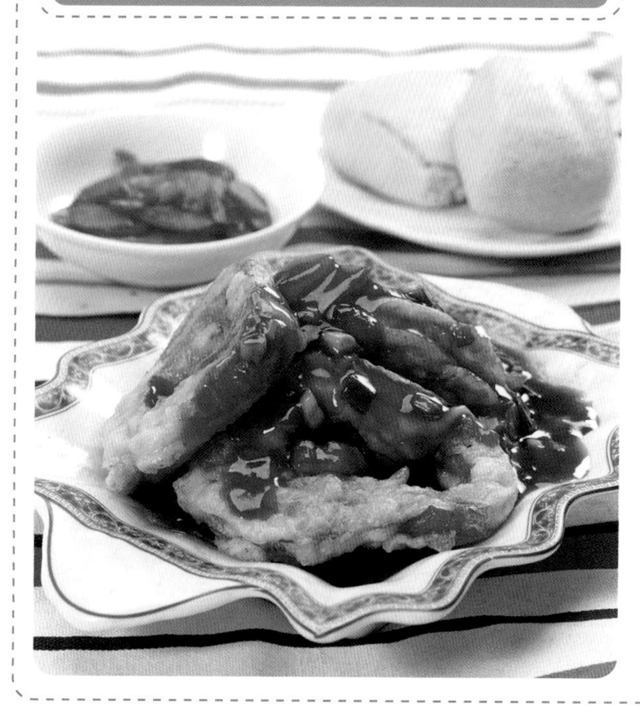

【原料】
番茄250克，鸡蛋清100克

【调料】
葱、姜、蒜、盐、水淀粉、酱油、料酒、醋、白糖、植物油各适量

【制作方法】
1. 番茄洗净，切片。鸡蛋清加淀粉拌成糊，放入番茄片挂糊。
2. 锅入植物油烧热，放入番茄片炸至定型，捞出。酱油、料酒、醋、盐、白糖、番茄籽调成汁。
3. 锅入油烧热，放入葱、姜、蒜煸香，倒入调好的汁，加水淀粉煸炒，浇在炸好的番茄上即可。

【保健功效】
可以抗衰老。

番茄炒鸡蛋

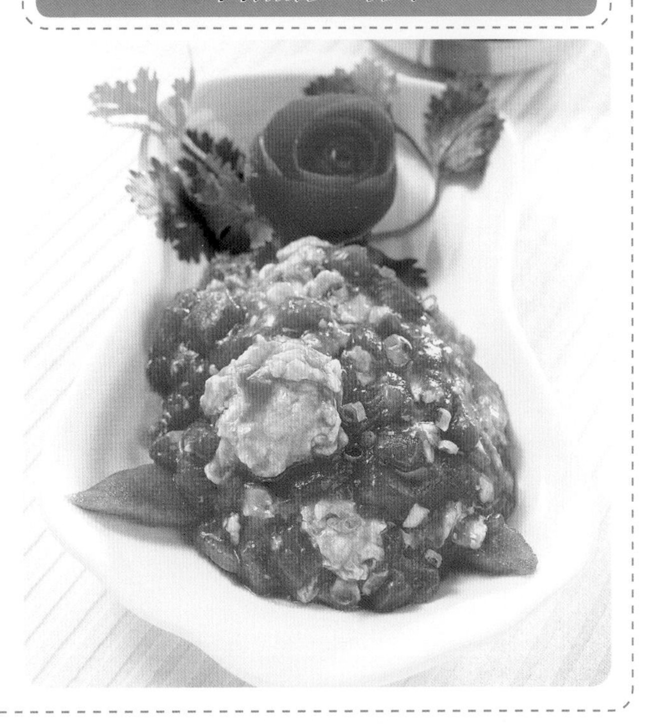

原料

番茄200克，鸡蛋50克

调料

植物油、盐各适量

制作方法

1. 将番茄洗净，去皮，切成块。鸡蛋打入碗里，用筷子打匀，放少许盐。
2. 炒锅入油烧热，放入鸡蛋炒至将熟，起锅盛碗。
3. 另起油锅，下番茄煸炒，加盐炒匀，再放入鸡蛋略炒即成。

保健功效

可促进血液中胶原蛋白和弹性蛋白的结合，使肌肤充满弹性，娇媚动人。

番茄肉片胡萝卜汤

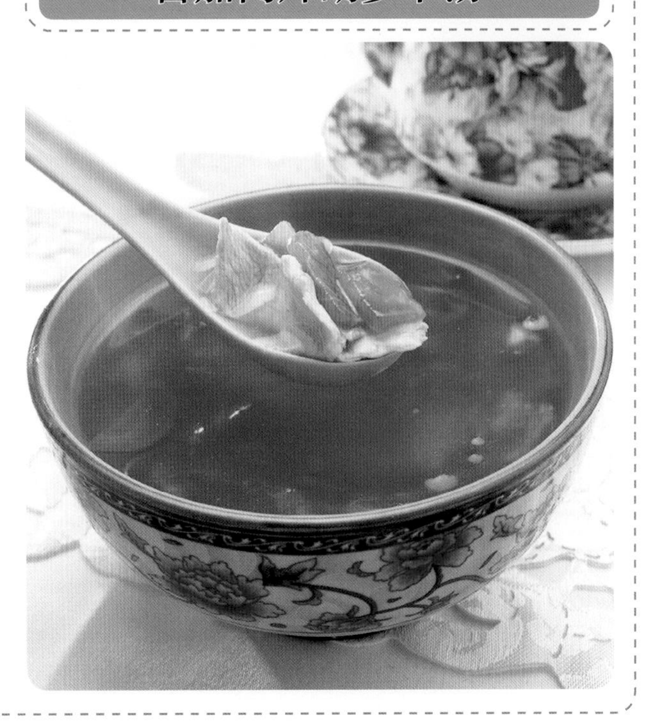

原料

猪瘦肉150克，番茄100克，胡萝卜250克，大蜜枣4个

调料

水淀粉、盐、黄酒、清汤各适量

制作方法

1. 番茄洗净，切块。猪瘦肉切片，用盐、黄酒、水淀粉抓匀。胡萝卜切圆片。蜜枣去核，切丝。
2. 锅内加清汤，烧开后放入胡萝卜、番茄、蜜枣烧开，改中火煮至胡萝卜熟烂。
3. 汤锅移旺火上烧开，汆入肉片，待肉片上浮，加盐调味即可。

保健功效

可增强抵抗力。

瘦肉番茄粉丝汤

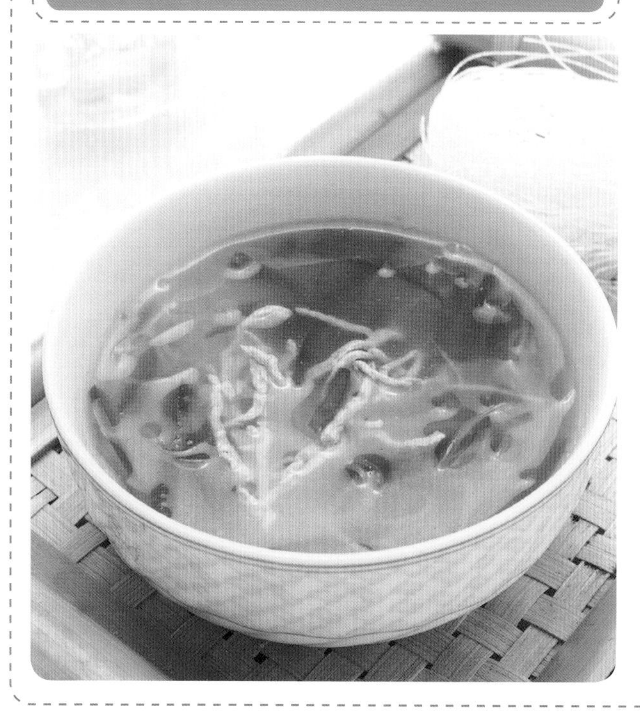

原料

猪瘦肉、番茄各100克，粉丝50克

调料

葱、姜、上汤、盐、味精、料酒、香油各适量

制作方法

1. 瘦肉、番茄、葱、姜洗净后分别切成细丝。粉丝用温水泡发。
2. 炒锅上火，加入上汤烧开，放入粉丝、葱姜丝，烹入料酒烧开，再加入肉丝、番茄丝，待汤再次沸腾后加盐、味精调味，速起锅，淋入香油即可。

保健功效

可治贫血，对体质差的女性及更年期的女性有帮助。

番茄芝士色拉

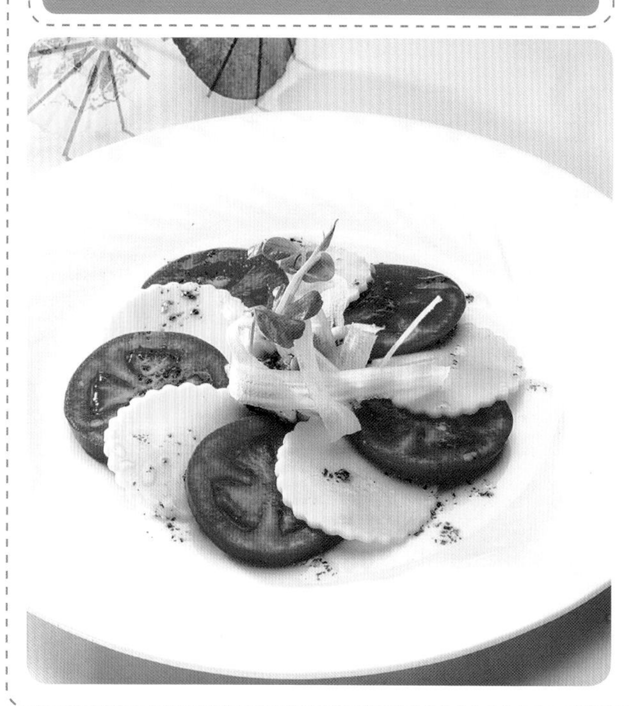

原料

奶酪5片，番茄1个，芹菜丝50克，核桃50克

调料

橄榄油、白醋、盐各适量

制作方法

1. 将奶酪片用模具制成圆形，番茄切成圆片。
2. 将番茄片、奶酪片交替叠放在盘中。
3. 将橄榄油、白醋加盐制成汁，浇在番茄、奶酪上，加核桃、芹菜丝稍加装饰即可。

保健功效

有祛斑、祛色素的功效。

番茄苹果高丽菜汁

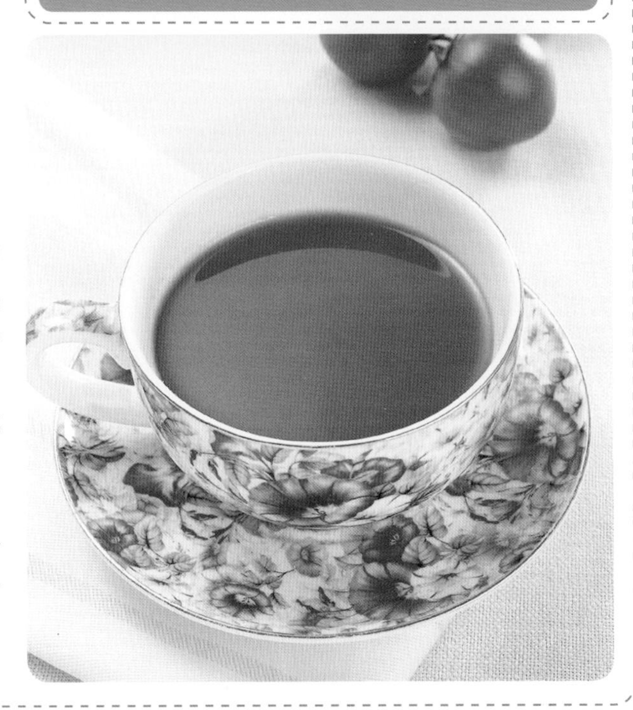

【原料】

番茄2个，苹果1个，高丽菜100克

【调料】

蜂蜜适量

【制作方法】

1. 番茄和苹果（去核）洗净、切块，高丽菜洗净、切片，一起放入榨汁机中，加入250毫升开水，榨取果汁液，备用。
2. 在榨好的汁中调入适量蜂蜜，搅匀即可食用。

【保健功效】

具有生津止渴，健胃消食，清热解毒，凉血平肝，补血养血和增进食欲的功效。

奶油番茄汤

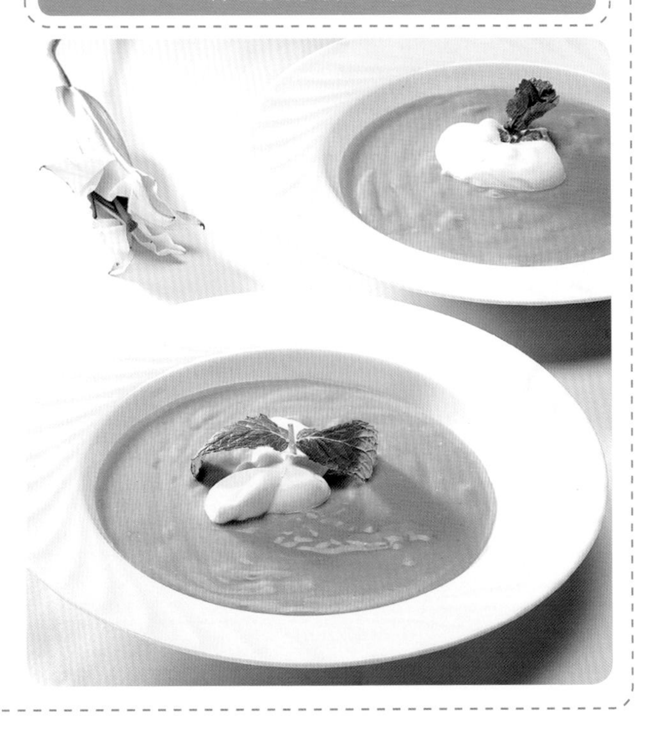

【原料】

番茄2个，洋葱1个，番茄酱200克，黄油100克，奶油200毫升

【调料】

面粉、蔬菜汤、盐各适量

【制作方法】

1. 将番茄、洋葱切块。
2. 炒锅加油烧热，依次加入洋葱、番茄翻炒后，加少许面粉，再加蔬菜汤煮开。
3. 将煮好的汤倒入搅拌器中搅成糊状，加奶油、盐、番茄酱调味。将汤倒入汤盘，加奶油、绿叶装饰即可。

【保健功效】

使肌肤充满弹性，娇媚动人。

黄瓜拌绿豆芽

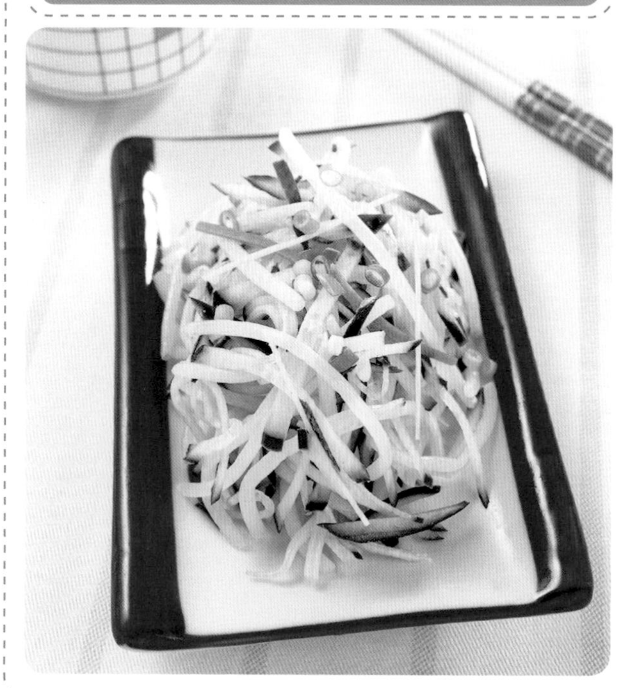

原料

绿豆芽600克，黄瓜200克

调料

盐、生姜丝、葱花、香醋、香油各适量

制作方法

1. 绿豆芽拣去杂质，择去须根，洗净，放入沸水锅里焯熟，捞出控干水分。黄瓜切丝，备用。
2. 绿豆芽、黄瓜丝盛入盘中，撒盐，加葱花、生姜丝拌匀，最后浇上香醋、香油，拌匀即成。

保健功效

调五脏、美肌肤、利湿热。

蒜蓉拌黄瓜

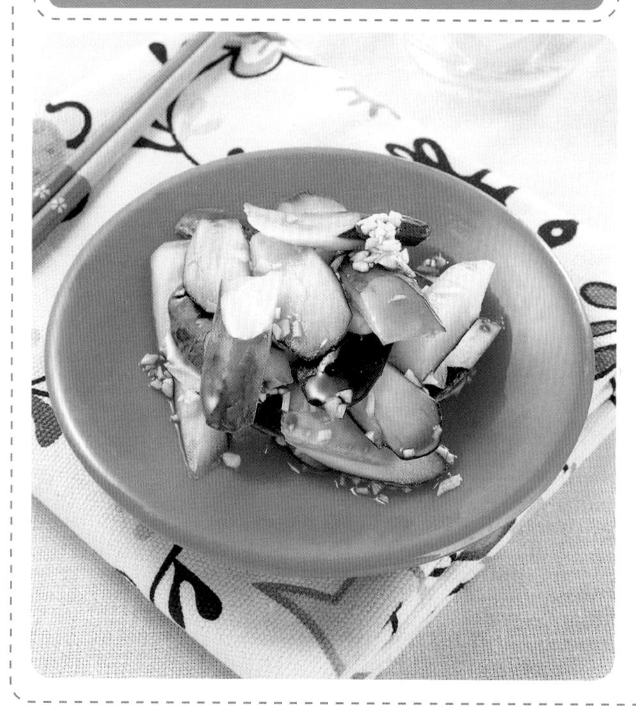

原料

鲜嫩黄瓜450克，大蒜30克

调料

盐、酱油、香油各适量

制作方法

1. 先将嫩黄瓜去杂洗净，放入沸水锅中焯一下，捞出剖成两半，去瓜瓤，斜切成片。
2. 大蒜剥皮切蓉，加盐、酱油、香油调制成调味汁，倒入盛黄瓜的容器中，拌匀即成。

保健功效

含有丰富的维生素E，可起到延年益寿，抗衰老的作用

清拌黄瓜

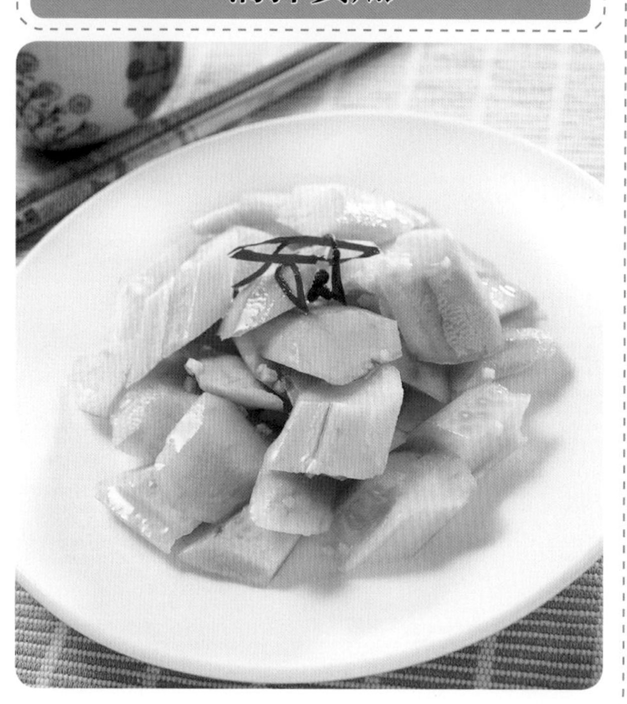

原料

黄瓜300克

调料

蒜、花椒、盐、鸡粉、干红辣椒丝、醋、植物油各适量

制作方法

1. 黄瓜洗净，削皮，用刀背拍松，切成块。蒜捣碎。
2. 黄瓜块放入碗中，加入蒜蓉、盐、鸡粉、醋拌匀，放干红辣椒丝。
3. 将植物油倒入炒锅中，上火烧至六成热，放入花椒煸香，拣出弃去，将热油浇淋在黄瓜上即可。

保健功效

能促进机体的新陈代谢。

柿子椒炒黄瓜

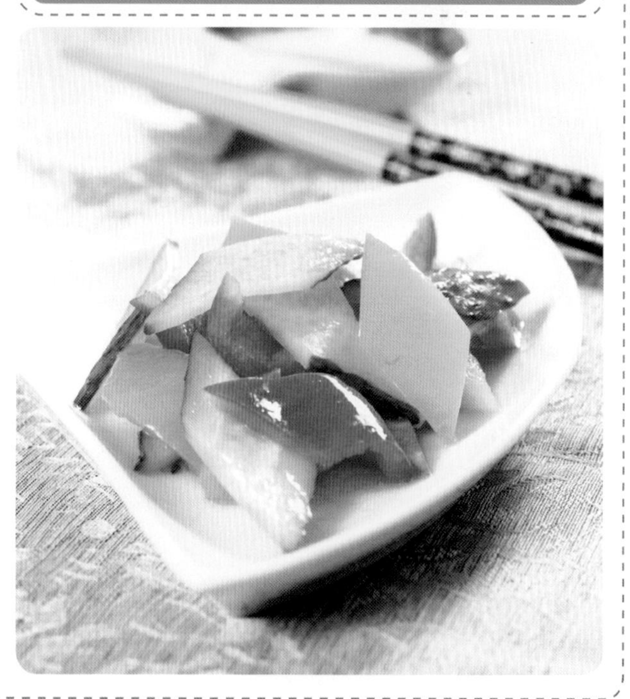

原料

柿子椒50克，黄瓜250克

调料

葱花、盐、鸡精、植物油各适量

制作方法

1. 柿子椒洗净，去蒂，除子，切片。黄瓜洗净，去蒂，切片。
2. 炒锅置火上，倒入适量植物油，待油温烧至六成热时放入葱花炒香，倒入柿子椒片和黄瓜片翻炒3分钟，用盐和鸡精调味即可。

保健功效

含的丙醇二酸，可抑制糖类物质转变为脂肪。具有很好的减肥功效。

木耳炒黄瓜

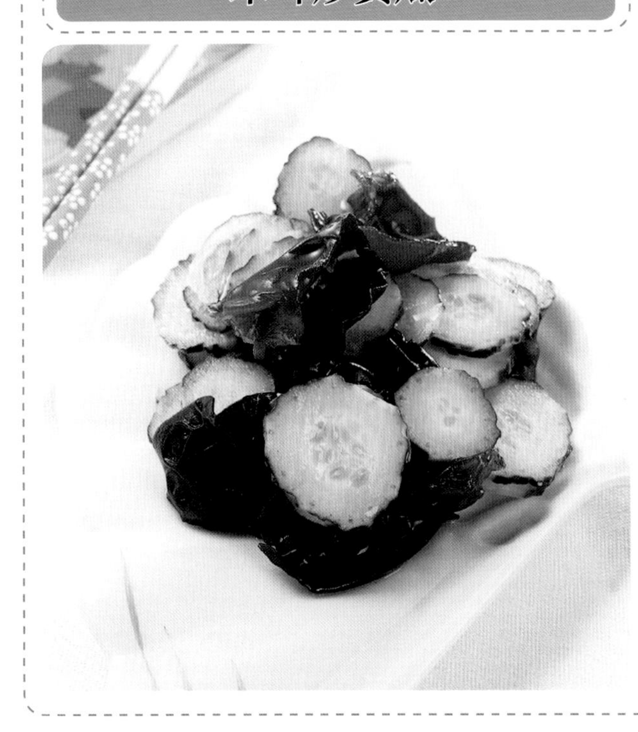

【原料】
黄瓜450克，水发黑木耳100克

【调料】
植物油、盐、葱花、生姜末各适量

【制作方法】
1. 将黄瓜去蒂，洗净，切成片。水发木耳撕小朵。
2. 将炒锅置火上，放入适量油烧热，先放入葱花、生姜末稍炒，再放入黄瓜、水发黑木耳迅速翻炒，加盐调味，炒熟即成。

【保健功效】
二者同食，可以收到减肥、和血、平衡营养的功效。

黄瓜肉片汤

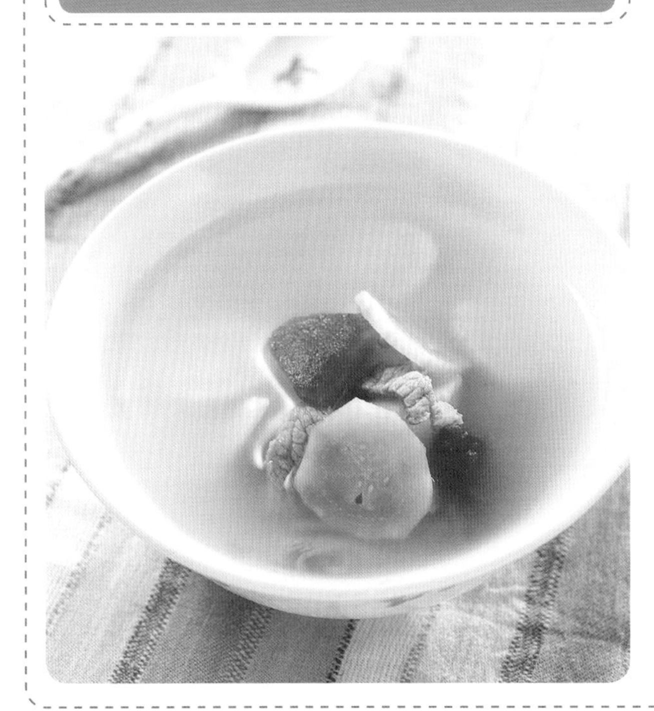

【原料】
黄瓜、番茄、猪瘦肉各100克，山楂20克

【调料】
葱段、姜片、蒜片、素油各适量

【制作方法】
1. 黄瓜洗净，去皮，切片。番茄洗净，切薄片。山楂洗净，去核，切片。猪瘦肉洗净，切片。
2. 炒锅置武火上，加入素油烧至六成热，下入葱段、姜片、蒜片爆香，加入适量清水烧沸，放入黄瓜、山楂、番茄、猪瘦肉，煮25分钟即成。

【保健功效】
有减肥、和血的功效。

黄瓜姜鲜汁

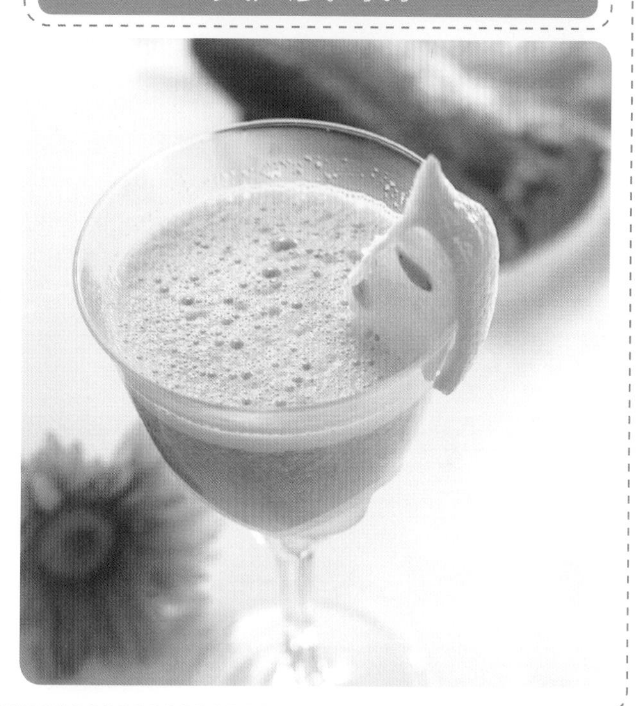

【原料】

小黄瓜150克，姜汁少许

【调料】

柠檬汁、蜂蜜、冰水各适量

【制作方法】

小黄瓜洗净，切成段，与姜汁、冰水一起放入果汁机中，榨成鲜汁，再加入蜂蜜和柠檬汁，搅匀即可。

【保健功效】

有效促进机体新陈代谢，减肥抗衰，增强记忆力，辅助治疗失眠。

黄瓜榨菜里脊汤

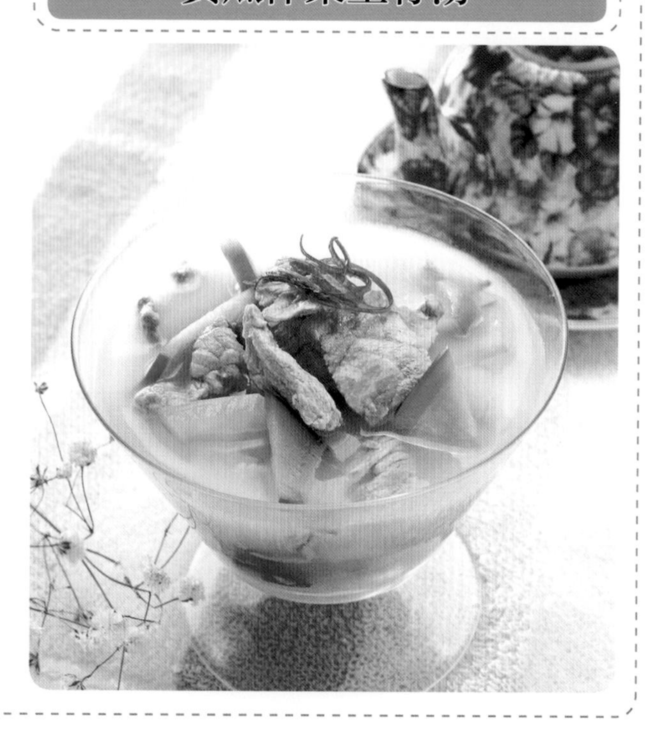

【原料】

猪里脊肉100克，黄瓜150克，榨菜30克

【调料】

盐、料酒、香油、清汤各适量

【制作方法】

1. 黄瓜、猪里脊肉分别洗净切片，将里脊肉片放入沸水锅内煮片刻，捞出沥水，备用。
2. 锅内倒入清汤，放入里脊肉片、黄瓜片、榨菜，煮沸后调入盐、料酒，淋入香油即可。

【保健功效】

此菜肴具有清热降脂，减肥消积的作用，肥胖症食之有效。

冬瓜炒蒜苗

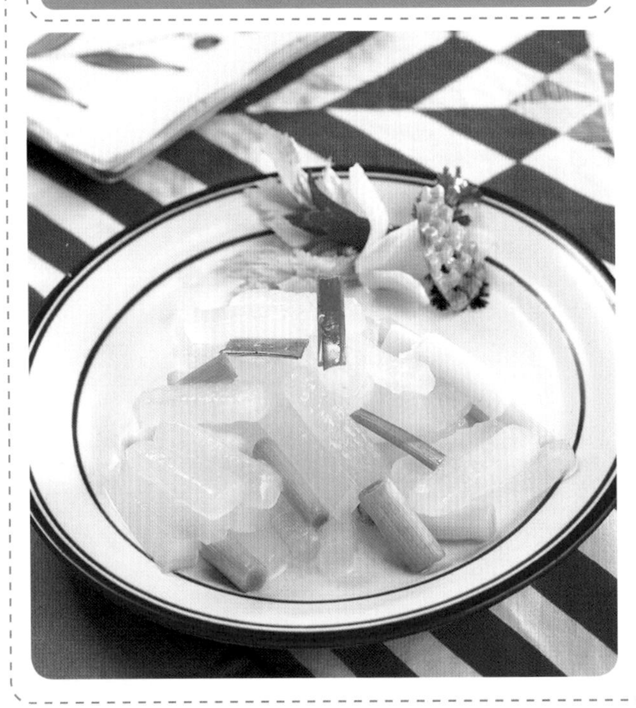

|原料|

冬瓜300克，蒜苗100克，植物油50克

|调料|

盐、味精、水淀粉各适量

|制作方法|

1. 将蒜苗洗净，切成2厘米长的段。冬瓜去皮、瓤，洗净，切成条状。
2. 锅入油烧热，加入蒜苗略炒，再放冬瓜条，待炒熟后加盐调味，用淀粉调汁勾芡，最后加入味精炒匀，起锅装盘即成。

|保健功效|

清热生津，解暑除烦，在夏日服食尤为适宜。

三色冬瓜丝

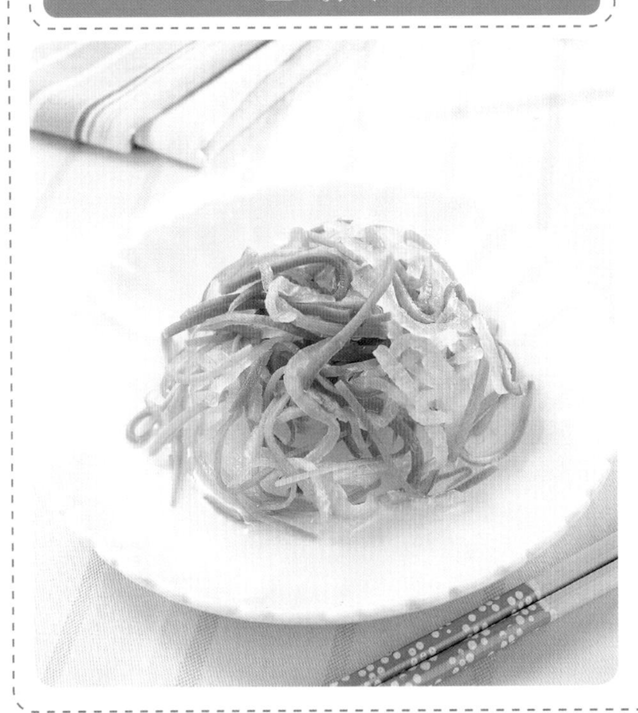

|原料|

冬瓜250克，胡萝卜150克，绿尖椒50克

|调料|

盐、味精、色拉油、水淀粉各适量

|制作方法|

1. 冬瓜、胡萝卜、绿尖椒切成丝，用温油稍炸，捞起，再用沸水焯一下，捞出沥水。
2. 锅内放油烧热，下冬瓜丝、胡萝卜丝和尖椒丝翻炒，加盐、味精调味，用水淀粉勾芡即成。

|保健功效|

本身不含脂肪，热量不高，对于防止人体发胖具有重要意义，可以帮助体形健美。

罗汉冬瓜

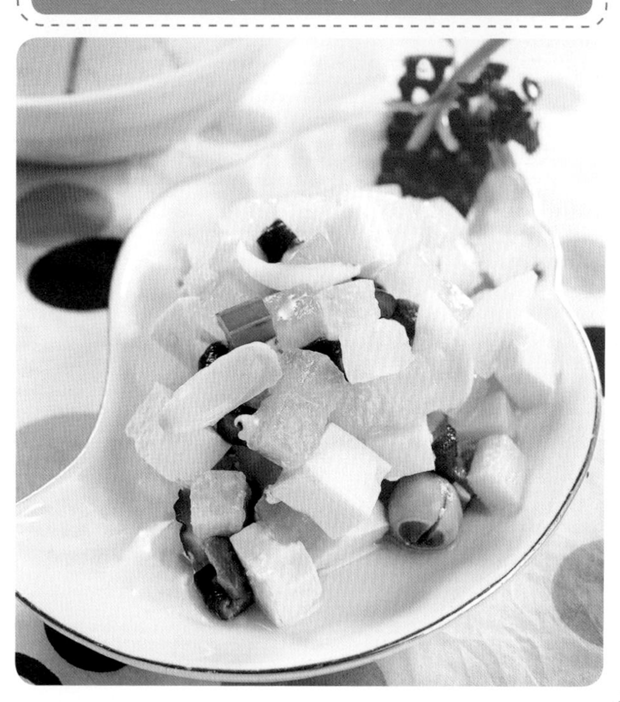

原料

冬瓜350克，莲子、百合、洋薏米、冬菇、面筋各20克，珍珠笋粒、豆腐粒各1汤匙

调料

素上汤、姜片、盐、花生油各适量

制作方法

1. 冬瓜去皮，切粒。莲子、百合、洋薏米洗净，浸软，隔水蒸熟。冬菇浸软，洗净，切粒。面筋洗净，切粒。
2. 锅入油烧热，爆香姜片，加入素上汤煮滚，放入全部原料，大火滚10分钟，加盐调味即可。

保健功效

可以帮助体形健美。

虾仁烩冬瓜

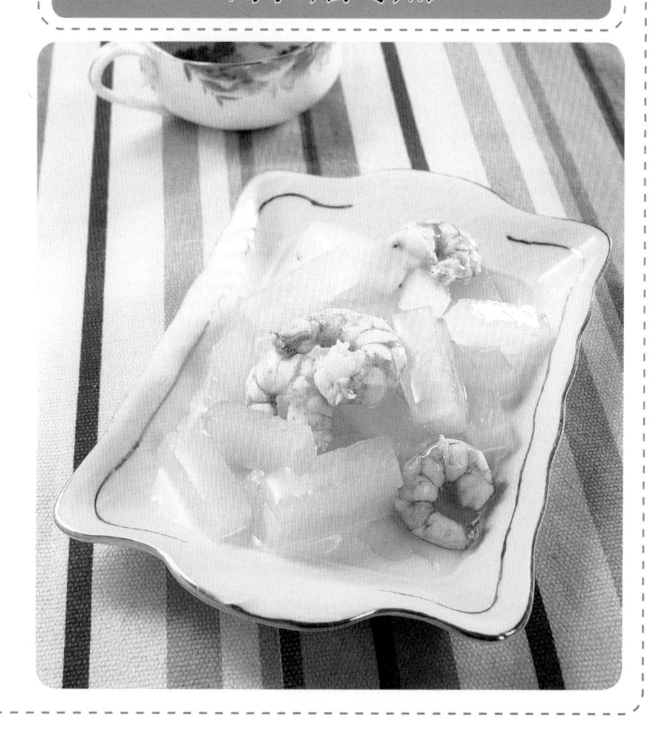

原料

虾100克，冬瓜300克

调料

香油、盐各适量

制作方法

1. 将虾去壳，剔除虾线，洗净，沥干水分，放入碗内。冬瓜洗净，去皮、瓤，切成小骨牌块。
2. 虾仁随冷水入锅，煮至酥烂时加冬瓜，同煮至冬瓜熟，加盐调味，盛入汤碗，淋上香油即成。

保健功效

具有补虚消肿，减肥健体的功效，适用于妇女妊娠水肿，形体肥胖者食之。

麻辣海米冬瓜

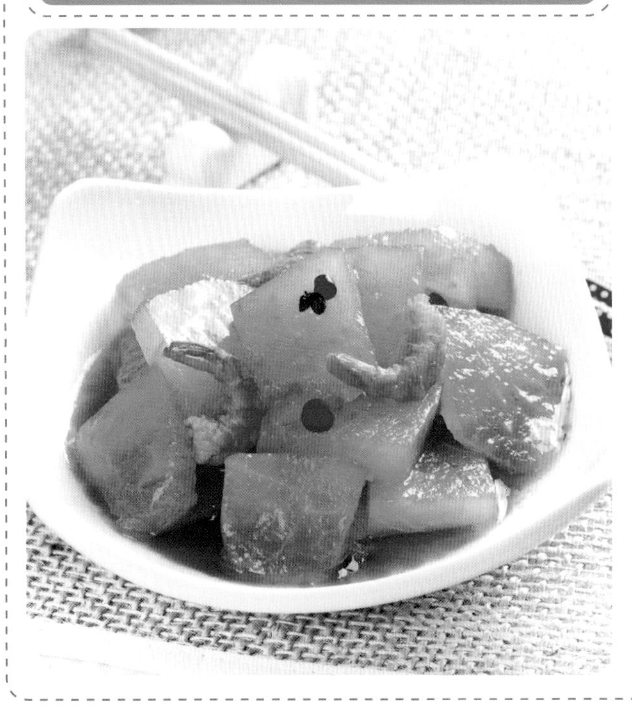

【原料】

冬瓜500克，海米50克

【调料】

干辣椒、盐各适量

【制作方法】

1. 冬瓜削去外皮，去瓤、子，洗净，切成小片，冬瓜加入盐腌渍片刻，入沸水锅中煮熟，捞出，沥干水分。海米泡软。
2. 炒锅入香油烧至七成热，放入干辣椒炸香，捞出干辣椒，将炸出的红油趁热淋在冬瓜片上，拌匀，撒上海米即可。

【保健功效】

具有清热生津，利尿消肿之功效。

回锅冬瓜

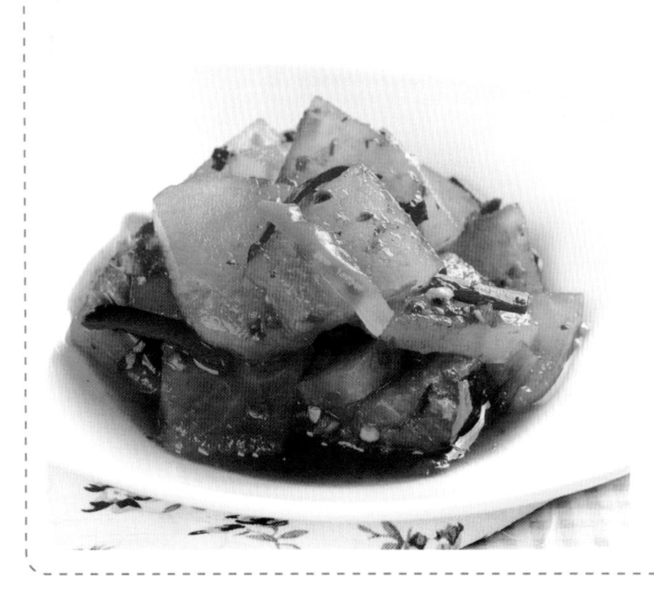

【原料】

冬瓜300克，青、红辣椒各30克

【调料】

葱段、豆瓣酱、酱油、白糖、盐各适量

【制作方法】

1. 冬瓜洗净，去皮，切厚片。青、红辣椒分别洗净，切丝。
2. 豆瓣酱、酱油、白糖调成味料。
3. 锅中加水，放入冬瓜片煮软，捞出，沥干水分。
4. 锅入油烧热，下入青、红椒丝、葱段炒出香味，再下味料炒约半钟，倒入冬瓜片、盐炒匀即可。

【保健功效】

具有减肥功能。

蒸素扣肉

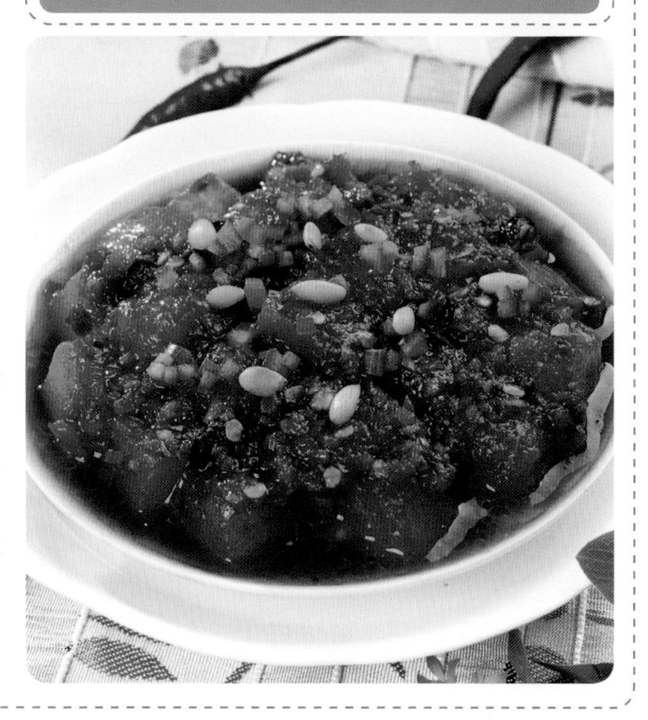

【原料】
冬瓜750克，45克

【调料】
葱花、红椒末、豆豉辣椒料、植物油、酱油、盐各适量

【制作方法】
1. 冬瓜去皮、去子，切成大块，用酱油抹上色。
2. 锅入油烧至八成热，下入冬瓜炸至起虎皮、呈砖红色，出锅。
3. 将炸好的冬瓜像扣肉一样扣入蒸钵中，放入豆豉辣椒料，上蒸笼蒸20分钟，取出，扣入盘中，撒上葱花、红椒末即可。

【保健功效】
能令肤色润泽。

番茄块拌芦荟

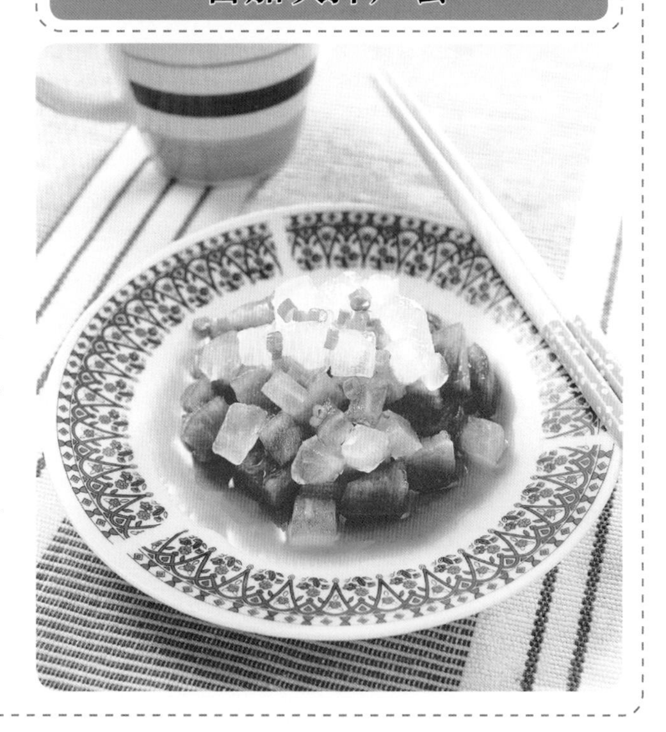

【原料】
番茄250克，芦荟、细香葱各50克

【调料】
香油、味精、鲜酱油各适量

【制作方法】
1. 番茄洗净，切块。芦荟取肉，在沸水中煮3¯5分钟，捞出切丁。
2. 将香油、味精、鲜酱油、细香葱调成料汁，与番茄丁、芦荟丁拌匀即成。

【保健功效】
适宜于高血压，心脏病，肾炎水肿等患者服食。

盐水花生芦荟

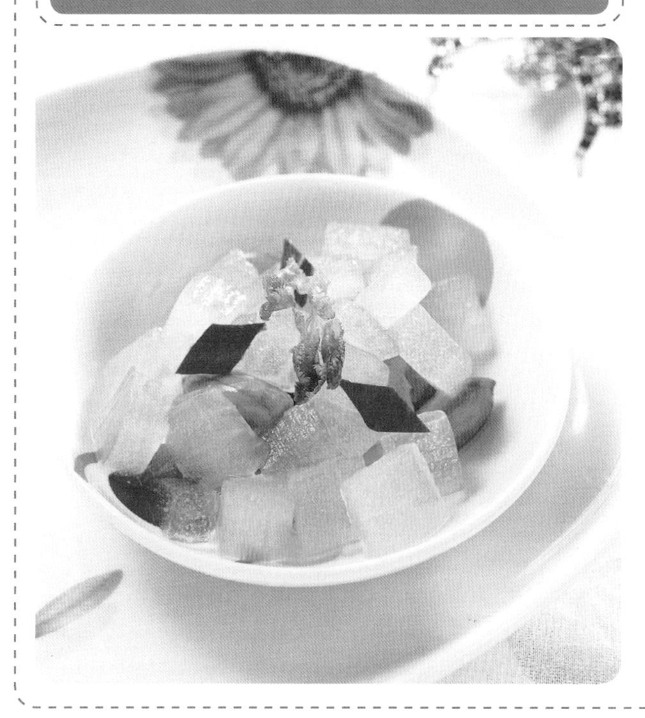

[原料]

生花生300克，芦荟叶肉100克

[调料]

红甜椒、盐各适量

[制作方法]

1. 将花生洗净，放入清水锅中，用小火煨至酥碎，加盐调味，倒去花生汁水，装盘。
2. 芦荟叶肉煮熟后取出，切丁，铺摆在花生上。
3. 将红甜椒切成菱形片，点缀在花生、芦荟上即成。

[保健功效]

能使头发柔软而有光泽、轻松舒爽，且具有去头屑的作用。

芦荟汁开洋西芹

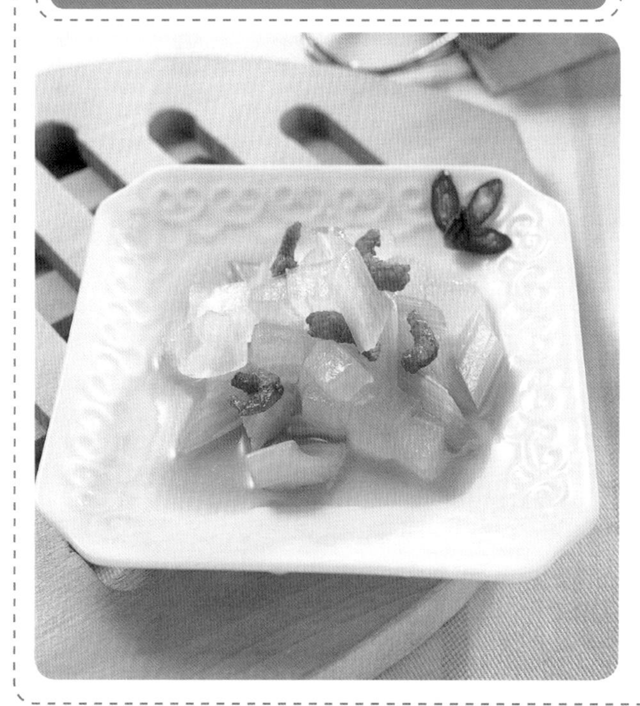

[原料]

西芹250克，开洋20克，芦荟叶肉200克

[调料]

豆油、酱油各适量

[制作方法]

1. 将西芹洗净，改切成块，与开洋一同放入油锅内烧熟，待用。
2. 将芦荟叶肉煮出汁水，放入西芹、开洋，收汁，加酱油调味，盛入盘中即成。

[保健功效]

对女性的皮肤有良好的营养、滋润、增白作用。

青苹果芦荟汤

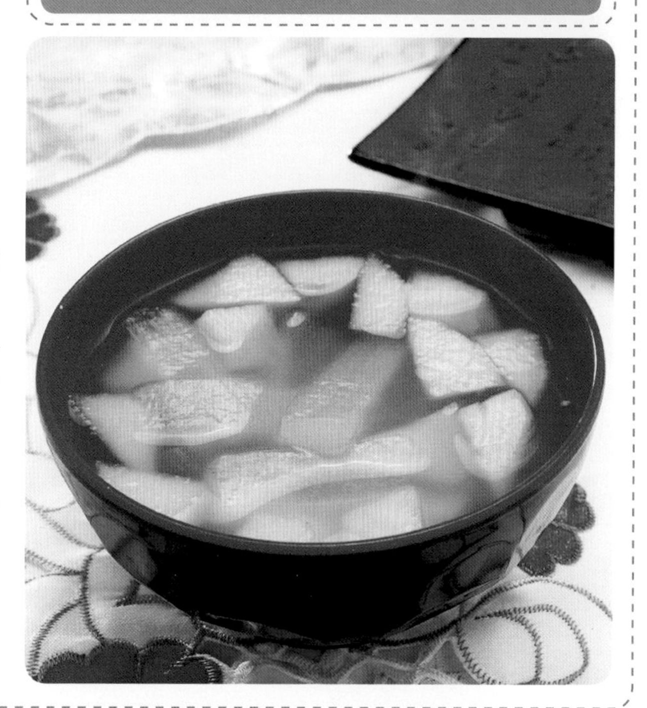

[原料]

青苹果300克，芦荟200克

[调料]

冰糖适量

[制作方法]

1. 苹果削去皮，切成小块。芦荟治净，切成小段。
2. 锅置火上，注入适量清水，放入苹果块、芦荟段，小火煮15分钟，调入冰糖即可。

[保健功效]

有保护肠壁、活化肠内有用的细菌、调整胃肠功能的作用。

红油芦荟

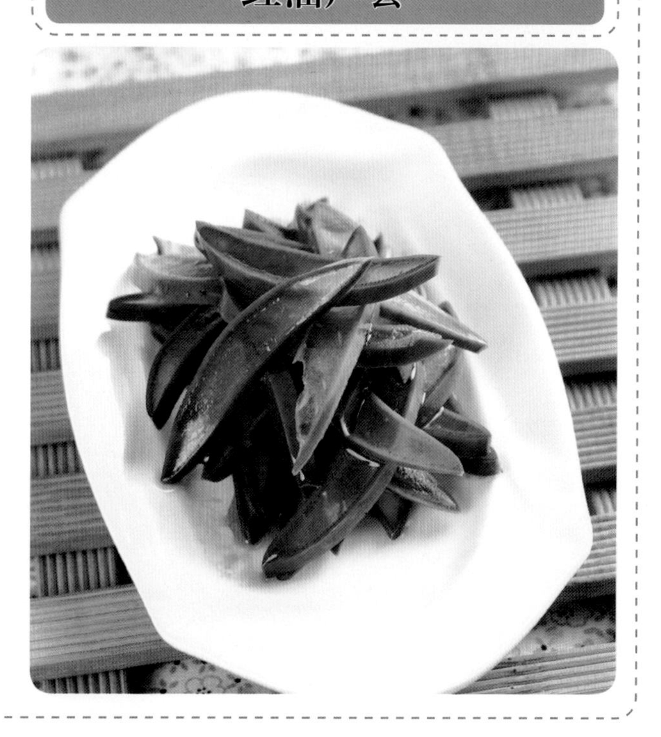

[原料]

芦荟150克

[调料]

辣椒油、香油、酱油、白糖、盐各适量

[制作方法]

1. 芦荟洗净，放入沸水锅中焯至断生，捞出，切成长片，装入盛器中，备用。
2. 取一小碟，放入酱油、盐、白糖、辣椒油、香油，调匀成红油味汁，浇在芦荟片上拌匀即可。

[保健功效]

具有极高的保湿功效，它的超强渗透力能够帮助肌肤捕捉氧气，锁住肌肤水分。

龙眼山药饮

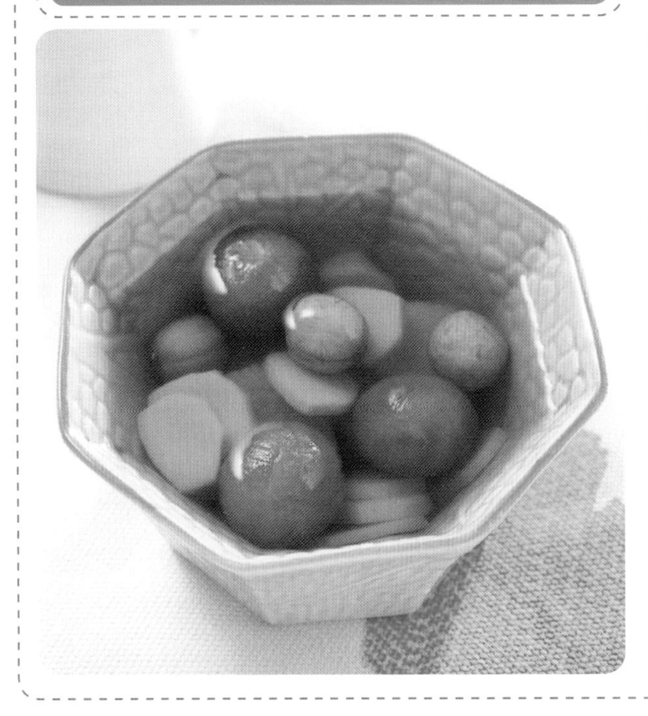

【原料】

龙眼肉、莲子各25克，山药50克

【调料】

白糖适量

【制作方法】

1. 山药洗净去皮，切成薄片。莲子洗净，浸泡2小时后去心。
2. 龙眼肉洗净，与山药片、莲子同放入锅内，加适量水，置武火上烧开，文火煎约50分钟，放入白糖拌匀，离火稍晾，过滤取汁即成。

【保健功效】

可减轻宫缩及下垂感，对于加速代谢的孕妇及胎儿的发育有利，具有安胎作用。

山药素汤

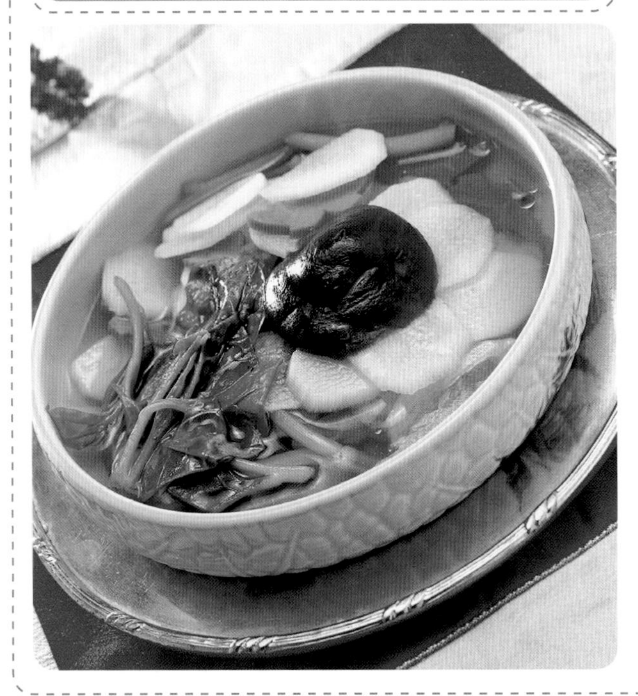

【原料】

山药200克，水发香菇、胡萝卜、木耳菜各50克

【调料】

盐、香油各适量

【制作方法】

1. 山药去皮，切片。水发香菇切片。胡萝卜洗净，切片。木耳菜择洗干净，将梗和叶分开。
2. 锅内放水，放木耳菜梗煮熟，捞出装入汤碗中，再放山药、香菇、胡萝卜片煮熟，最后放木耳菜叶，加盐调味，烧开后一起盛入汤碗内，加香油即可。

【保健功效】

可滋阴养肾。

玉米山药杏仁汤

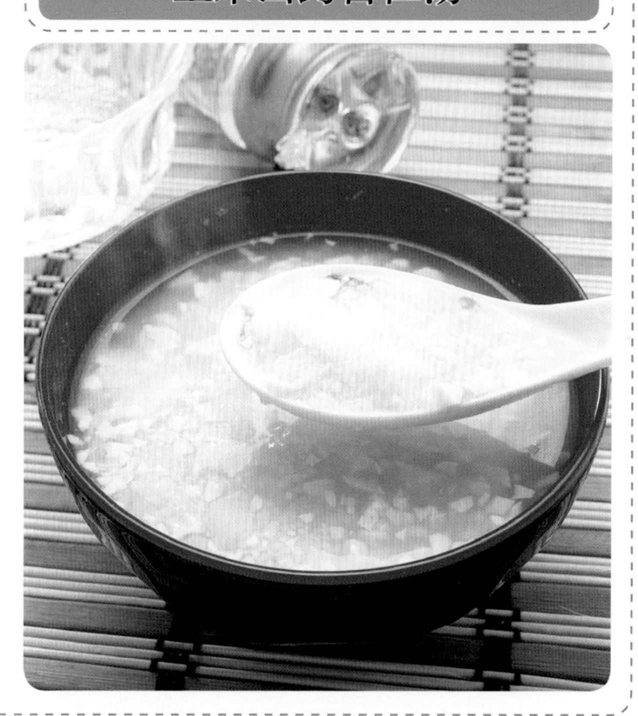

原料

玉米、山药各150克，杏仁50克

调料

白糖适量

制作方法

1. 杏仁去皮炒熟，切成米粒大小。玉米炒熟，研成粉末。山药洗净去皮，切成丁。
2. 将山药丁放入锅内，加适量水煮熟，投入杏仁粒、玉米粉同煮，加入适量白糖煮沸片刻即成。

保健功效

有增强人体免疫力，益心安神，宁咳定喘，延缓衰老等保健作用。

金橘山药粟米粥

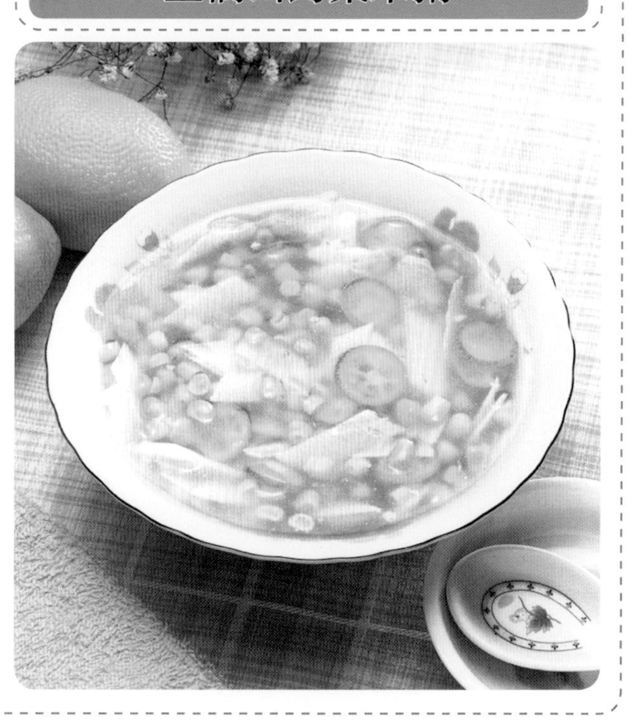

原料

鲜山药100克，金橘90克，粟米50克

调料

白糖适量

制作方法

1. 将金橘洗净，切片。
2. 将山药去皮，切片。
3. 将山药与金橘片及淘洗干净的粟米一同入锅，加适量水，用大火煮开，改用小火熬煮成稠粥，加入白糖即成。早晚分服。

保健功效

益气养血暖手脚。手脚发凉常对女性“情有独钟”。

车前山药粥

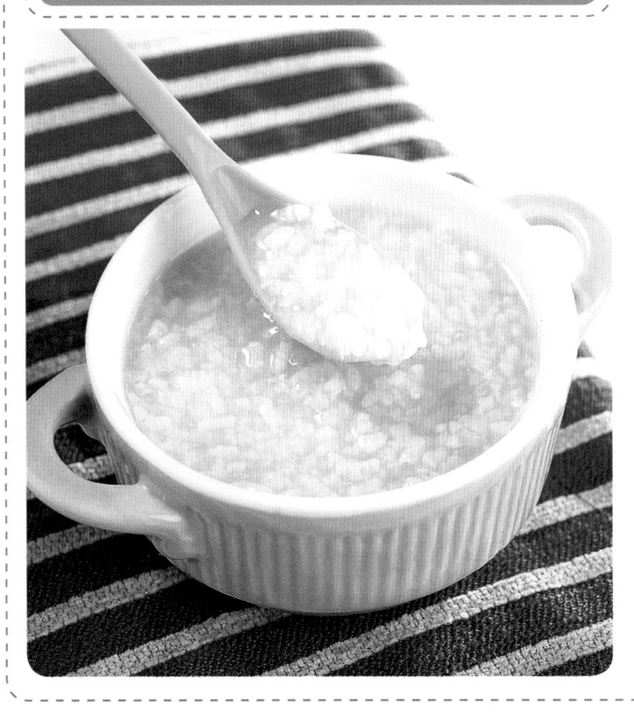

原料

山药30克，车前子12克，粳米50克

制作方法

1. 山药切碎，研成细粉。
2. 车前子择去杂质，装入细纱布袋内，扎紧袋口，制成药包。
3. 将药包与山药粉、粳米一同放入锅中，加适量清水，小火煮成粥即可。

保健功效

心腹虚胀，脾胃虚弱，不思饮食。

土豆鲜蘑沙拉

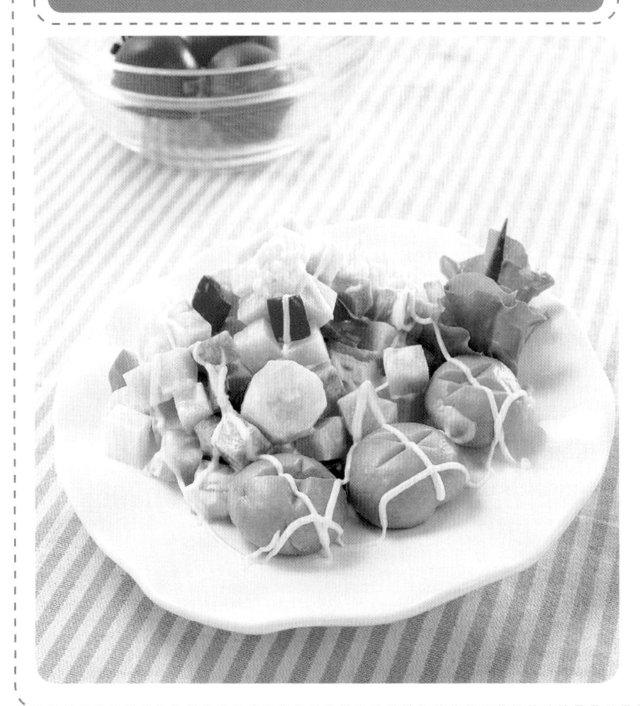

原料

土豆500克，胡萝卜100克，青菜叶50克，青柿子椒、红柿子椒、鲜蘑各250克，黄瓜150克

调料

辣椒粉、沙拉酱、生菜油、胡椒粉、盐、鲜蘑原汤各适量

制作方法

1. 土豆、胡萝卜、青柿子椒、红柿子椒煮熟，切丁。黄瓜去皮，切丁。鲜蘑焯水，切花刀。
2. 鲜蘑与土豆、胡萝卜、葱头、青红柿子椒、黄瓜拌匀，加辣椒粉、沙拉酱、胡椒粉、盐、生菜油拌匀，摆青菜叶即成。

保健功效

对脑细胞具有保健作用。

桂花土豆丁

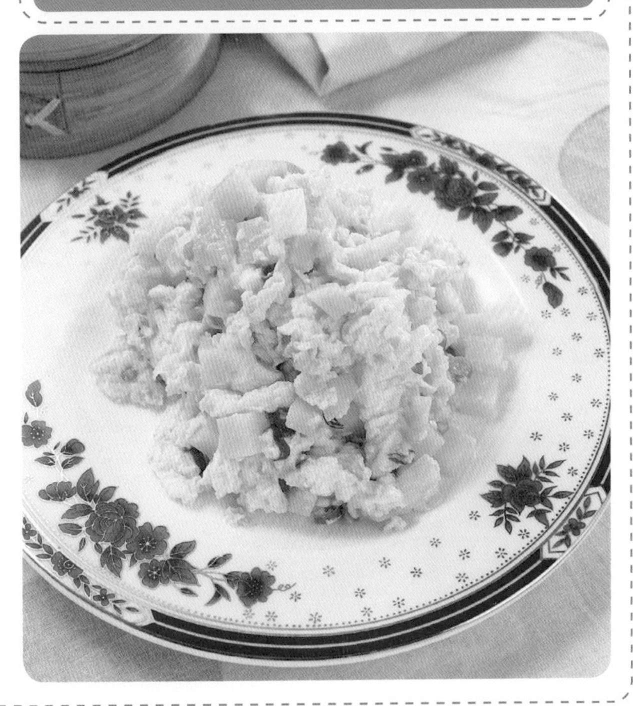

【原料】

土豆300克，鸡蛋3个

【调料】

盐、葱、味精、食用油、香油各适量

【制作方法】

1. 将土豆去皮，切成1厘米见方的小丁，放入开水锅焯熟后捞出，用凉水冲凉，撒盐拌匀，控干水分。鸡蛋加盐打散，葱切成葱花。
2. 炒锅倒油烧至五成热，将鸡蛋炒至半熟，加入土豆丁炒出香味，加葱花、味精炒匀，出锅装盘，淋香油即成。

【保健功效】

有一定的通便排毒作用。

大麦土豆粥

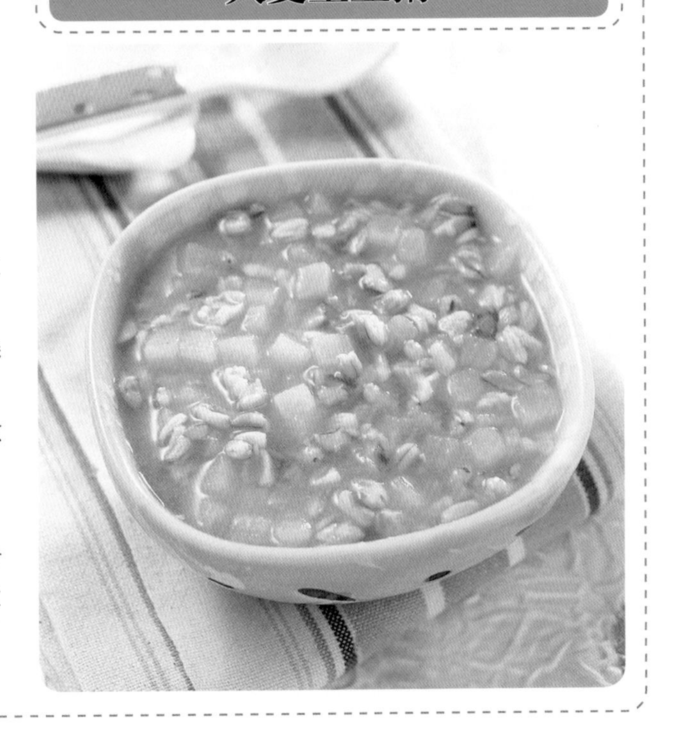

【原料】

大麦仁100克，土豆300克

【调料】

盐、葱花、植物油各适量

【制作方法】

1. 将土豆去皮，切成小丁。大麦仁去除杂质，洗净。
2. 将锅置火上，倒入适量植物油烧热，放入葱花煸香，加适量水，放入大麦仁烧沸，再加土豆丁煮成粥，加盐调味即成。

【保健功效】

适宜胃气虚弱、消化不良者食用，妇女回乳时乳房胀痛者宜食。

蒜香土豆泥

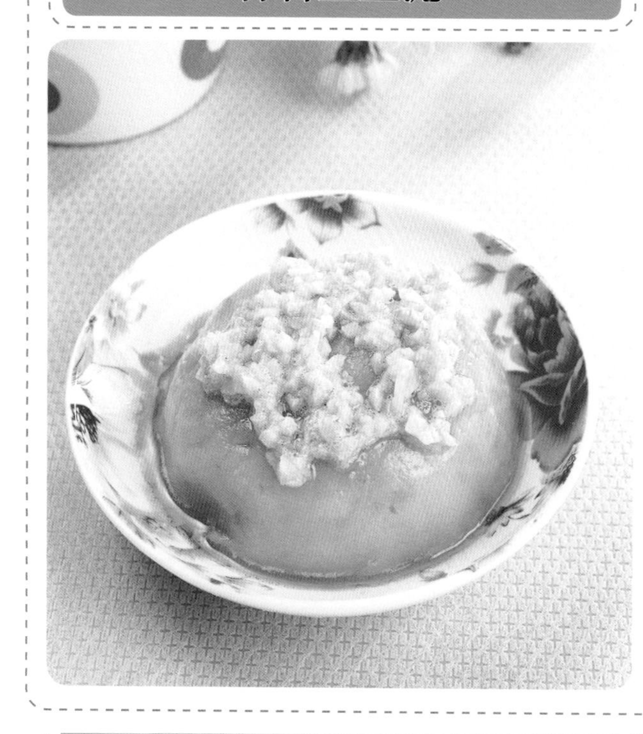

【原料】

土豆500克，牛奶200克，大蒜100克

【调料】

黄油、盐、胡椒粉各适量

【制作方法】

1. 土豆洗净去皮，放入锅内，加入水和牛奶上火煮熟，将余汤倒出。把土豆制成泥状，加入盐和胡椒粉，拌匀，扣入盘中。
2. 炒勺上火，放入黄油，将切好的蒜末炒出香味，浇在土豆泥上或直接拌入土豆泥中均可。

【保健功效】

有很好的呵护肌肤、保养容颜的功效。

姜汁马铃薯

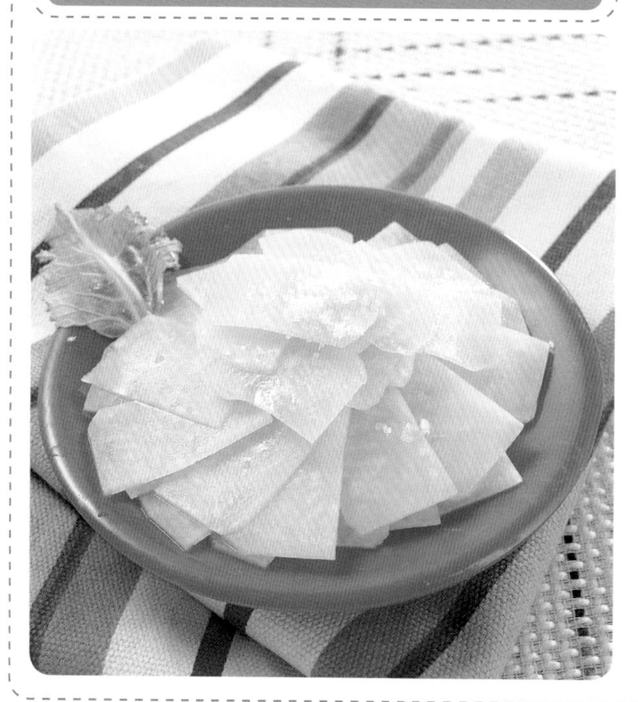

【原料】

马铃薯（土豆）200克

【调料】

姜汁、白糖各适量

【制作方法】

马铃薯削去皮，洗净，切片，入沸水锅中烫至断生，捞出沥净水分，盛入盘中，滴入少许姜汁，拌入白糖即可。

【保健功效】

有一定的美容、抗衰老作用，经常吃土豆的人身体健康，老得慢。

土豆烧排骨

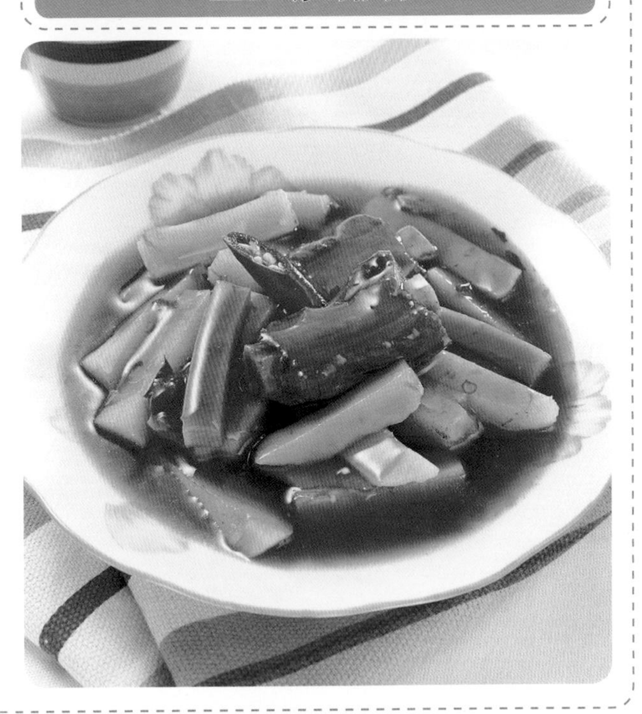

[原料]

排骨、土豆各150克，胡萝卜80克

[调料]

郫县豆瓣酱、干辣椒、花椒、盐、冰糖、酱油、醋、花生油各适量

[制作方法]

1. 排骨洗净斩段，汆水，沥水。胡萝卜、土豆去皮洗净，切条。
2. 锅放油烧热，入郫县豆瓣酱、干辣椒、花椒、冰糖、酱油、醋翻炒，放排骨大火翻炒至出油，加水，加盖炖至收汁， 淋香油，放胡萝卜和土豆翻炒，再加水使没过材料，加盖炖烂即成。

[保健功效]

具有延缓衰老的功效。

胡萝卜土豆烧排骨

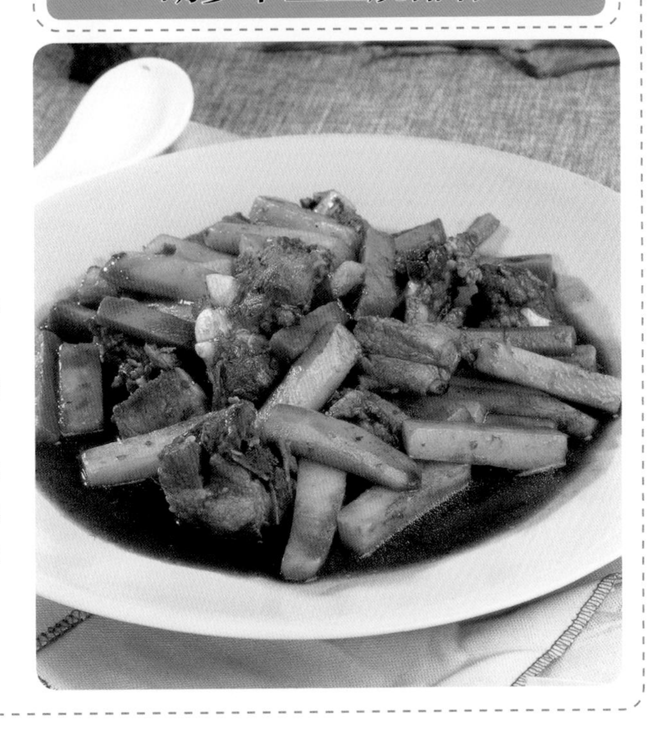

[原料]

胡萝卜100克，土豆、肋排段各200克

[调料]

豆瓣酱、干辣椒、花椒、大料、盐、冰糖、酱油、醋、花生油各适量

[制作方法]

1. 胡萝卜、土豆洗净，切条。肋排段洗净，入沸水中汆水，捞出。
2. 锅入油烧热，加豆瓣酱、干辣椒、花椒、大料、冰糖、醋、酱油翻炒，入肋排炒至出油，加开水没过排骨，加盖炖至排骨熟透，放胡萝卜条、土豆条翻拌炖烂，加盐调味即可。

[保健功效]

具有美容养颜的功效

红枣葡萄干土豆泥

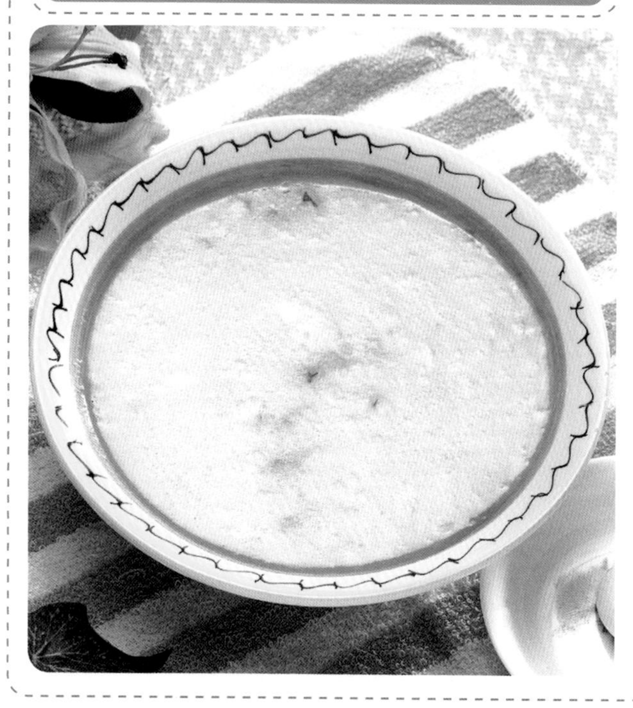

原料

土豆100克，葡萄干、红枣各25克

调料

蜂蜜适量

制作方法

1. 将葡萄干用温水泡软，切碎。
2. 土豆洗净，切大块，蒸熟后剥去皮，趁热做成土豆泥。
3. 红枣煮熟，去皮、核，剁成泥。
4. 将炒锅置火上，加水少许，放入土豆泥、红枣泥及葡萄干，用微火煮制片刻，离火晾至温热，加入蜂蜜调匀即可。

保健功效

能宽肠通便，帮助机体及时排泄代谢毒素，防止便秘。

红薯蒸饭

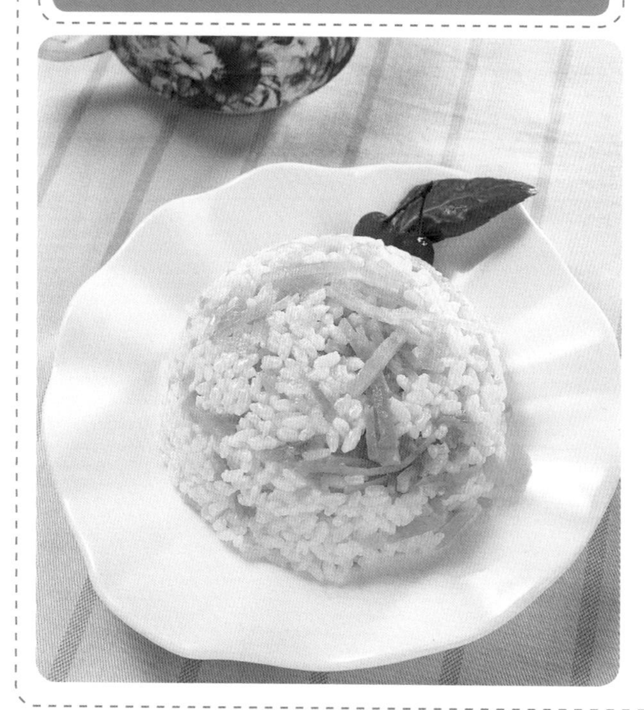

原料

红薯250克，糙米1/2碗

制作方法

1. 红薯去皮洗净，切成细丝，备用。
2. 糙米洗净，同红薯丝一起放入容器中，再放入电锅中，加水蒸熟后即可食用。

保健功效

对保护人体皮肤，延缓衰老有一定的作用。

红薯粥

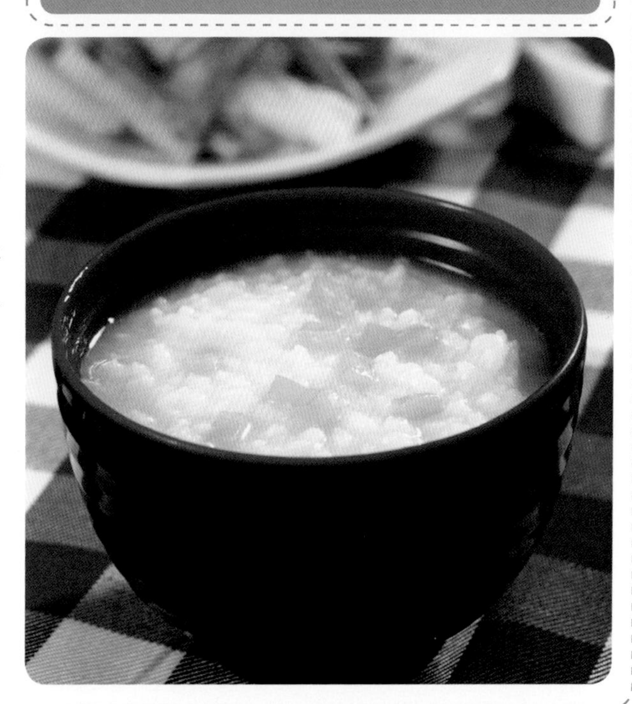

原料

红薯50克，大米100克

制作方法

1. 红薯洗净，去皮，切成块。大米淘洗干净。
2. 锅内加适量清水置火上，放入红薯块和大米，中火煮沸，再转小火煮至红薯熟透、米汤黏稠即可。

保健功效

有促进胃肠蠕动、预防便秘和结肠直肠癌的作用。

红薯双仁汤

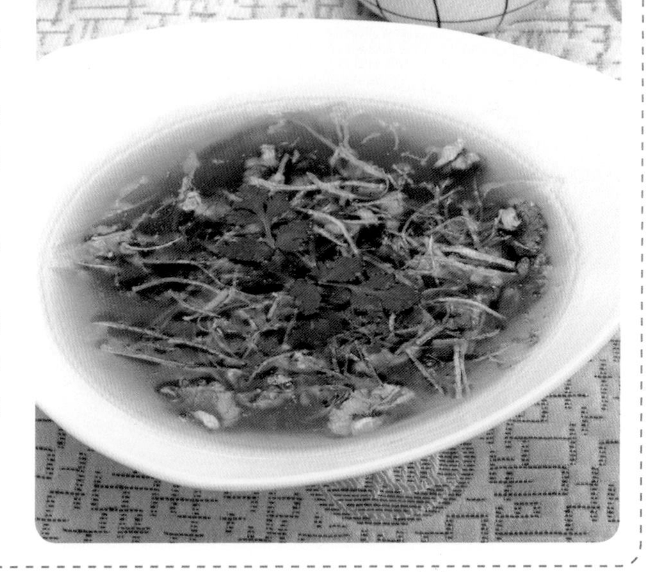

原料

红薯150克，杏仁、核桃仁各20克

调料

香菜末、植物油、藕粉、蜂蜜各适量

制作方法

1. 红薯洗净，去皮，切丝，用清水洗去糖分，控干。藕粉加蜂蜜和清水调稀。
2. 锅入油烧热，放入红薯丝炸至色泽金黄，捞出，沥油。
3. 沙锅置火上，放入杏仁、核桃仁、蜂蜜和清水烧开，续煮10分钟，淋藕粉水勾芡，加红薯丝稍煮，撒香菜末即可。

保健功效

增强机体免疫力。

蜜烧红薯

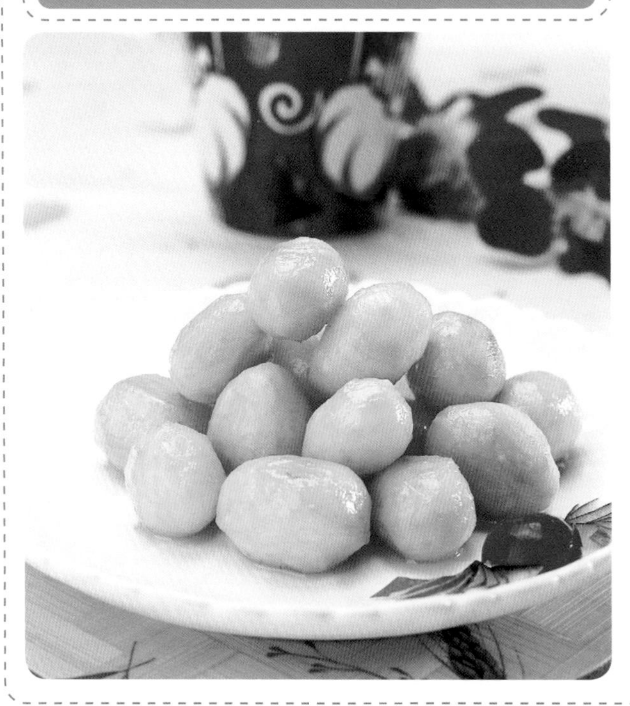

【原料】

红薯500克，红枣50克

【调料】

蜂蜜、冰糖、植物油各适量

【制作方法】

1. 红薯洗净，先切成长方形，再分别削成鸽蛋形。红枣洗净去核，切成碎末。
2. 炒锅上火，放油烧热，下红薯炸熟，捞出沥油。
3. 锅留油烧热，加清水，放冰糖熬化，入过油的红薯，煮至汁黏，加入蜂蜜，撒入红枣末推匀，再煮5分钟，盛入盘内即成。

【保健功效】

可使皮肤光滑细腻。

陈皮红薯

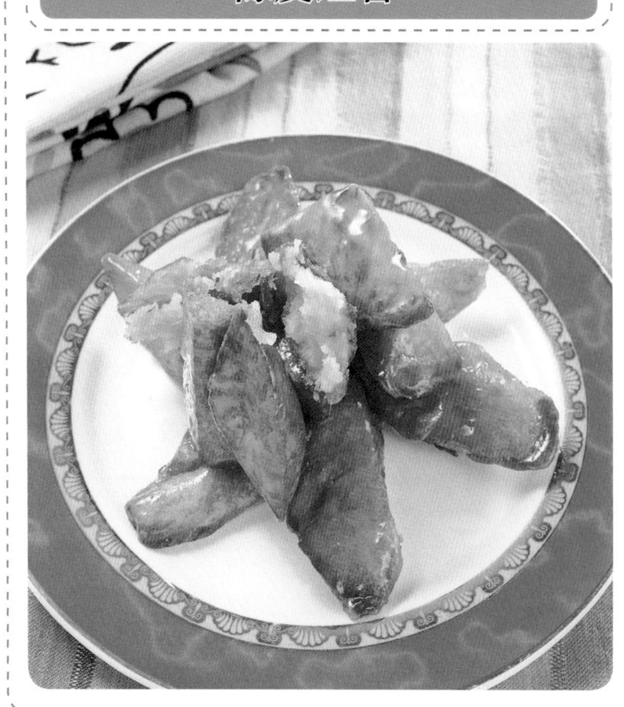

【原料】

红薯200克，陈皮适量

【调料】

蜂蜜、白糖各适量

【制作方法】

1. 红薯去皮后洗净，切成10厘米长的条，泡在清水中以防切口处变色。
2. 将红薯条沥尽水分，放入锅中，加入陈皮、蜂蜜及白糖，加水至盖过红薯条，开小火煮30～40分钟，待红薯熟透后离火晾凉即可。

【保健功效】

对保护人体皮肤，延缓衰老有一定的作用。

炒红薯乳瓜

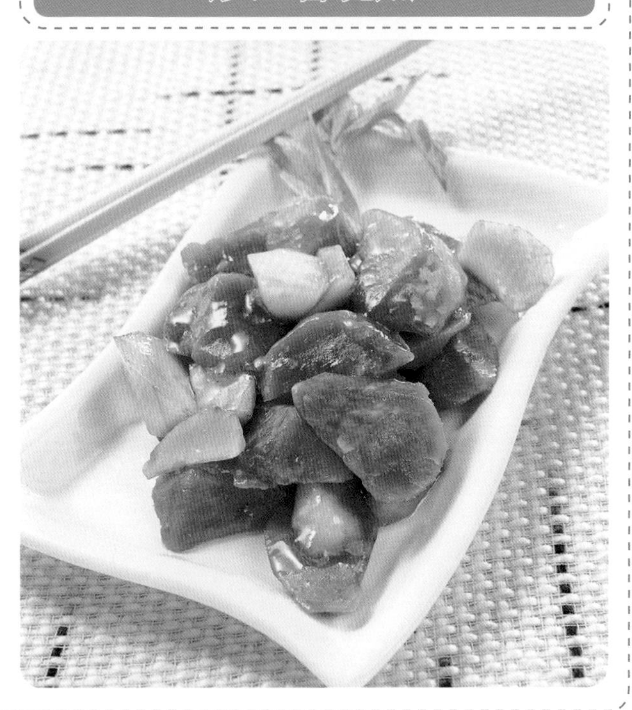

【原料】
红薯（红薯）300克，乳瓜200克

【调料】
盐、葱段、蒜末、鸡精、食用油各适量

【制作方法】
1. 红薯洗净去皮，切滚刀块。乳瓜洗净，去皮、瓤，切滚刀块。
2. 坐锅点火放油，烧至四成热时放入蒜末、葱段炒出香味，倒入红薯块煸炒至五成熟，放入乳瓜炒匀，加入适量清水，放盐、鸡精调味，待汤汁收干即可。

【保健功效】
含热量非常低，是一种理想的减肥食品。

红薯鱼肉饼

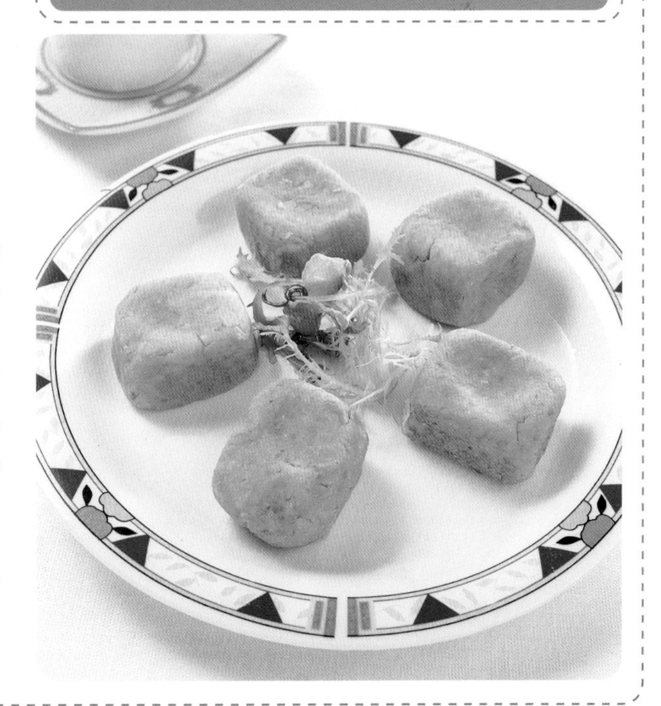

【原料】
红薯250克，面粉10克，鱼肉50克

【调料】
酱油、葱姜末、玉米油各适量

【制作方法】
1. 红薯蒸熟，去皮，压成泥状，加面粉揉成团。净鱼肉剁细，加酱油拌匀。
2. 锅中加玉米油烧热，下葱姜末炒香，再下鱼肉略炒，做成馅，包入红薯泥面团中，压成饼，蒸熟即成。

【保健功效】
助于人体细胞液体和电解质平衡，维持正常血压和心脏功能。

瓜薯菜窝头

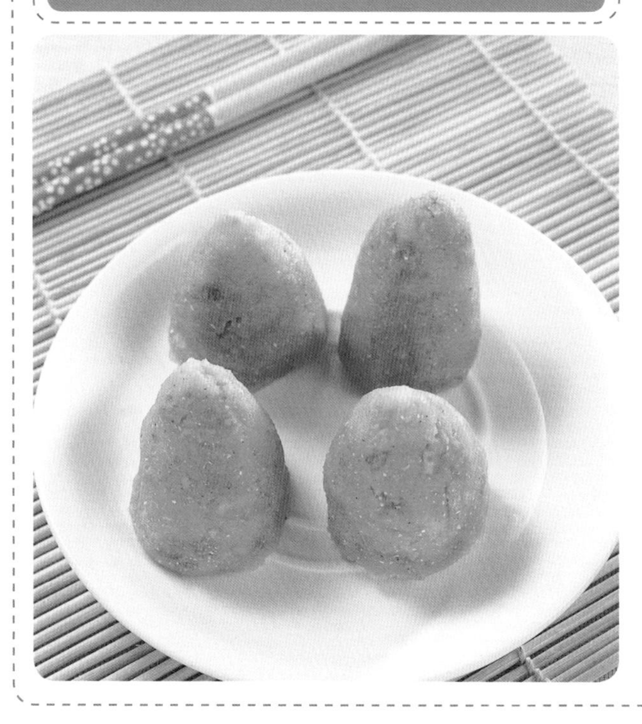

[原料]

冬瓜300克，甘薯（红薯）200克，玉米粉100克

[调料]

盐、葱、姜各适量

[制作方法]

1. 冬瓜去皮，切成细末。甘薯去皮，剁成细泥。葱、姜切末。
2. 冬瓜末、甘薯泥加葱姜末、盐、玉米粉调匀，捏成窝头形状，上笼用旺火蒸20分钟即成。

[保健功效]

进入肠道后，能清理肠管内的废物，将毒素与废物集合起来，让其顺利排出体外。

姜汁糖

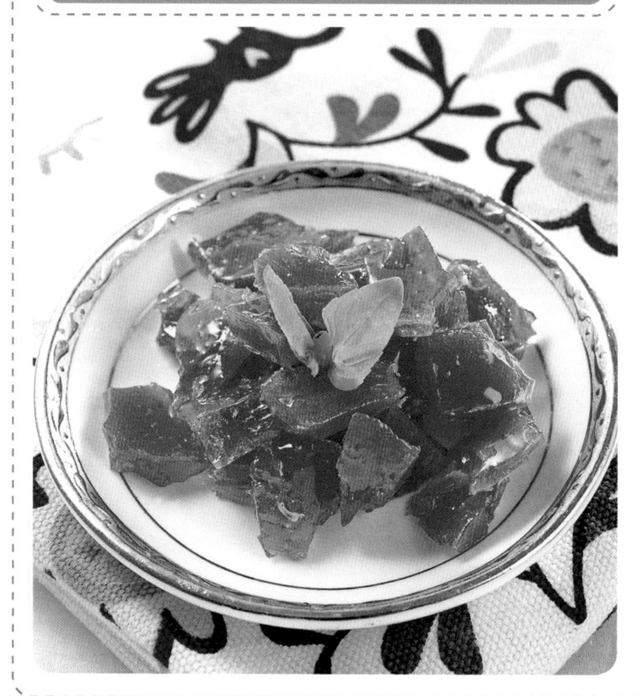

[原料]

白糖250克，生姜汁1汤匙

[制作方法]

白糖放锅中，加少许水煎熬至较浓时加入生姜汁调匀，再继续煎至用铲挑起成丝状而不粘手时离火，倒在大盆中（盆四壁及底部涂抹食用油），稍晾后，用刀切分成50块左右，装盘即可。

[保健功效]

具有显著抑制皮肤真菌和杀死女性阴道滴虫的功效，可治疗各种痈肿疮毒。

良姜陈皮粥

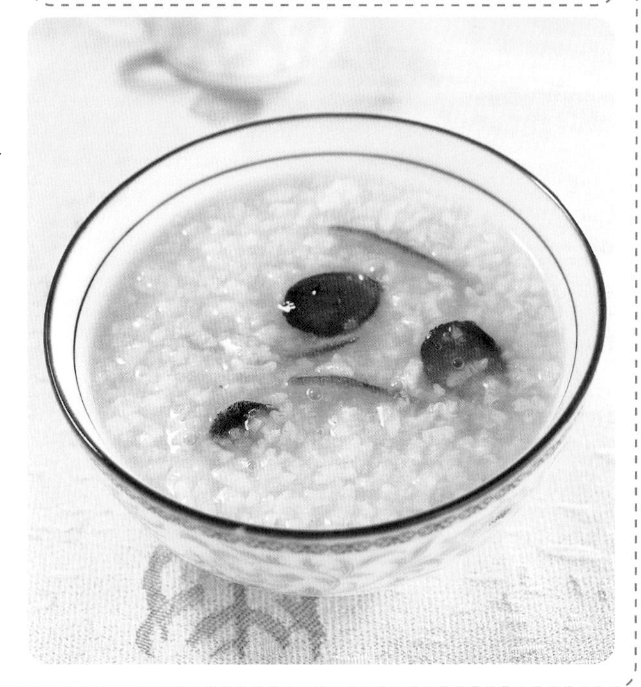

原料

高良姜、陈皮各10克，粳米50克

制作方法

将高良姜切片，与陈皮、粳米一起熬煮成粥即可。

保健功效

可消食止痛，祛除胃寒。

红枣鲜姜粥

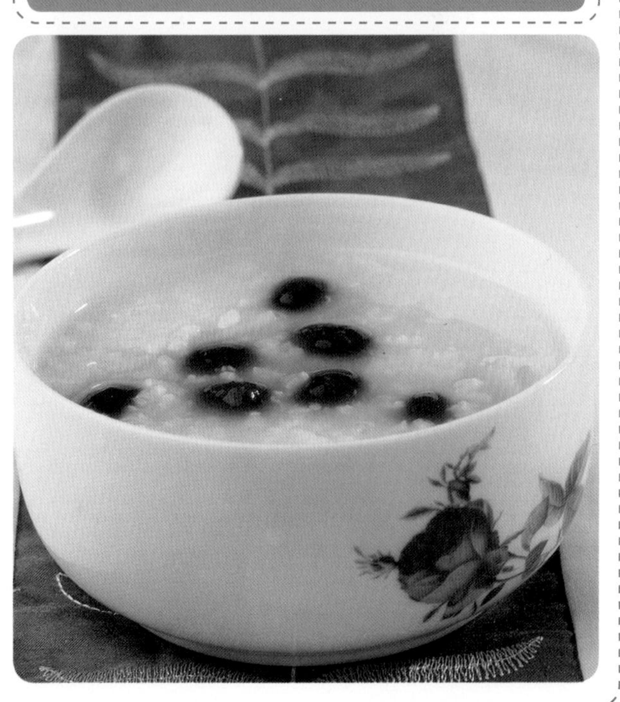

原料

红枣、鲜姜各10克，粳米200克

调料

植物油、盐各适量

制作方法

1. 红枣洗净，去核。鲜姜洗净，切片。粳米淘洗干净，浸泡1小时。
2. 净锅置火上，加入适量清水，下入粳米、姜片、红枣，同煮成粥，加植物油、精盐调味，再稍煮即可。

保健功效

可使少女面色红润。

鲜姜粳米粥

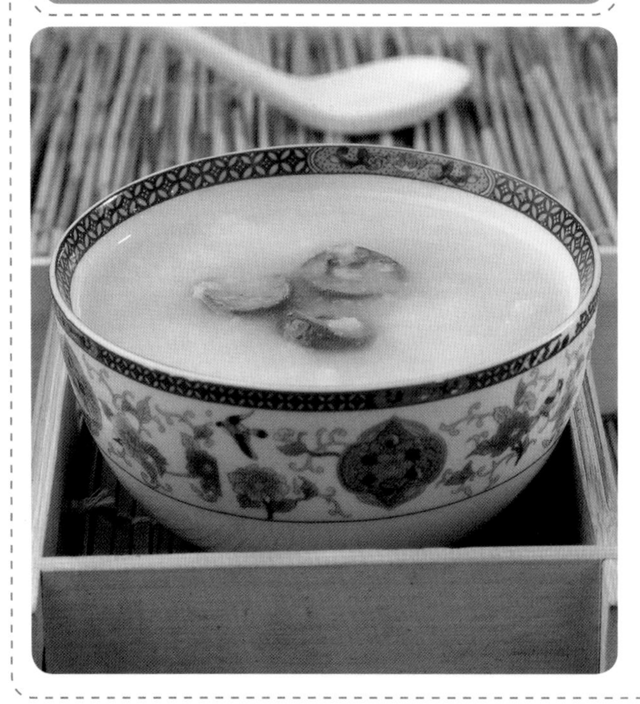

原料

鲜姜末15克，粳米200克

调料

红糖适量

制作方法

1. 粳米淘洗干净，清水浸泡1小时。
2. 净锅置火上，加入适量清水，下入粳米，大火烧沸，加入姜末，转小火熬煮成粥，再下入少许红糖拌匀，稍焖片刻即成。

保健功效

补脾益胃，扶助正气，散寒通阳。

姜葱糯米粥

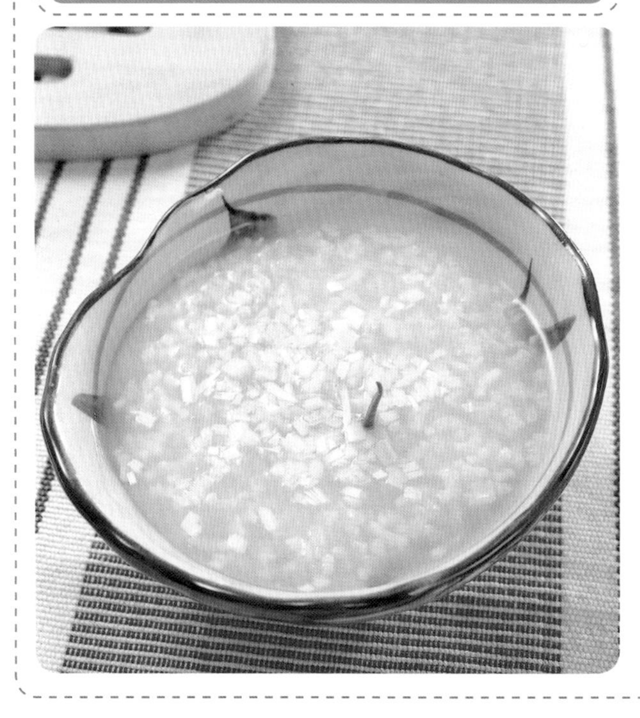

原料

糯米50克，葱白15克，生姜6克

调料

盐、米醋各适量

制作方法

1. 生姜洗净，去皮切末。糯米洗净，与姜末同放入锅中，加适量水煮成粥。
2. 葱白洗净，切碎，放入粥内再煮3¯5分钟，加米醋、盐调味后即可食用。

保健功效

抑制癌细胞活性、降低癌的毒害作用。

红枣洋参饮

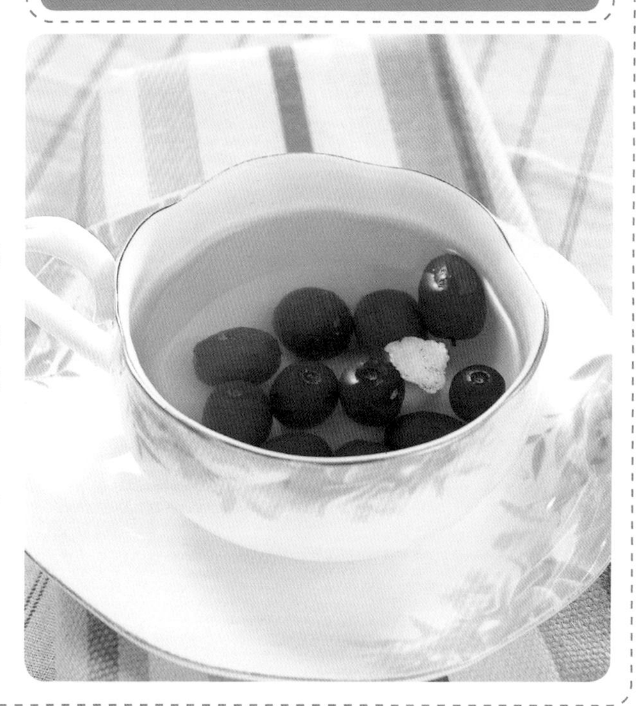

原料

红枣10枚，西洋参10克

调料

冰糖适量

制作方法

1. 红枣洗净，去核。西洋参洗净切片。
2. 红枣、西洋参放入汤锅内，加100毫升水，放入冰糖，置中火上炖制15分钟即成。

保健功效

它们对防治骨质疏松、产后贫血有重要作用。

香菇红枣汤

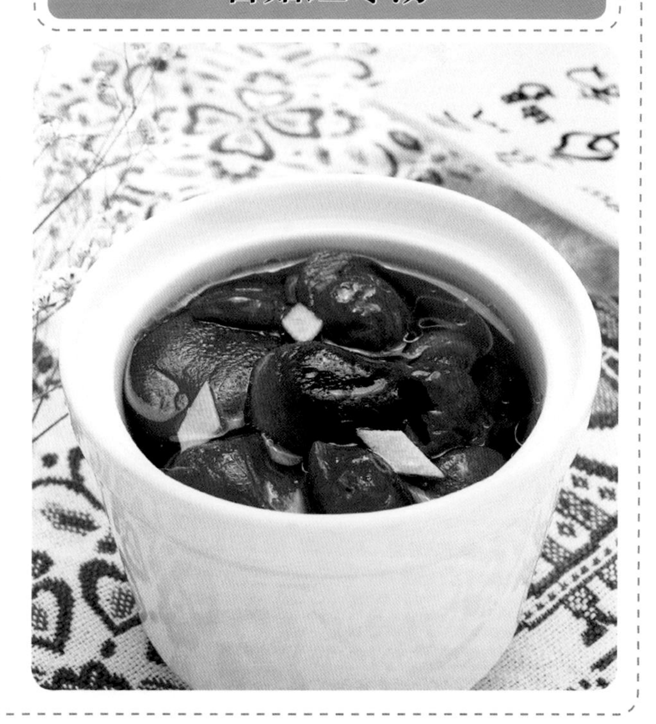

原料

红枣10枚，香菇（干品）20朵

调料

盐、料酒、味精、姜片、色拉油各适量

制作方法

1. 红枣去核洗净。香菇用温水泡至软涨，捞出洗去泥沙。
2. 将泡香菇的水注入盅内，放入香菇、红枣，调入盐、味精、料酒、姜片、色拉油及少许水，隔水炖熟即可。

保健功效

对青少年和女性贫血有十分理想的食疗作用。

红枣木耳羊肉汤

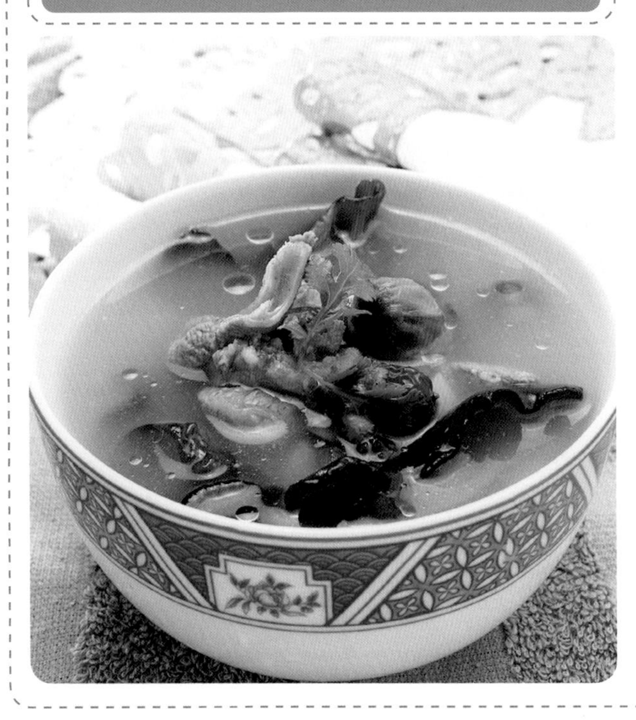

【原料】
羊肉300克，红枣10颗，木耳、桂圆肉各50克，生姜2片

【调料】
盐适量

【制作方法】
1. 羊肉洗净，切小块，入沸水锅中汆透，捞出洗净。
2. 木耳发好洗净。红枣洗净去核。
3. 瓦煲内加清水烧沸，放入羊肉、木耳、桂圆肉、红枣、生姜，用中火炖3小时至羊肉熟烂，加少许盐调味即可。

【保健功效】
对病后体虚的人也有良好的滋补作用。

桂圆桑葚粥

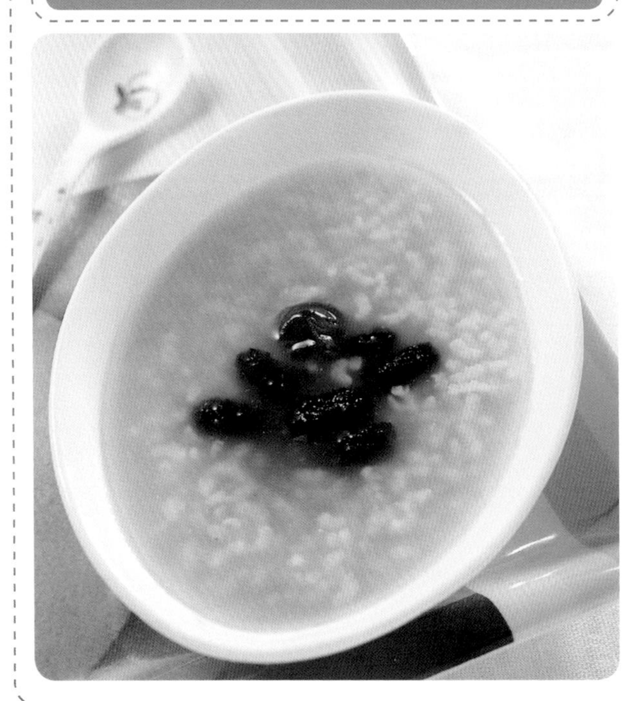

【原料】
桂圆肉、桑葚、糯米各50克

【调料】
蜂蜜适量

【制作方法】
1. 糯米洗净，用清水浸泡2小时。桂圆肉、桑葚洗净，备用。
2. 糯米、桂圆肉、桑葚同入锅内，加适量清水煮开，转小火熬烂，加蜂蜜调匀即可。

【保健功效】
有补益作用，对病后需要调养及体质虚弱的人有辅助疗效。

白果蒸桂圆肉

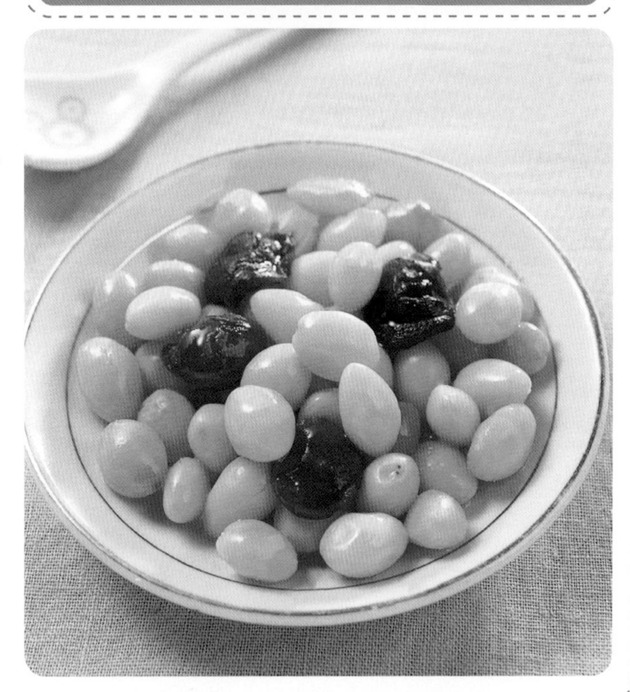

【原料】
白果200克，桂圆肉50克

【制作方法】
将白果和桂圆肉同入锅中，加清水适量，蒸至熟透即成。

【保健功效】
适用于辅助治疗心悸、健忘、失眠、产后血虚等症。

花生桂圆红枣汤

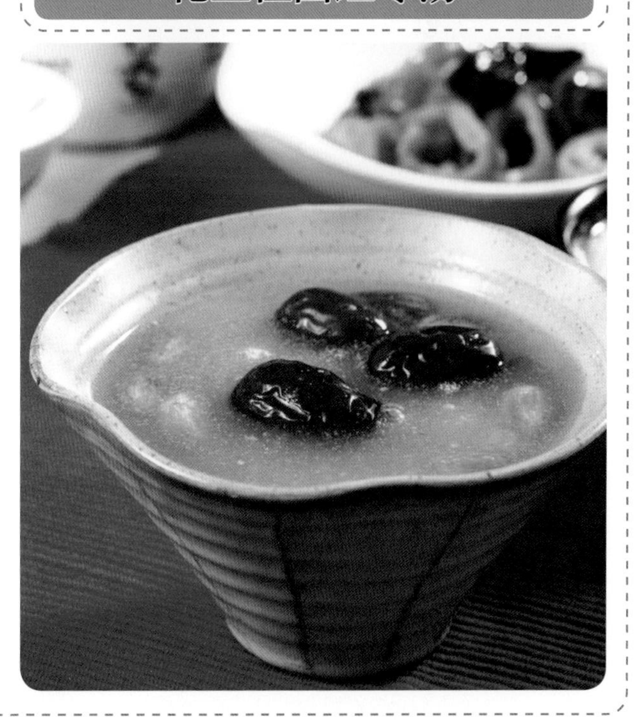

【原料】
带皮花生仁300克，桂圆肉100克，红枣20颗

【调料】
白糖适量

【制作方法】
1. 花生仁洗净，提前用清水泡涨，沥干水分，备用。
2. 锅置火上，把花生仁、红枣放入锅中，加适量水，大火煮开，转小火慢炖40分钟。
3. 桂圆肉剥散，加入锅中续煮5分钟，加白糖调味即可。

【保健功效】
有补血安神，健脑益智，补养心脾的功效。

金丝桂圆茶

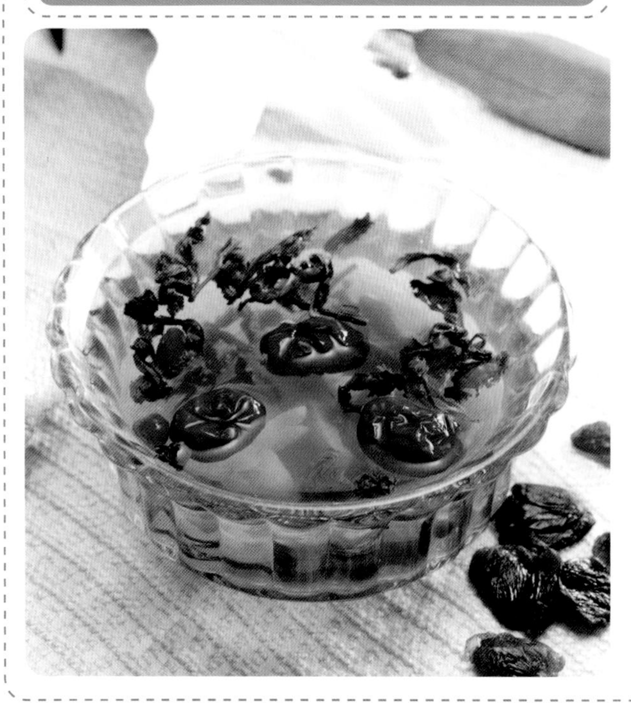

原料

金丝小枣4枚，桂圆肉5克，枸杞子3克，乌龙茶2克

制作方法

将所有原料混合，用沸水冲泡15分钟即成。

保健功效

滋阴养血，降脂减肥，益智明目，防病延年，强身健体。

桂圆莲子粥

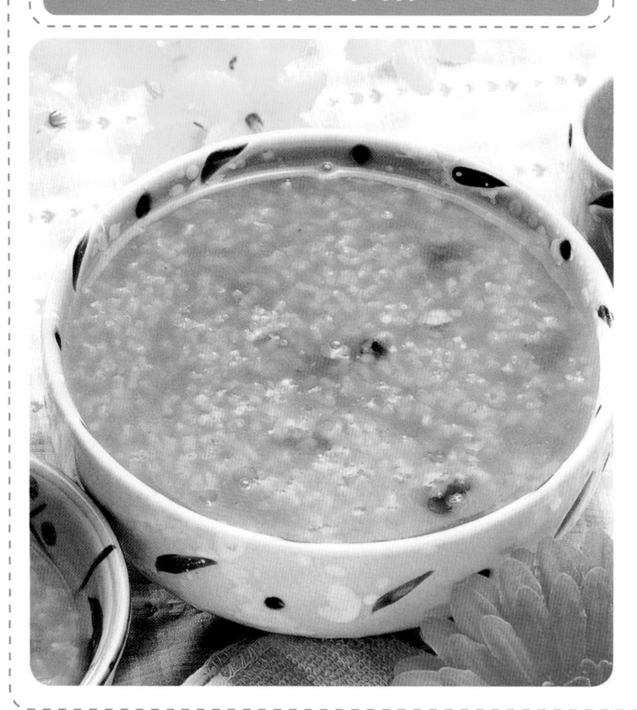

原料

莲子30克，桂圆50克，红枣20个，糯米50克

制作方法

1. 桂圆去壳取肉。红枣洗净。莲子洗净，去心。
2. 莲子、桂圆肉、红枣、糯米同入锅中，加适量水，文火煮粥后即可食用。

保健功效

有补血安神，健脑益智，补养心脾的功效。

银耳莲子羹

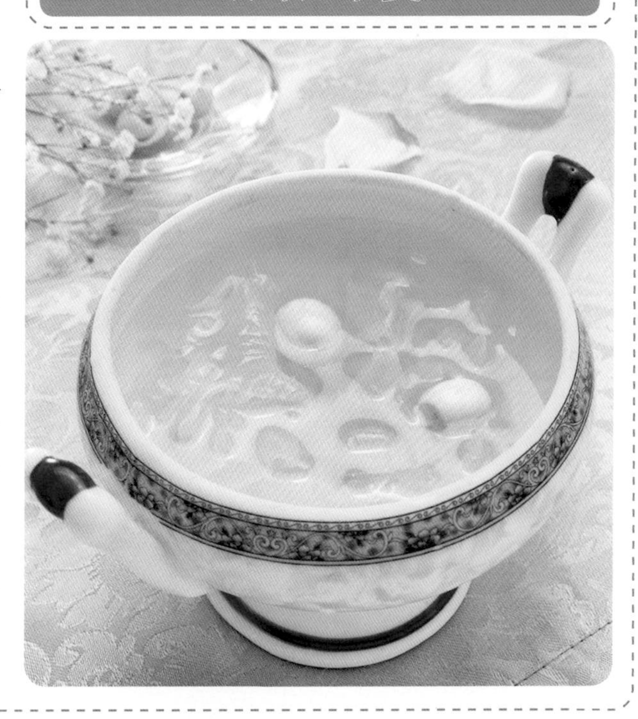

原料

银耳、莲子各30克，红枣20颗，百合50克

调料

冰糖适量

制作方法

1. 银耳用水浸泡后洗净，撕成小朵。莲子、红枣洗净后浸泡。
2. 百合去杂质，洗净。
3. 锅内放水，加莲子、红枣、百合煮沸片刻，加银耳煮至浓稠，以冰糖调味即可。

保健功效

对于久病、产后或老年体虚者是常用营养佳品。

八宝莲子

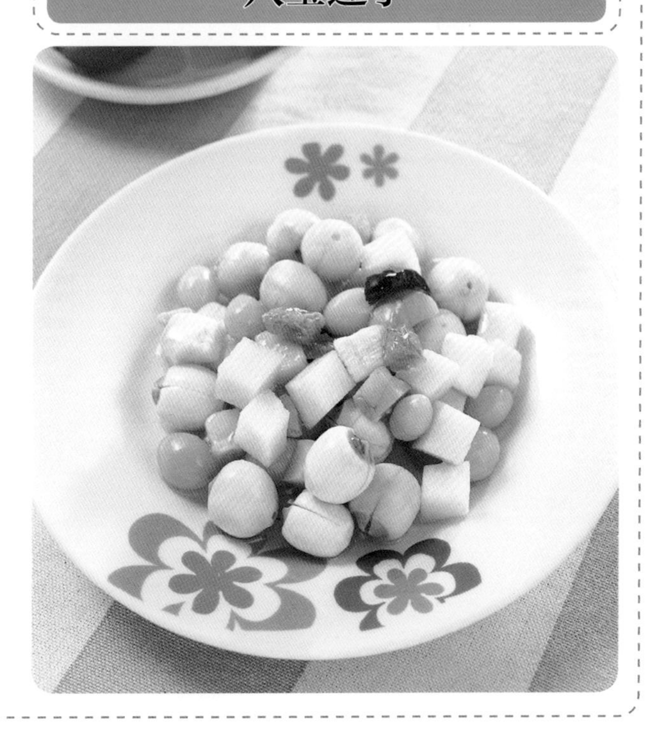

原料

莲子50克，银杏、板栗、橘饼、苹果、橘子、香蕉、蜜枣各25克

调料

白糖、水淀粉各适量

制作方法

1. 将所有原料切成同莲子、银杏大小相仿的丁。
2. 锅中盛清水，放入莲子、银杏、板栗、橘饼、苹果、橘子、香蕉、蜜枣，加白糖烧沸后用水淀粉勾芡，拌炒均匀即可。

保健功效

具有清心醒脾，补脾止泻，养心安神明目、补中养神，止泻固精，益肾涩精止带。

白果莲子汤

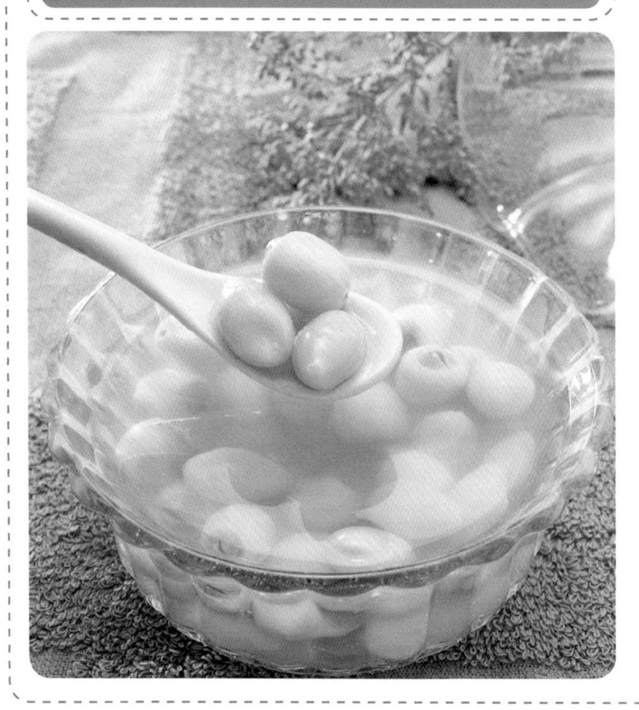

[原料]

白果10枚，莲子30克

[调料]

白糖适量

[制作方法]

1. 白果炒熟去壳，莲子洗净。
2. 莲子入锅，加水煮至将熟。
3. 将白果仁放入锅中同煮至熟，加白糖调味即可。

[保健功效]

养心益肾。注意已发芽的白果不能食用。

莲子银耳菠菜汤

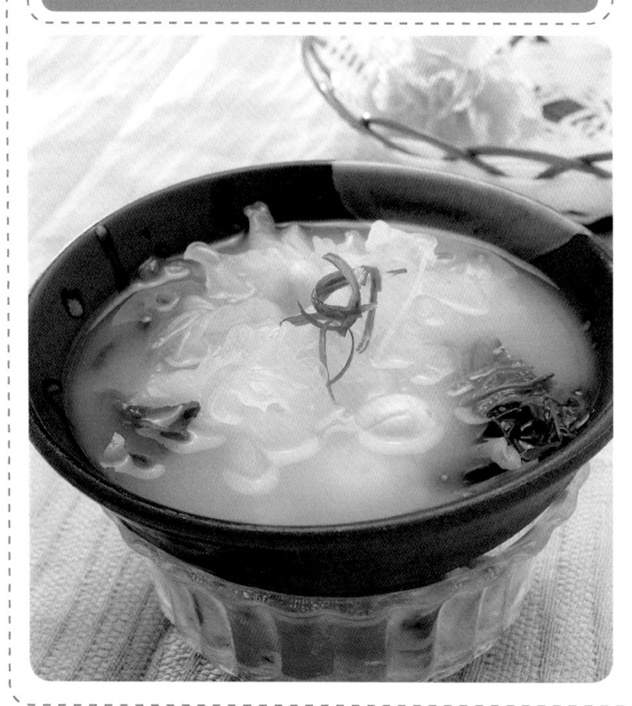

[原料]

菠菜100克，莲子、银耳各50克

[调料]

高汤、姜、葱、料酒、盐各适量

[制作方法]

1. 银耳洗净沥干，加料酒浸泡至变软，去黄蒂，撕成小朵。菠菜择去黄叶，洗净切段。莲子洗净去心，泡软。葱、姜洗净，切丝。
2. 汤锅置火上，倒入高汤煮滚，放入莲子煮5分钟，加入菠菜、银耳、葱姜丝，调入盐，煮至汤沸腾即可。

[保健功效]

有镇静、强心、抗衰老等多种作用。

莲子龙眼蛋汤

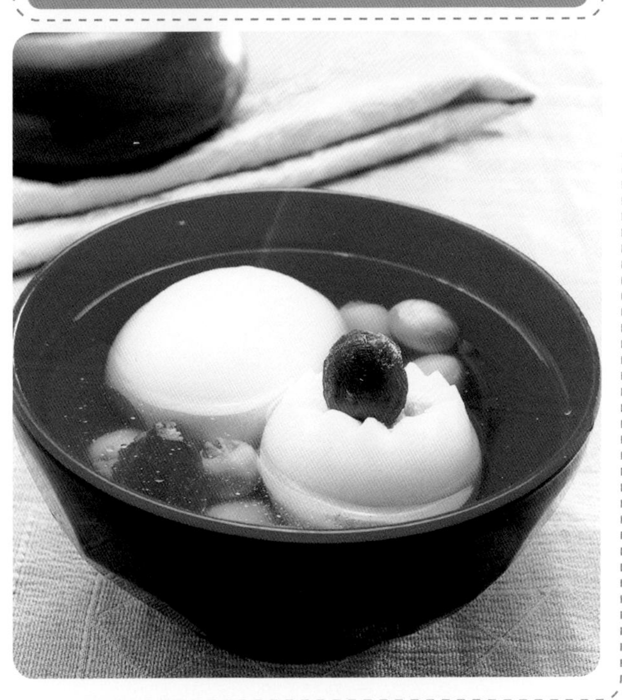

原料

莲子肉55克，龙眼肉20克，鲜鸡蛋2个，大枣20克

调料

姜、盐各适量

制作方法

1. 莲子肉去心、留衣，清洗干净。
2. 大枣去核、刮皮，清洗干净。
3. 鸡蛋放入清水锅中煮熟取出，剥壳待用。
4.全部备好的材料同放入瓦煲内，文火煲2小时至熟，调入适量盐即可。

保健功效

对于加速代谢的孕妇及胎儿的发育有利，具有安胎作用。

莲子核桃鸡丁

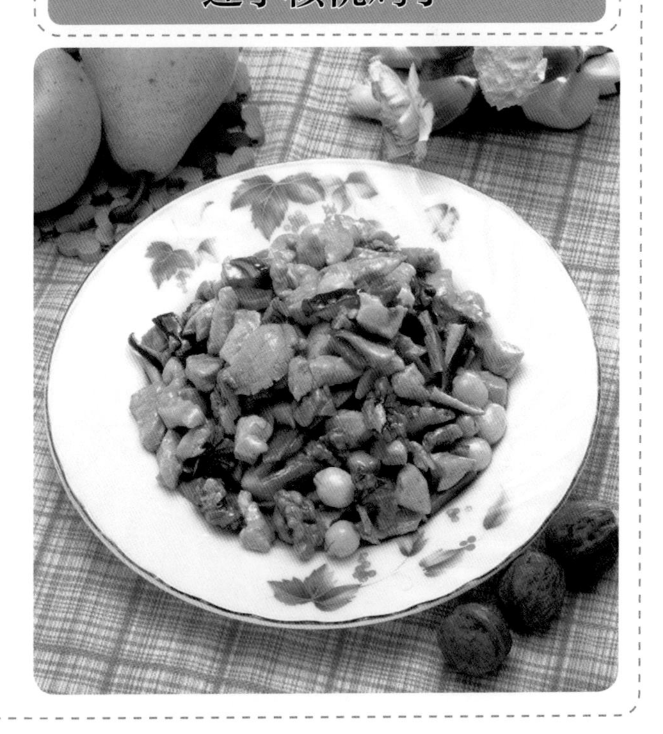

原料

净鸡肉200克，莲子60克，核桃50克，香菇10克，火腿10克

调料

鸡蛋、淀粉、花生油、盐、葱花、姜丝各适量

制作方法

1. 鸡肉切丁，用蛋清、淀粉拌匀。
2. 香菇切片，核桃切块，火腿切成小菱形块。莲子去心，煮熟。
3. 炒锅加花生油，上火烧热，下葱姜炝锅，先将鸡丁在油锅中煸炒至七成熟，再加入莲子、核桃、香菇、火腿、盐，翻炒即成。

保健功效

有利于胎儿智力发育。

百合炒芦笋

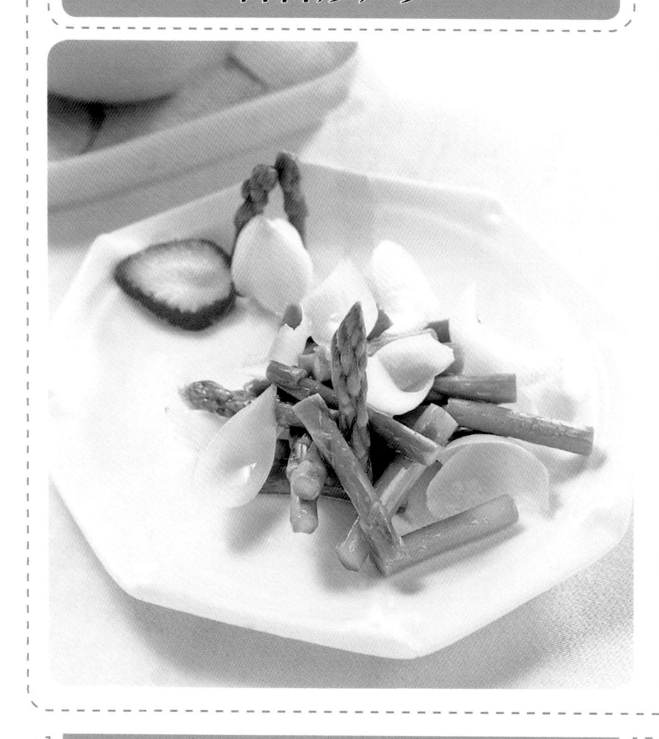

【原料】
百合2个，芦笋300克，红枣8枚，浮小麦30克

【调料】
橄榄油、盐各适量

【制作方法】
1. 百合洗净。芦笋去老皮，切成两段，备用。将红枣和浮小麦用清水煮成汤汁，备用。
2. 锅内加橄榄油烧热，放入芦笋、百合及汤汁，盖上锅盖，煮约2分钟，加盐调味后即可。

【保健功效】
具有润燥清热作用，中医用之治疗肺燥或肺热咳嗽等症常能奏效。

百合丝瓜汤

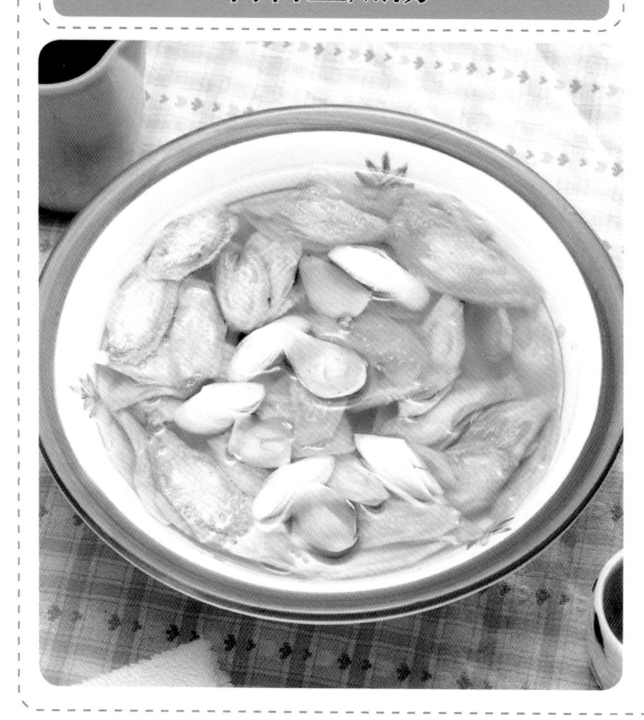

【原料】
百合20克，丝瓜50克

【调料】
葱白、白糖、花生油各适量

【制作方法】
1. 将丝瓜去皮，洗净，切片。百合洗净，去杂质。葱白切段。
2. 花生油入锅内烧熟，加水适量，放入百合煮30分钟，再放入丝瓜、葱白、白糖，文火煮15分钟即成。

【保健功效】
对白细胞减少症有预防作用，能升高血细胞，对化疗及放射性治疗后细胞减少症有治疗作用。

百合炒鸡蛋

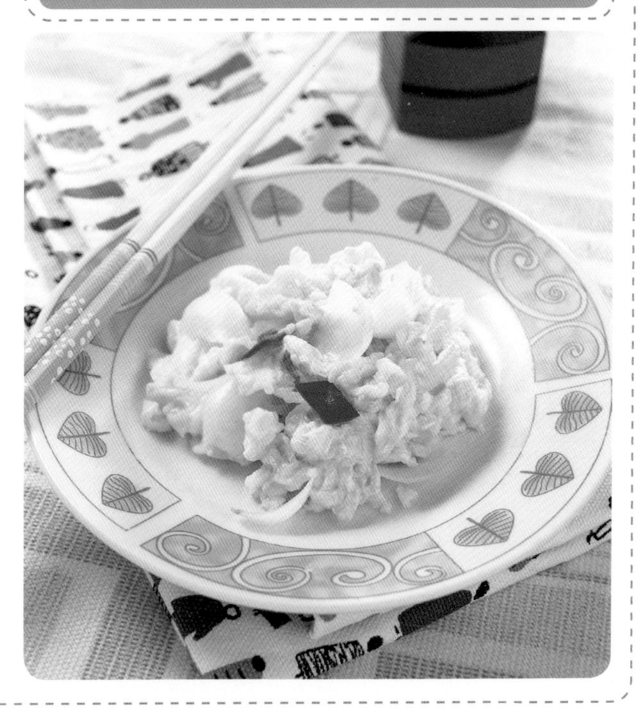

【原料】

鲜百合150克，鸡蛋3个，红椒10克

【调料】

植物油、盐、白糖、胡椒粉各适量

【制作方法】

1. 百合斜刀切成片，焯水，捞出，沥干水分。红椒切成1.5厘米长的菱形片。鸡蛋磕入大碗中，搅打均匀，待用。
2. 锅置旺火上，放油烧至六成热，将鸡蛋下锅炒散，然后放入百合、红椒片，加入盐、白糖、胡椒粉，炒匀即成。

【保健功效】

用于血虚所致的乳汁减少。

荠菜百合

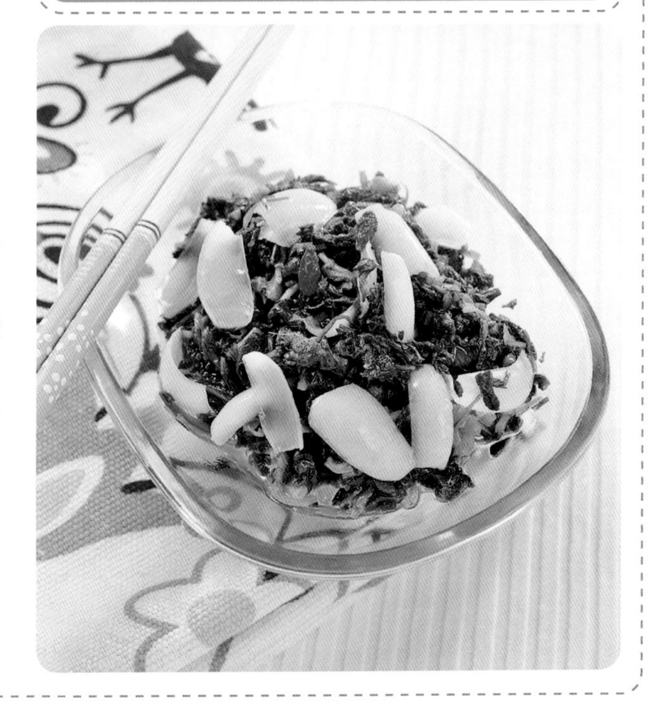

【原料】

荠菜100克，百合50克

【调料】

食用油、白糖、盐各适量

【制作方法】

1. 将荠菜择好洗净，切成末。百合洗净，分开成瓣，待用。
2. 锅入少许油烧热，下入荠菜末和百合同炒，待百合稍烂，加入白糖或盐，或同时加入白糖及盐即成。

【保健功效】

用于妇女崩漏，月经过多，尿血，吐血，咯血。热淋，水肿，小便不利，尿浊（乳糜尿），或妇女带下。

水晶桃仁

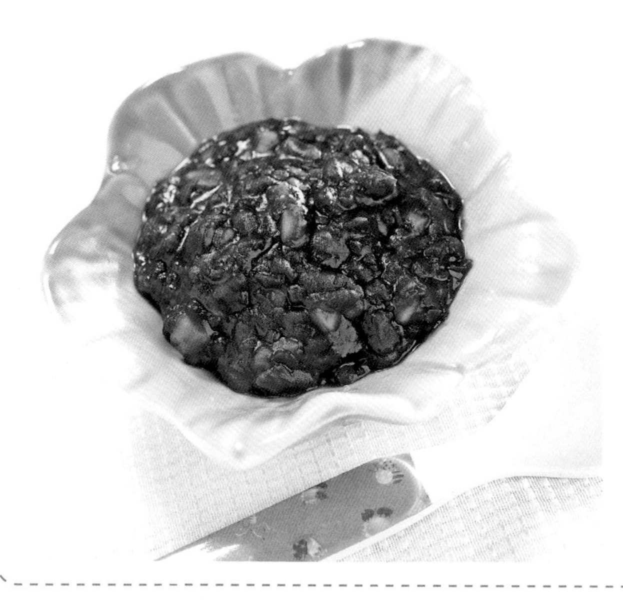

[原料]

核桃仁200克，柿霜饼100克

[调料]

白糖、桂花各适量

[制作方法]

核桃仁入锅煮熟，取出，和柿霜饼一起装入瓷器内，慢火蒸至二者融化在一起，加白糖、桂花后再小火熬煮片刻，晾凉即可。

[保健功效]

可增加皮脂分泌，改善皮肤弹性，保持皮肤细腻，延缓衰老，并迅速补充体力。

核桃仁炒韭菜

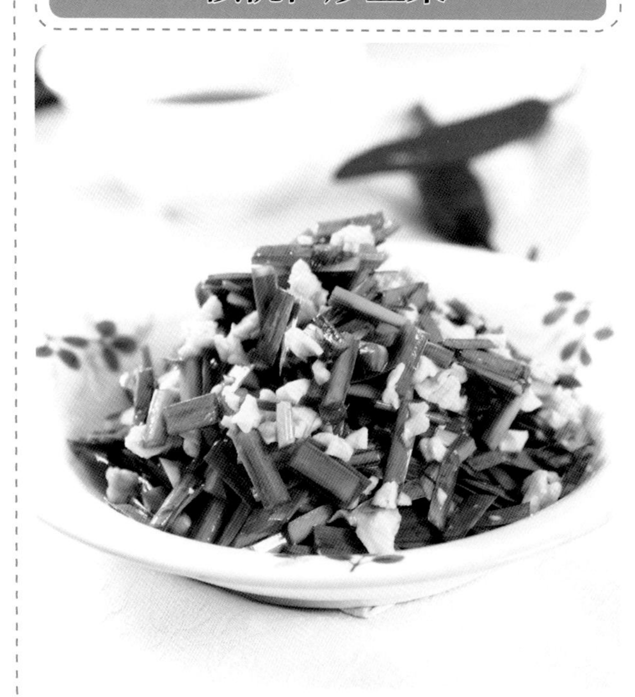

[原料]

核桃仁50克，韭菜250克

[调料]

盐、鸡精、植物油各适量

[制作方法]

1. 韭菜择洗干净，切段。
2. 炒锅置火上，倒入适量植物油，待油温烧至五成热时放入核桃仁炒熟，盛出。
3. 炒锅留底油烧热，加韭菜段炒熟，放入炒熟的核桃仁翻炒均匀，用盐和鸡精调味即可。

[保健功效]

益寿养颜、抗衰老，孕妇食用对胎儿智力发育有神奇功效。

挂霜桃仁

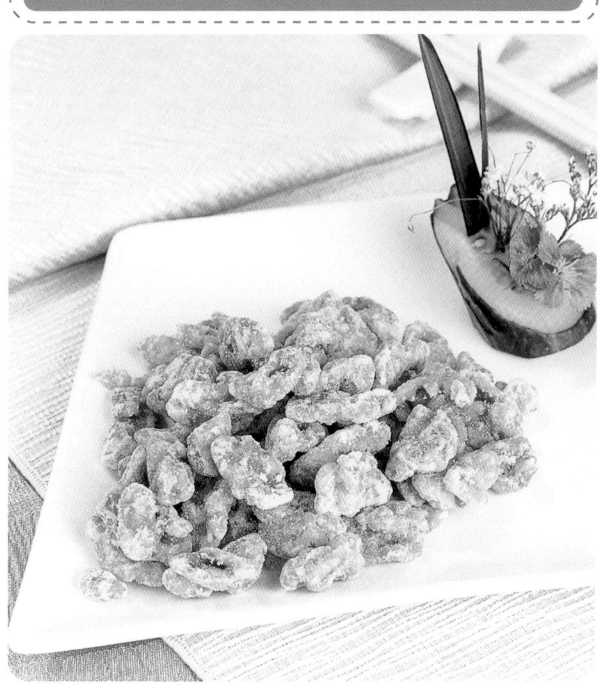

原料

核桃仁300克

调料

色拉油、白糖各适量

制作方法

1. 核桃仁放入沸水内浸泡10分钟，取出后用牙签挑去外皮。
2. 锅入油烧热，下核桃仁炸成黄色，待核桃仁轻浮于油面，捞出沥油。
3. 炒锅复置火上，加清水、白糖烧沸，用手勺不停地搅动，待糖汁起稠，勺头有黏丝时，将锅离火，放入核桃仁拌匀，晾凉后倒入盘内，上桌即成。

保健功效

具有美容养颜之功效。

琥珀核桃

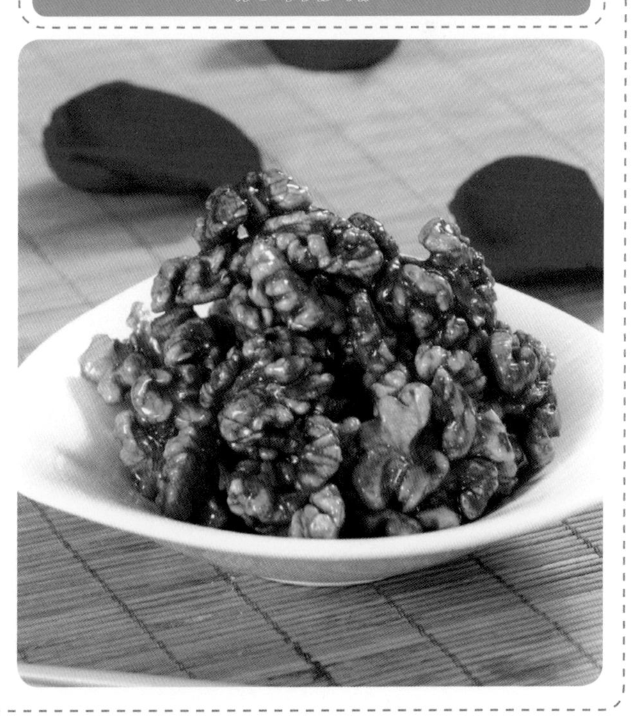

原料

核桃仁300克

调料

白糖、植物油各适量

制作方法

1. 汤锅内加适量水烧开，放入核桃仁煮10分钟，捞出沥干水分。
2. 炒锅置火上，倒入适量植物油烧至五成热，放入核桃仁炸至金黄色，捞出，沥油。
3. 炒锅内留少许底油，烧热，放入白糖炒至溶化，加核桃仁翻炒均匀，盛出晾凉即可。

保健功效

对人体有益，可强健大脑。

墨鱼炖桃仁

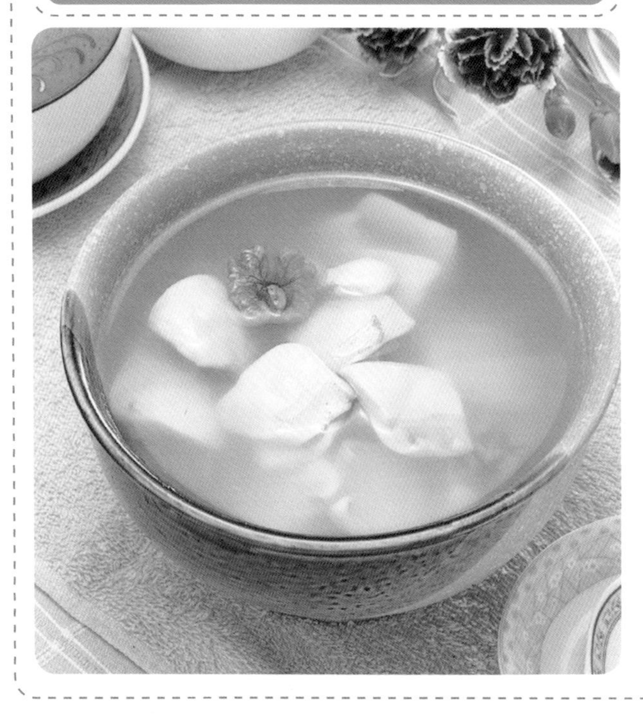

[原料]
墨鱼300克，核桃仁10枚

[调料]
香油、盐各适量

[制作方法]
1. 将墨鱼在水中浸泡3小时，去鱼骨、内脏，洗净，切片。将核桃仁洗净。
2. 将墨鱼片与核桃仁一同放入锅内，加适量水，用大火烧沸，再改用小火煮熟，加盐和香油调味即成。

[保健功效]
具有补益精气、养血滋阴、制酸、温经通络、通调月经、收敛止血、美肤乌发的功效。

蜜汁香蕉

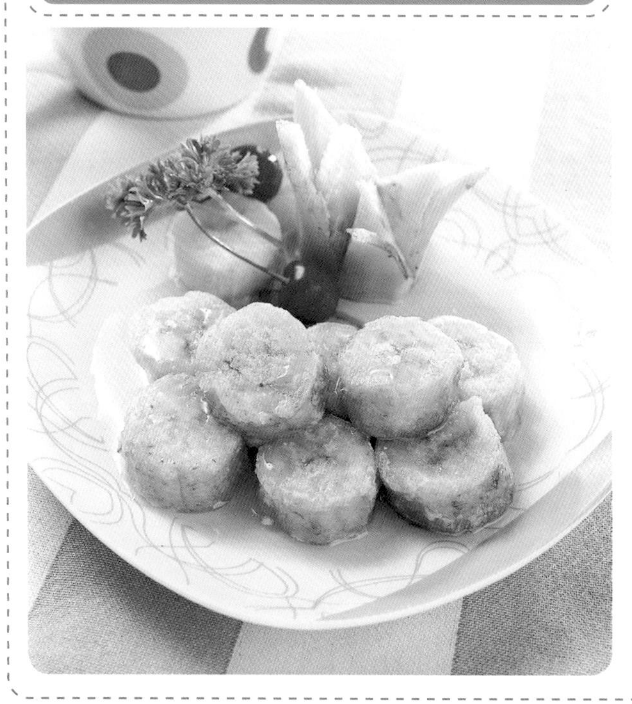

[原料]
香蕉700克，鸡蛋清2个

[调料]
白糖、淀粉、植物油、面粉各适量

[制作方法]
1. 蛋清、淀粉、面粉放入碗内，打成蛋白糊。
2. 香蕉剥去皮，切块，挂蛋白糊，下热油锅中炸至呈金黄色，捞出控净油。
3. 炒锅置火上，加入水、白糖，待糖化汁沸时撇去浮沫，勾芡，加入热油，下入香蕉拌匀即成。

[保健功效]
延年益寿，老少皆宜，是减肥者的首选。

烩香蕉汤

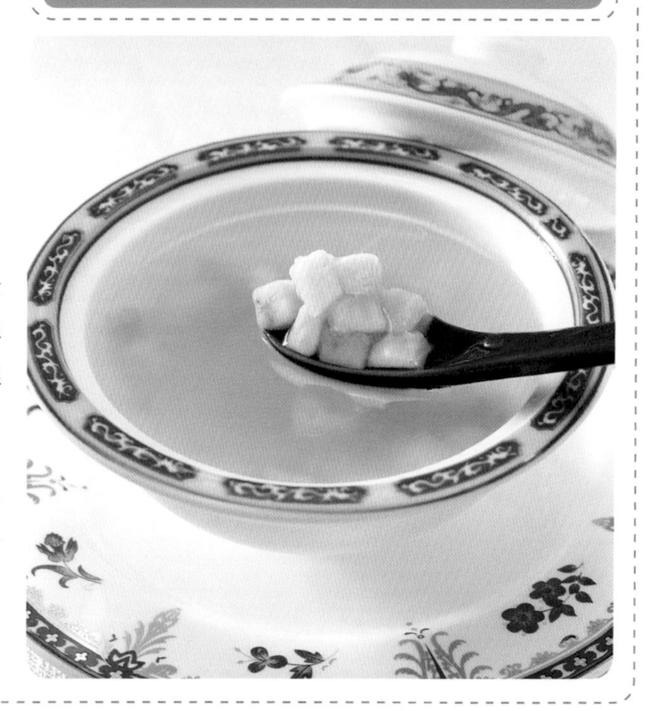

原料

香蕉250克

调料

白糖适量

制作方法

1. 香蕉去皮，切成小丁。
2. 锅置火上，加入250克清水，下入白糖，烧至糖化水沸时撇去浮沫，放入香蕉丁，待香蕉丁漂起时起锅，盛入汤碗中即可。

保健功效

适宜发热、口干烦渴、大便干燥难解、痔疮、肛裂、大便带血等有食疗作用。

鸡蛋牛奶香蕉汁

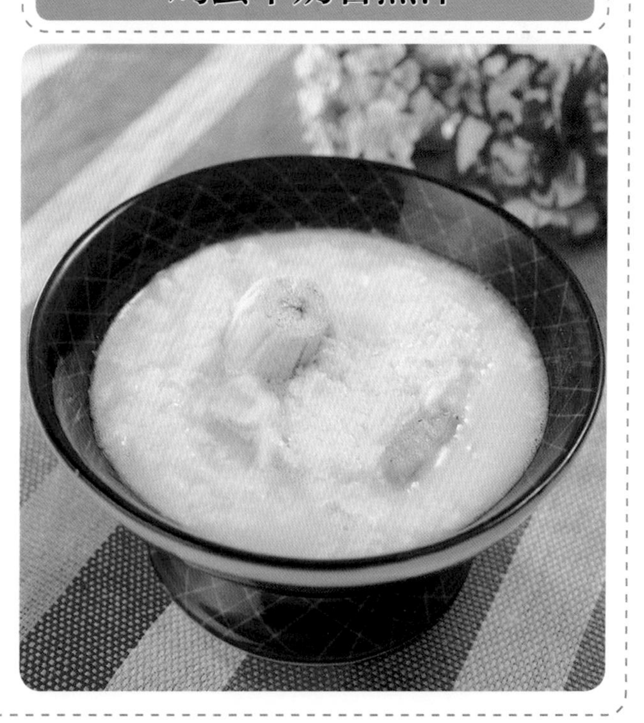

原料

香蕉180克，鸡蛋2个，牛奶240毫升

调料

蜂蜜适量

制作方法

1. 将香蕉去皮，切成小段。
2. 牛奶置于搅拌器中，打入鸡蛋，搅拌30秒钟，取出入锅，煮沸后加入香蕉和蜂蜜，搅匀即成。

保健功效

适宜上消化道溃疡、肺结核、顽固性干咳者食用。

香蕉三丁羹

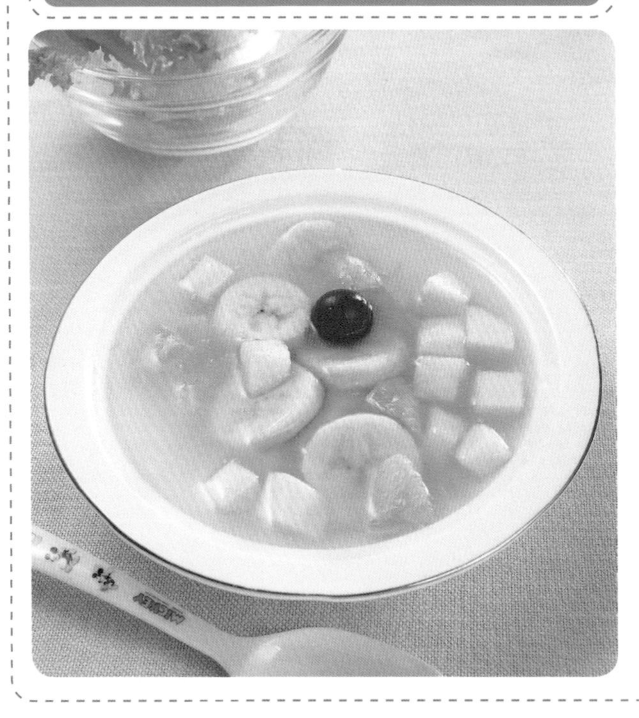

【原料】

香蕉1根，橘子、梨、苹果各50克

【调料】

白糖、水淀粉各适量

【制作方法】

1. 将香蕉洗净，去皮，切成小块。橘子剥去外皮，分成瓣。梨、苹果洗净，去皮、核，切成小丁。
2. 将香蕉块、橘子瓣、梨丁和苹果丁倒入锅内，加入水和白糖，置火上烧开，用水淀粉勾芡，放凉即成。

【保健功效】

适宜饮酒过量，有解酒作用。

香蕉龙井茶

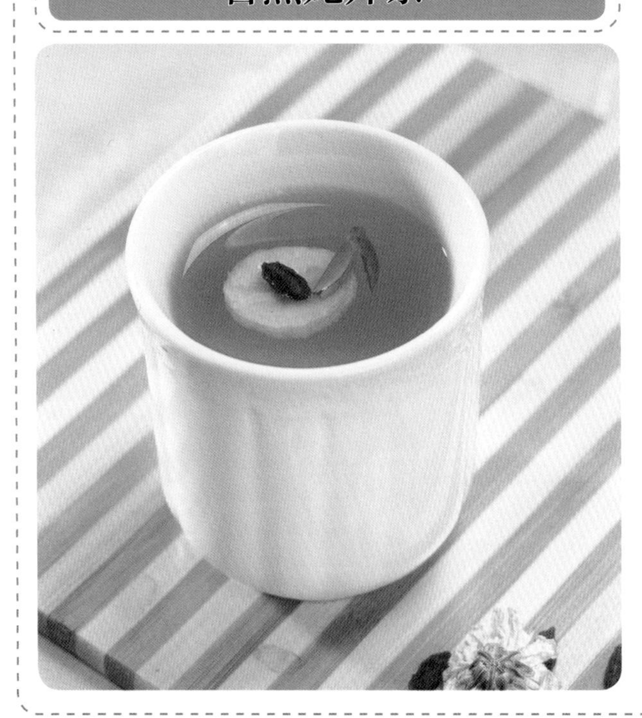

【原料】

龙井茶3克，枸杞子10粒，菊花1克，香蕉1根

【制作方法】

香蕉去皮切片，与龙井茶、枸杞子、菊花混合用沸水冲泡5分钟即可。

【保健功效】

益气养阴，润肠通便。适用于辅助治疗皮肤干燥、面部色斑、内热便秘等。

香蕉粥

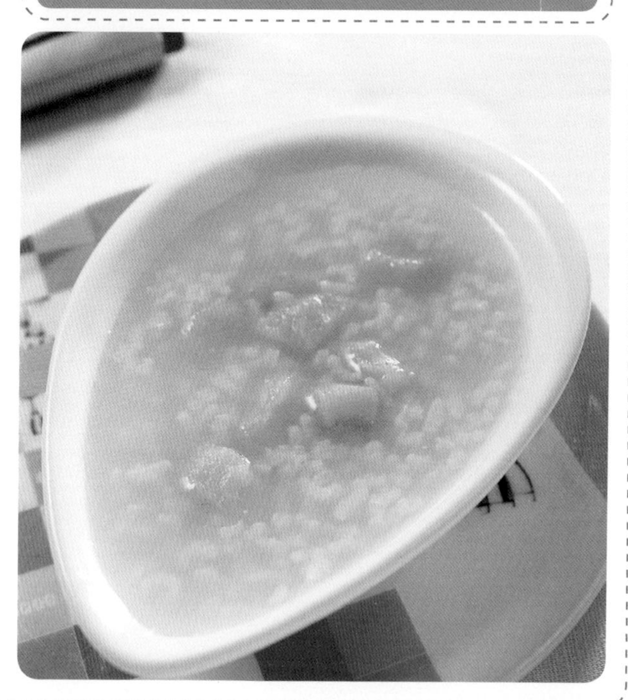

原料

香蕉3根，糯米100克

调料

冰糖适量

制作方法

1. 糯米洗净，香蕉去皮切丁。
2. 将糯米放入开水锅里，大火烧开，加入香蕉丁、冰糖，熬煮成粥即可。

保健功效

清热润肠，适用于辅助治疗肠燥便秘、痔疮便血、高血压、动脉硬化、冠心病等症，并可用于解酒毒。

冰糖炖香蕉

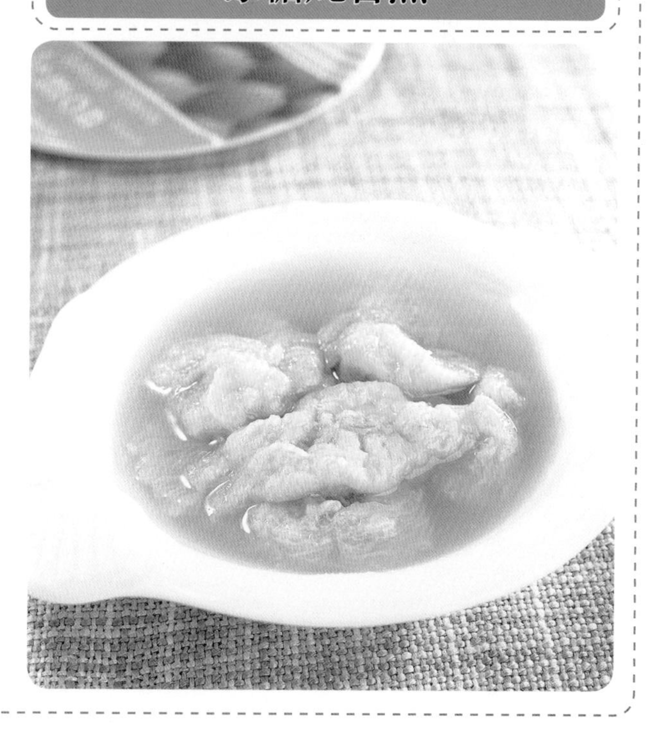

原料

香蕉2只

调料

冰糖适量

制作方法

香蕉剥去皮，放入盘中，加冰糖，隔水蒸熟即可。

保健功效

大便不干但努挣难下、舌胖或有齿印等。

香瓜苹果汁

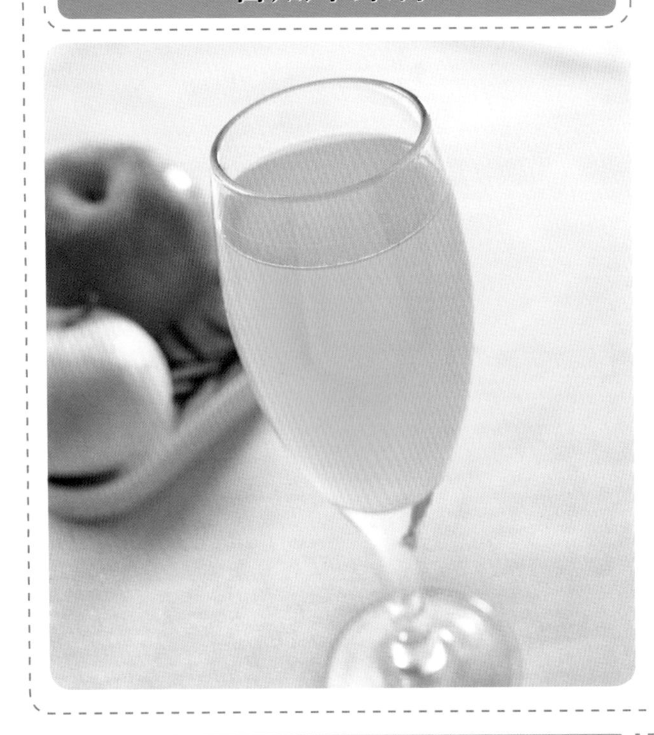

[原料]

苹果、香瓜、胡萝卜各50克

[制作方法]

1. 将香瓜、苹果、胡萝卜洗净，香瓜去皮、瓤，苹果去皮、核，与胡萝卜分别切小块。
2. 将上述处理好的原料一同放入榨汁机中榨取汁液即可。

[保健功效]

患有慢性支气管炎、肺气肿等肺部疾患者以及常下厨的妇女不妨经常饮用。

玻璃苹果

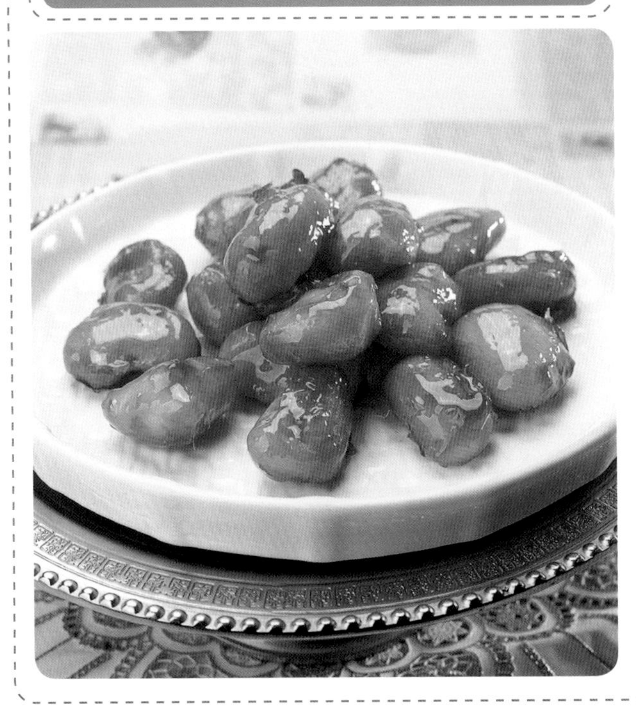

[原料]

苹果200克，青红丝50克

[调料]

发粉糊、白糖、花生油各适量

[制作方法]

1. 苹果削去皮、核，切成厚片，逐个蘸匀发粉糊，放六成热油锅中炸至表皮变硬，捞出沥净油。
2. 另起锅置火上，倒入清水，加白糖熬至金黄色时倒入苹果，撒上青红丝，颠翻几下使苹果裹匀糖，倒在干净的案板上，拨开晾凉即可。

[保健功效]

对美容抗衰老、促进消化等有积极作用。

苹果炒肉片

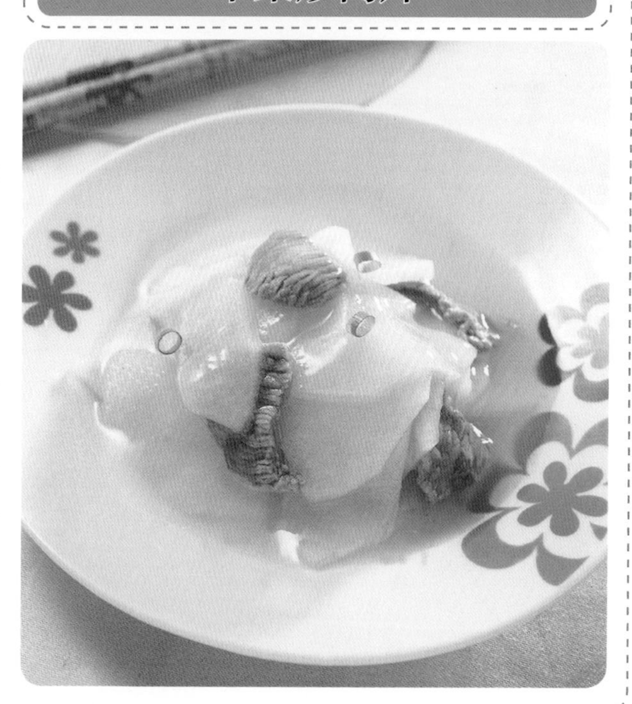

【原料】
苹果100克，猪瘦肉200克

【调料】
盐、葱姜末、味精、白糖、酱油、香油、植物油、水淀粉各适量

【制作方法】
1. 苹果洗净，去皮、核，切成片。
2. 猪肉洗净，切薄片。
3. 炒锅上火，加油烧热，下葱姜末爆香，放入肉片、苹果片翻炒，加盐、味精、白糖、酱油调味，炒熟，用水淀粉勾芡，淋香油，起锅装盘即成。

【保健功效】
具有润肺止渴、益脾健胃的功效。

青苹果瘦肉汤

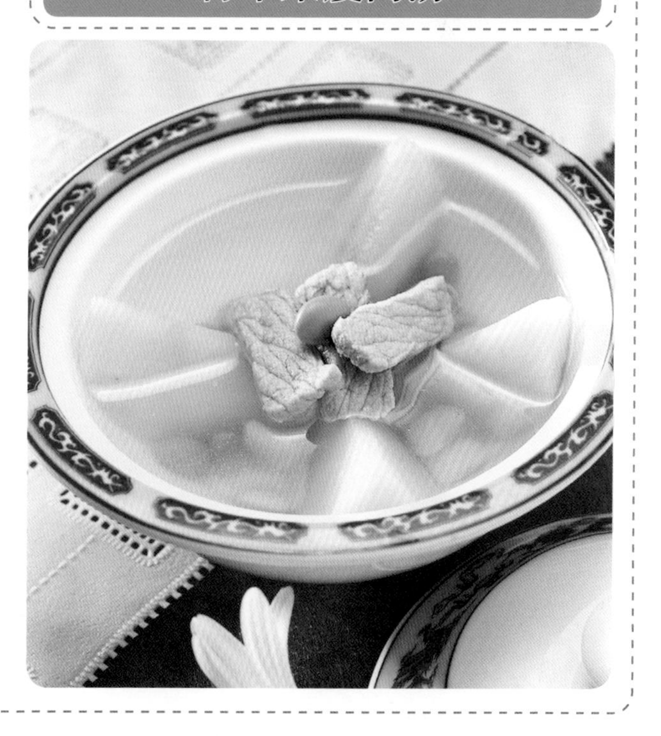

【原料】
猪里脊肉150克，青苹果1个，豌豆粒30克

【调料】
盐适量

【制作方法】
1. 猪里脊肉洗净，切成厚片。青苹果洗净，削去皮，切成四瓣后去掉内核。豌豆粒洗净。
2. 沙锅置火上，倒入适量清水，放入肉片大火烧开后转小火煮20分钟，放入豌豆粒和苹果片小火煮10分钟，加盐调味即可。

【保健功效】
绝经期妇女多吃苹果，有利于钙的吸收和利用。

木瓜花生大枣汤

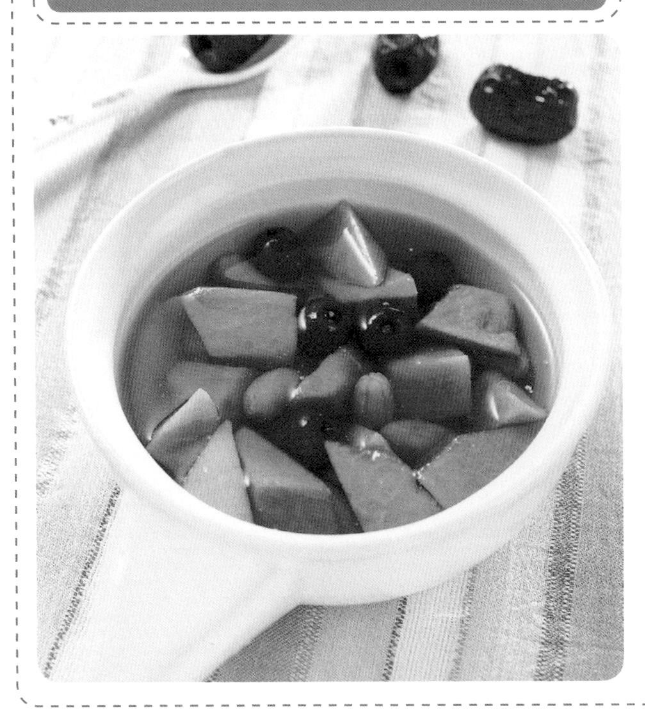

原料

木瓜750克，花生150克，大枣5粒

调料

片糖适量

制作方法

1. 木瓜去皮、子，切块。
2. 将木瓜、花生、大枣和适量清水放入煲内，放入片糖，待水滚后改用文火煲2小时即可饮用。

保健功效

可以使人体吸收的营养更加充分，让皮肤变得光洁柔嫩，减少皱纹让面色更加红润。

银耳木瓜盅

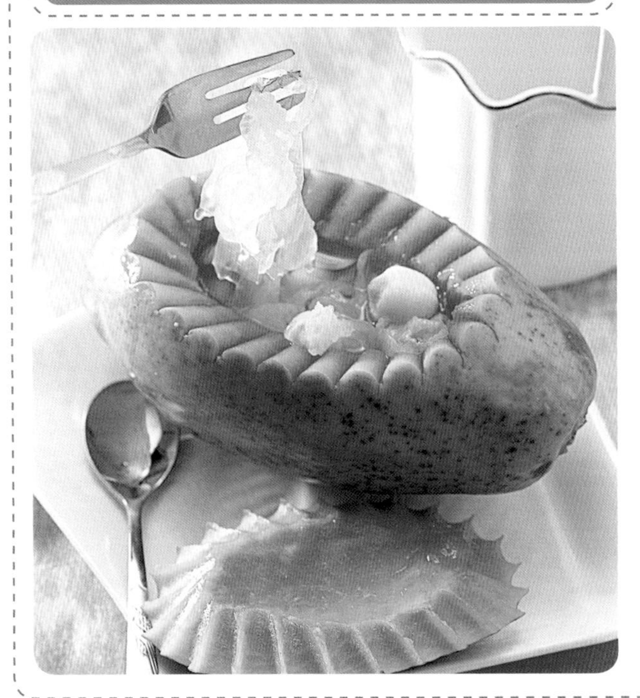

原料

木瓜1个，银耳1小朵，莲子5颗

调料

冰糖适量

制作方法

1. 木瓜洗净，按1∶2的比例纵剖成两块，去子，制成木瓜盅。
2. 银耳泡发，去蒂洗净。莲子泡发，去心。
3. 将银耳、莲子放入木瓜盅内，加入冰糖，倒入适量清水，置于蒸锅中，隔水蒸熟即可。

保健功效

具有美白、丰胸等美容功效。

木瓜煲猪尾

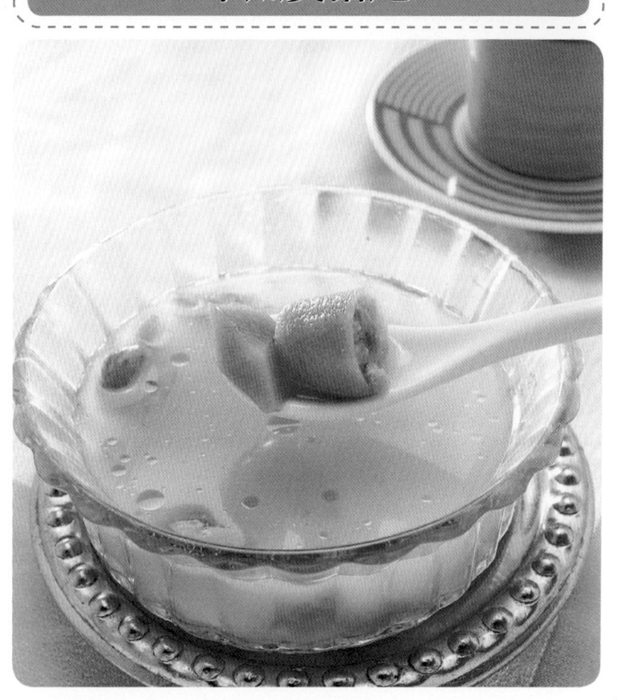

[原料]

木瓜1个，猪尾500克，花生100克

[调料]

姜片、盐、鸡粉、胡椒粉各适量

[制作方法]

1. 花生洗净，用清水浸泡半小时，使其充分涨发。木瓜洗净去皮，去子，冲洗干净，切厚块。
2. 猪尾处理干净，斩段，入沸水锅中汆5分钟，捞起沥干水分。
3. 煲入清水、木瓜、猪尾、花生、姜片烧开，转小火煲1.5小时，加盐、鸡粉、胡椒粉调味即可。

[保健功效]

具有美容、益骨髓等功效。

木瓜烧带鱼

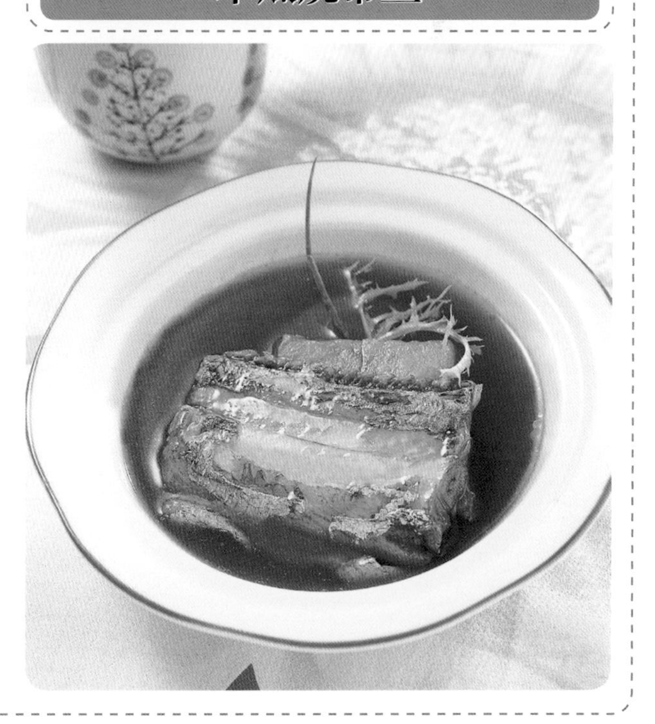

[原料]

青木瓜400克，鲜带鱼350克

[调料]

姜、葱、醋、盐、酱油、料酒、味精各适量

[制作方法]

1. 鲜带鱼去头、尾、内脏，洗净，切段。木瓜洗净，去皮、子，切块。
2. 带鱼段、木瓜块共放汤锅内，加入葱、姜、醋、盐、酱油、味精、料酒和适量水，置武火上烧沸，用文火炖至鱼肉熟即成。

[保健功效]

补气、养血。

生姜米醋炖木瓜

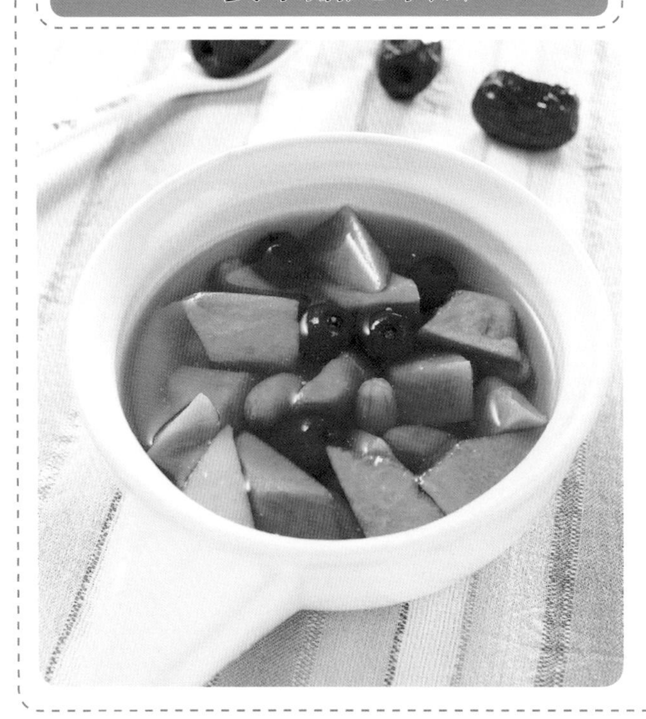

【原料】
木瓜500克

【调料】
生姜、米醋各适量

【制作方法】
1. 木瓜去皮切块，生姜去皮切块。
2. 木瓜与生姜同入沙锅中，加入米醋1000毫升，用文火炖熟即可。

【保健功效】
疏肝理气，通络下乳。适用于辅助治疗肝郁气滞型产后缺乳、气血亏虚型缺乳。

咸甜木瓜两味

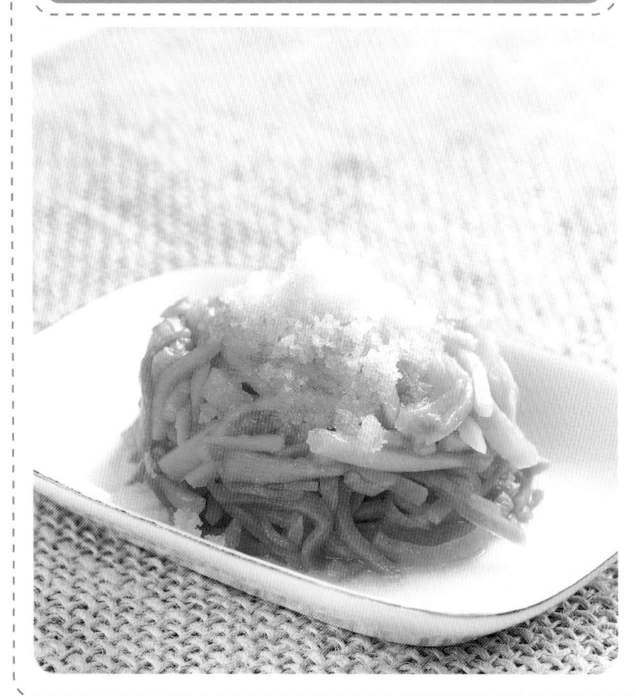

【原料】
木瓜500克

【调料】
白糖、盐各适量

【制作方法】
1. 木瓜洗净，去皮取肉，切成粗条入沸水中焯断生，捞出，沥干。
2. 将木瓜条分成两份，一份加盐拌匀腌渍一会儿，取出控干汁水装盘。
3. 另一份用白糖腌渍一下，控干汁水，盖在盘中木瓜上，撒白糖即可。

【保健功效】
适宜慢性萎缩性胃炎患者、缺奶的产妇、风湿筋骨痛。

金华豆腐包

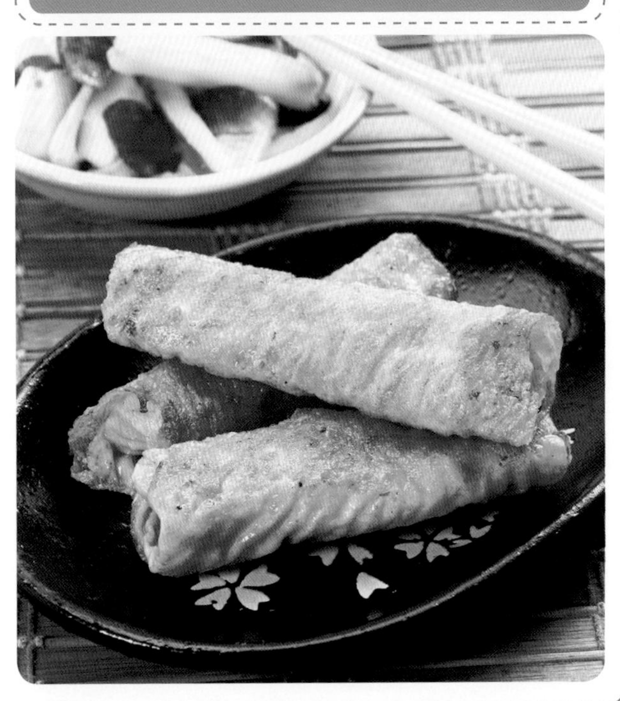

原料

白萝卜100克，胡萝卜、泡发黑木耳各50克，豆腐、豆腐皮各150克

调料

葱末、盐、植物油各适量

制作方法

1. 白萝卜、胡萝卜洗净，均切丝。黑木耳切丝。锅烧热油，下萝卜丝和黑木耳丝炒匀，加盐翻炒，关火，放入豆腐、盐碾碎，撒葱末出锅即可。
2. 用豆腐皮包入馅，卷成豆腐包。
3. 锅入油烧热，入豆腐包，煎至焦黄，出锅切成块，即可装盘。

保健功效

清肺健肤，清热解毒。

香菇豆腐

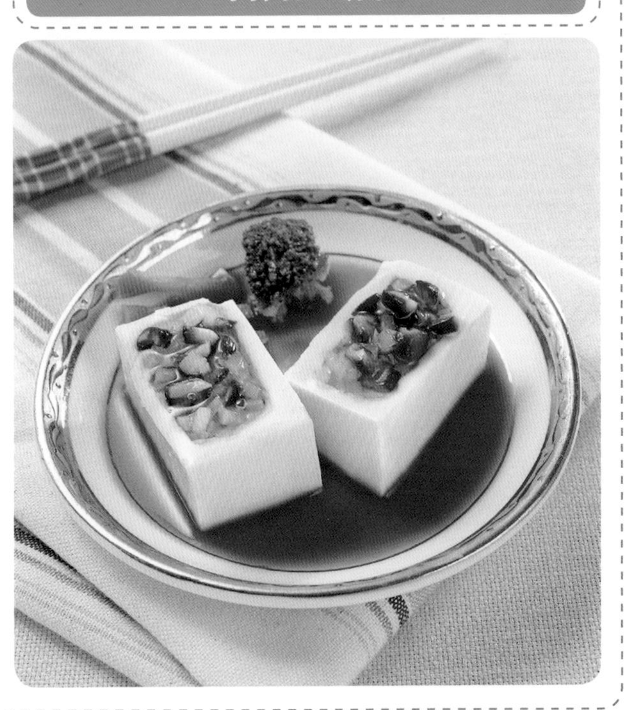

原料

豆腐300克，香菇3只，榨菜50克

调料

酱油、白糖、香油、淀粉各适量

制作方法

1. 将豆腐切成小方块，中心挖空，待用。将洗净泡软的香菇剁碎，榨菜剁碎， 同入大碗中，加入酱油、白糖和淀粉拌匀，即成馅料。
2. 将馅料酿入豆腐中心，摆入碟中，上笼蒸熟，淋上香油、酱油即可食用。

保健功效

妇女产后乳汁不足者宜食。

鸳鸯豆腐

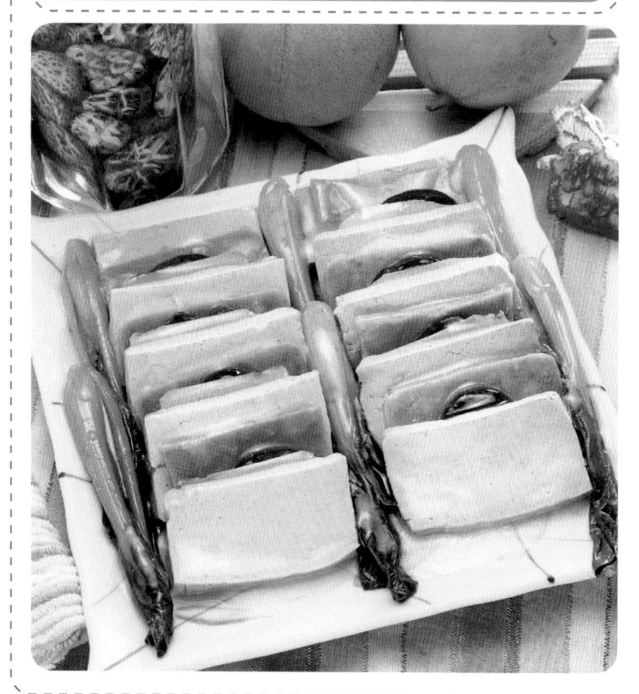

[原料]

蔬菜豆腐、黑豆腐各200克，香菇50克，火腿50克，油菜心40克

[调料]

盐、味精、香油、水淀粉各适量

[制作方法]

1. 豆腐、香菇、火腿切片，油菜心焯水。
2. 把豆腐片、香菇片、火腿片、油菜心间隔摆在盘中，放入蒸锅蒸透后取出。
3. 另起锅，加鲜汤、盐、味精、水淀粉浇开，淋香油，浇在盘中豆腐上即可。

[保健功效]

适宜营养不良，气血双亏。

核桃豆腐丸

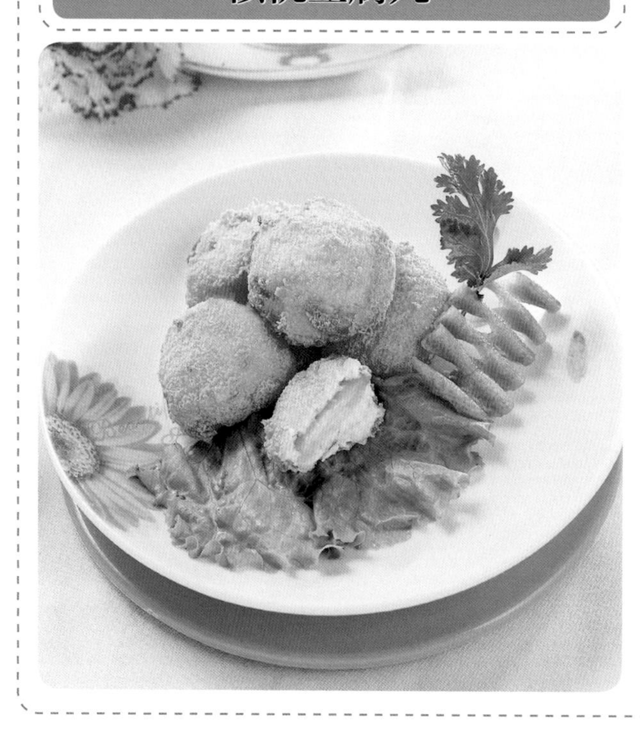

[原料]

豆腐、核桃仁各250克，鸡蛋液50克，豆粉50克

[调料]

色拉油、盐、淀粉、胡椒粉各适量

[制作方法]

1. 将豆腐用勺子挤碎，加入鸡蛋液，加盐、淀粉、豆粉、胡椒粉拌匀，制成20个丸子，每个丸子中间夹一个核桃仁。
2. 锅内入色拉油，上旺火烧至五六成热，下丸子炸熟即成。

[保健功效]

是高血压、高胆固醇症及动脉硬化、冠心病患者的药膳佳肴。

杏仁银耳豆腐汤

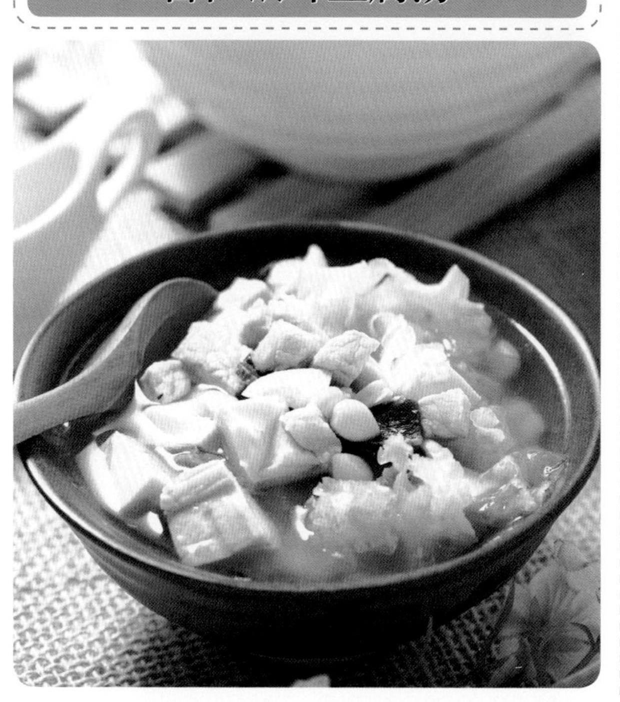

【原料】
银耳25克，南杏仁10克，豆腐1块，猪瘦肉200克，玉米粒、火腿各50克

【调料】
精盐适量

【制作方法】
1. 银耳发开，洗净。杏仁去衣。豆腐、火腿片切方块。猪瘦肉切粒。
2. 砂锅内加入清水烧开，加入银耳、南杏仁、玉米粒、火腿块、猪瘦肉粒改用中火煲1小时。
3. 最后加入豆腐和少许精盐调味，滚片刻即可。

【保健功效】
有抑制乳腺癌、前列腺癌及血癌的功能。

雪菜豆腐汤

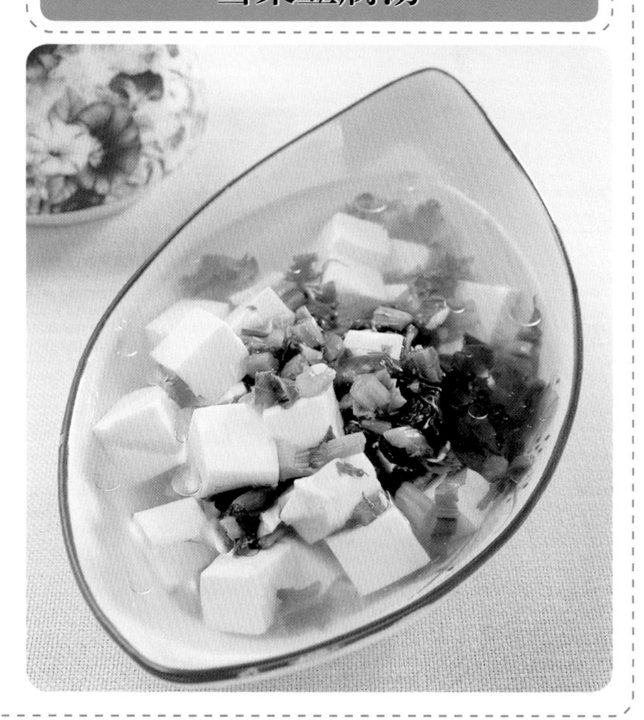

【原料】
豆腐200克，雪里蕻100克

【调料】
盐、葱花、味精、色拉油各适量

【制作方法】
1. 豆腐下沸水中稍汆取出，切成1厘米见方的小丁。雪里蕻洗净切丁，待用。
2. 油锅置旺火上烧热，放入葱花煸炒出香味，放适量水，待水沸后放入雪里蕻丁和豆腐丁，改小火炖15分钟，加入盐、味精调味即成。

【保健功效】
增加营养、帮助消化、增进食欲的功能。

竹笋豆腐汤

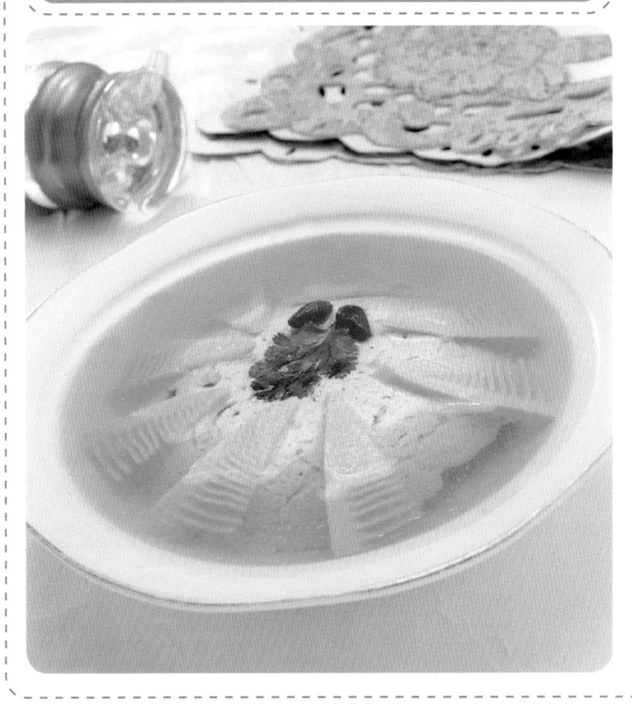

【原料】

豆腐200克，竹笋100克，鸡蛋1个

【调料】

盐、味精、胡椒粉、清汤各适量

【制作方法】

1. 豆腐洗净，放细罗筛上压成泥。竹笋洗净，切长片。
2. 鸡蛋取蛋黄，打入碗中，加入豆腐泥搅匀，再调入盐、味精、胡椒粉拌匀，上笼屉蒸约8分钟成豆腐羹。
3. 锅入清汤烧沸，放入竹笋，加入盐、味精调味，放入蛋黄豆腐羹煮沸，撒胡椒粉即可。

【保健功效】

具有保护女性卵巢的功效。

薯香海带

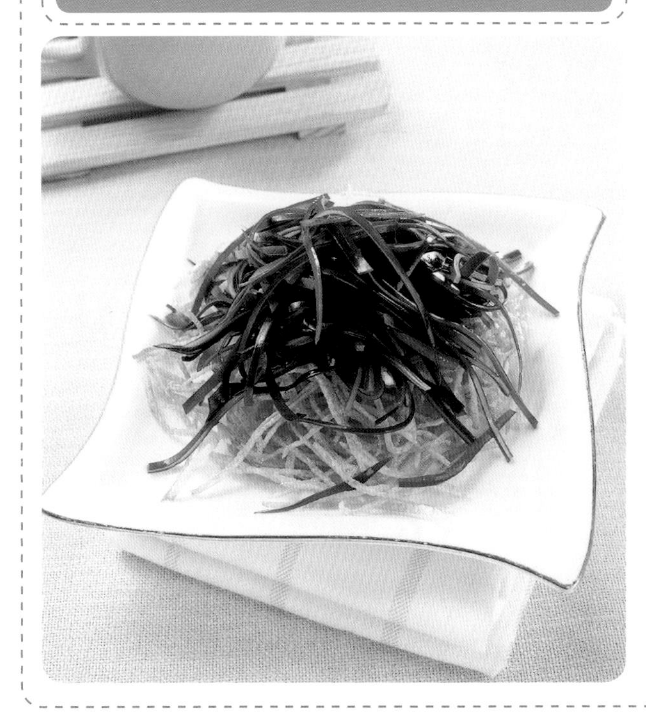

【原料】

水发海带、炸土豆丝各200克，辣椒40克

【调料】

盐、姜、葱、辣椒、味精、酱油、醋、白糖、香油、食用油各适量

【制作方法】

1. 炸土豆丝放盘中垫底。海带、辣椒切细丝。
2. 锅内入油烧热，放入盐、姜、葱和辣椒稍炒，加入海带丝急火快炒，放入味精、酱油、醋、白糖、香油炒匀，出锅放在炸土豆丝上即可。

【保健功效】

理气活血、软坚散结之效。

红焖萝卜海带

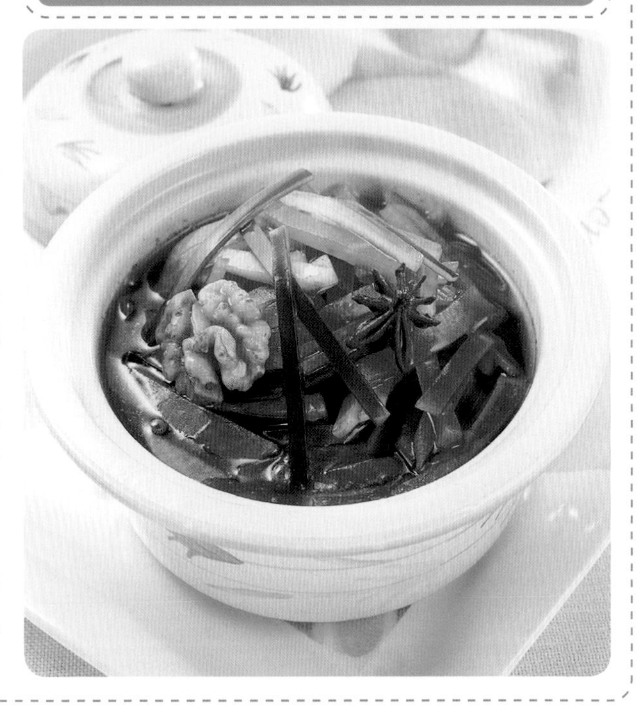

[原料]

海带300克，萝卜100克

[调料]

丁香、大茴香、桂皮、花椒、核桃仁、食用油、酱油各适量

[制作方法]

1. 将海带用水浸泡24小时（中间换水2次），洗净切成丝。萝卜切成与海带相同大小的丝。
2. 锅入油烧热，加海带丝略炒，放入所有调料及清水烧至海带将烂，下萝卜丝焖熟即成。

[保健功效]

可以刺激垂体，使女性体内雌激素水平降低，恢复卵巢的正常机能。

海带煮瘦肉

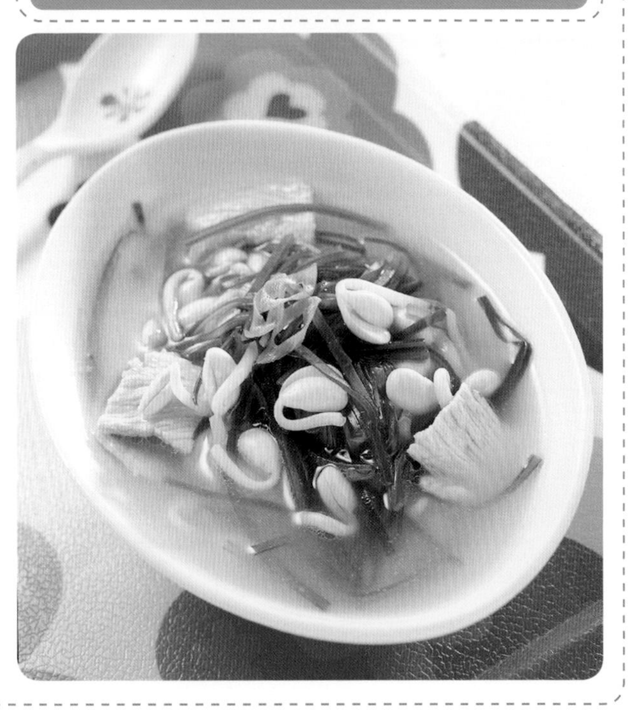

[原料]

水发海带100克，黄豆芽200克，猪瘦肉50克

[调料]

姜块、葱、盐各适量

[制作方法]

1. 黄豆芽洗净，去根须。海带洗净，切丝。猪瘦肉洗净，切片。姜块拍松，葱切段。
2. 猪肉块放炖锅内，加入1500毫升水，置武火上烧沸，放入黄豆芽、海带、葱段、姜块，用文火炖煮50分钟，加盐调味即成。

[保健功效]

可纠正内分泌失调，消除乳腺增生的隐患。

拌海带

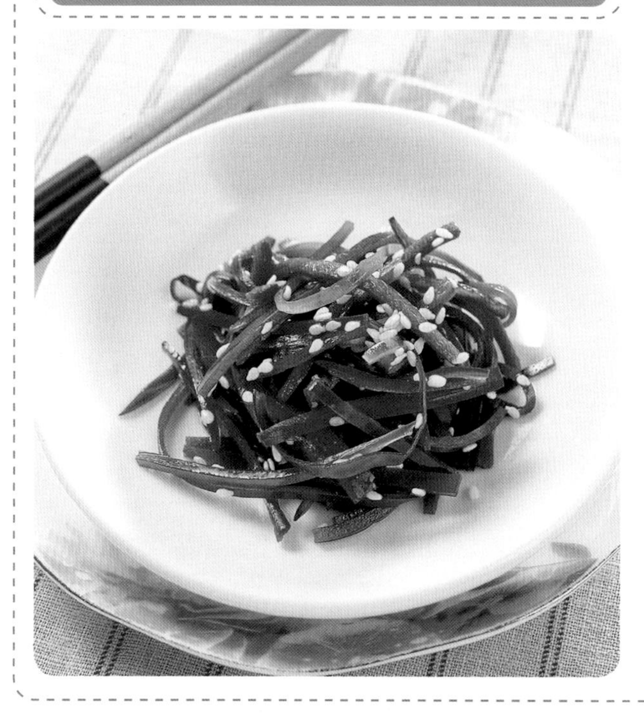

[原料]
海带150克，白芝麻10克

[调料]
红辣椒、姜丝、白糖、盐、酱油、素油、香油各适量

[制作方法]
1. 海带用清水略泡后洗净，放入沸水中汆烫，捞出挤干水分，切丝。
2. 红辣椒洗净，切丝，加入海带丝和白糖、姜丝、盐、酱油拌匀。
3. 锅入油烧热，放入白芝麻小火炒香，然后连芝麻带油一同倒入海带中搅拌，待凉后淋香油即可。

[保健功效]
能补血又能防止血液凝固。

干煎带鱼

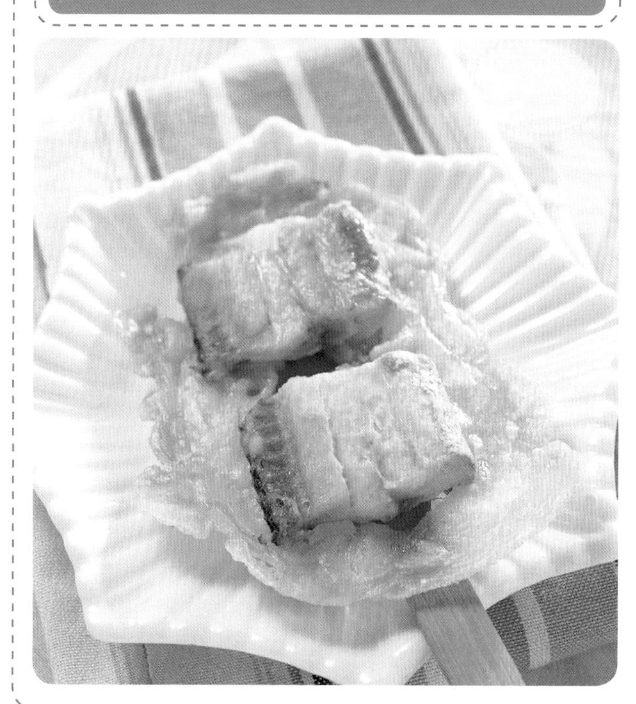

[原料]
带鱼500克

[调料]
胡椒粉、盐、绍酒、姜片、食用油各适量

[制作方法]
1. 带鱼洗净切件，抹干水分，用绍酒及胡椒粉腌20分钟。
2. 锅入油烧热，加入姜片及鱼块，调入适量盐，煎至两面呈金黄色即成。

[保健功效]
有补脾、益气、暖胃、养肝、泽肤、补气、养血、健美的作用。

清蒸带鱼

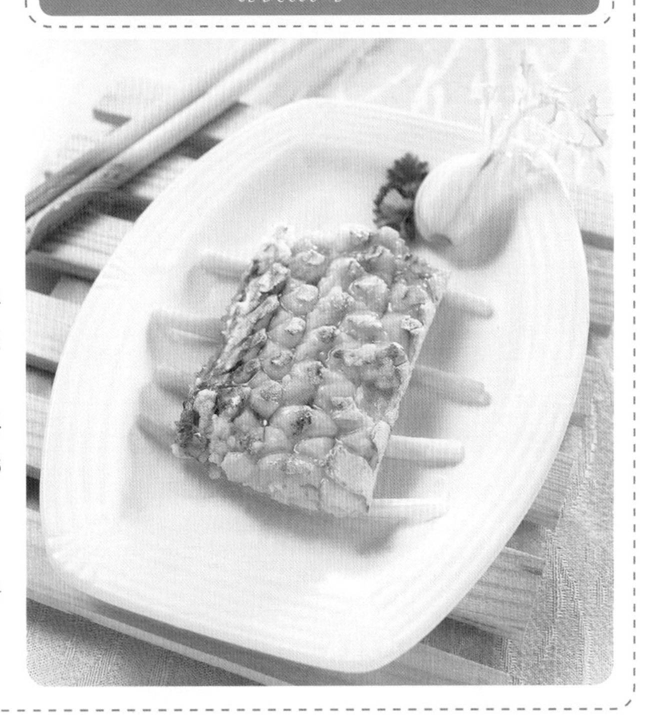

原料

带鱼500克

调料

葱、姜、料酒、盐、味精、鱼露、植物油各适量

制作方法

1. 将带鱼洗净，在鱼块两面剞十字花刀（斜切成网格状），切5厘米宽的段。
2. 将带鱼块装盘，加入葱、姜、料酒、盐、味精和鱼露，上蒸笼蒸6分钟，出笼，淋明油即成。

保健功效

病后体虚，产后乳汁不足，疮疖痈肿，外伤出血。

纸包带鱼

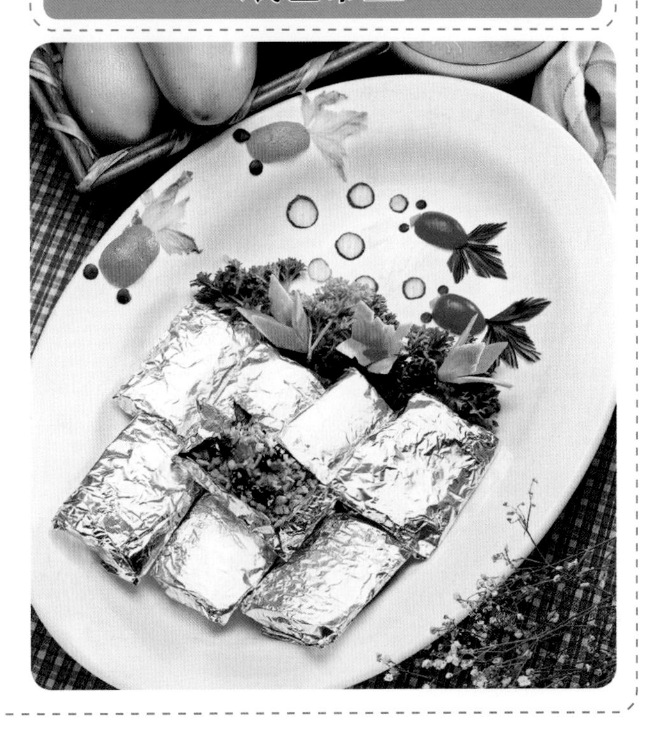

原料

带鱼500克，锡纸10张

调料

生抽、盐、味精、胡椒粉、糖、葱丝、姜丝、料酒、花生油各适量

制作方法

1. 带鱼洗净，切成8厘米长段，两面剞花刀，加各调料腌制30分钟。
2. 锅内加花生油，烧至七成热时，将带鱼炸成枣红色捞出。
3. 炸好的带鱼加葱丝、姜丝，用锡纸包好，上笼蒸10分钟即成。

保健功效

有养肝补血、泽肤养发健美的功效。

盐酥带鱼

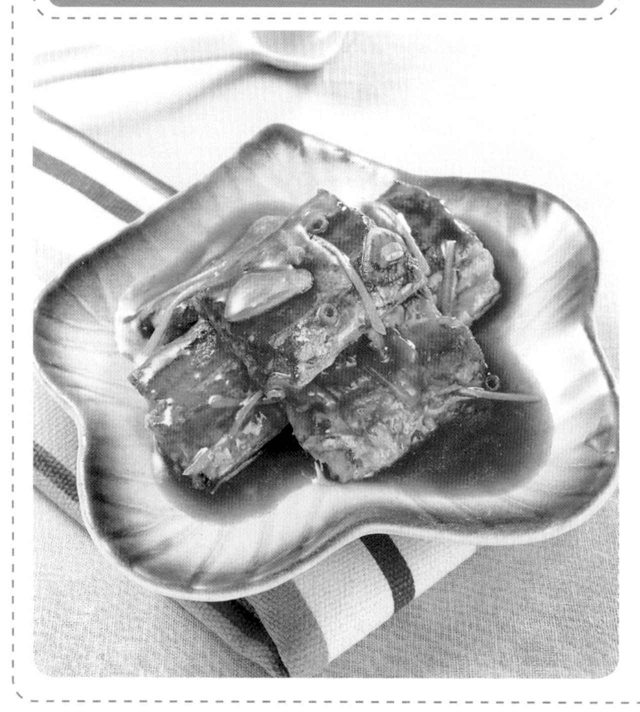

【原料】
带鱼500克

【调料】
葱末、姜末、蒜末、辣椒末、盐、料酒、淀粉、胡椒粉各适量

【制作方法】
1. 带鱼处理干净，切段，加盐、料酒腌制，蘸匀淀粉，入油锅中用大火高温炸至酥黄，捞出沥油。
2. 另起油锅，入油烧热，加葱末、姜末、蒜末、辣椒末炒香，放入酥带鱼稍炒，再加胡椒粉拌匀即可。

【保健功效】
有养肝补血、泽肤养发健美的功效。

姜丝炒墨鱼

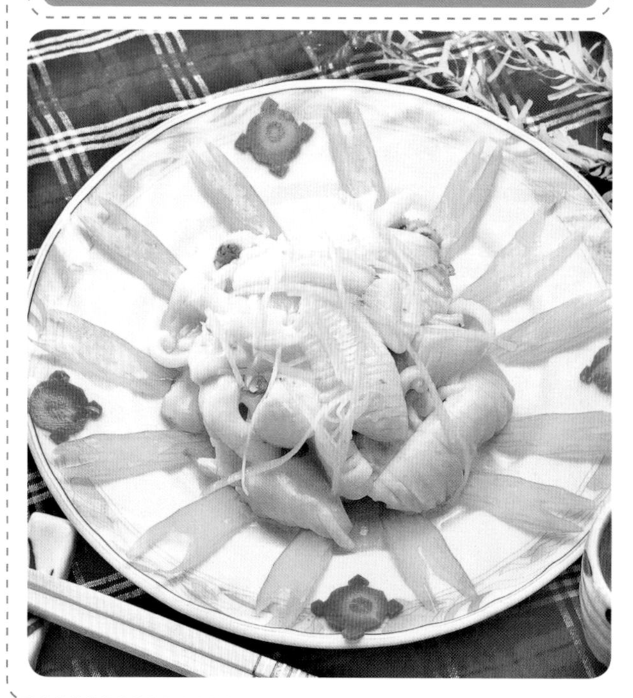

【原料】
墨鱼250克，生姜100克

【调料】
盐、油各适量

【制作方法】
1. 墨鱼去骨、去内脏，搓洗干净。
2. 将墨鱼洗净切片，生姜切丝。锅入油烧至八成热时倒入墨鱼、姜丝同炒，加盐调味，装盘即成。

【保健功效】
补血通经。适用于辅助治疗闭经伴面色苍白、畏寒怕冷。

墨鱼炒韭菜

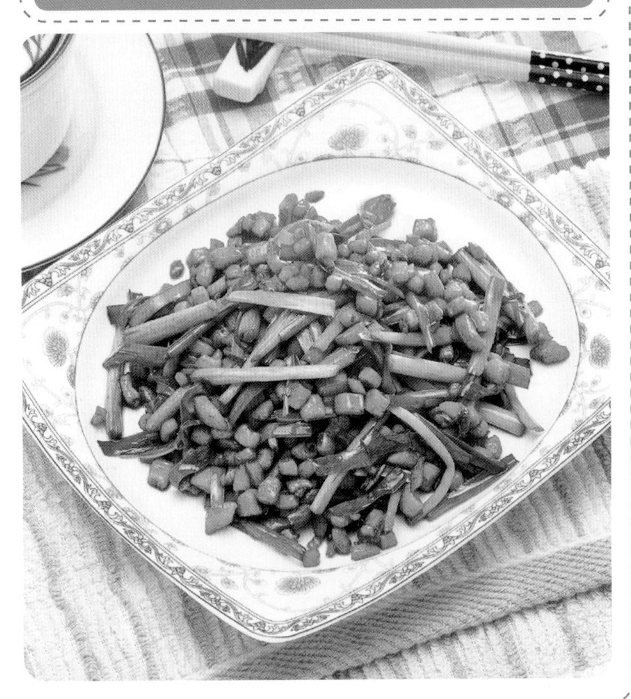

原料

墨鱼250克，韭菜100克

调料

桂皮粉、黄酒、红糖、味精、酱油、花生油各适量

制作方法

1. 将韭菜洗净，切段。
2. 将墨鱼洗净取肉，切成米粒状，下入热油锅中，加桂皮粉、黄酒、红糖、味精、酱油等炒散。
3. 墨鱼肉将熟时，投入韭菜段炒熟即成。

保健功效

可以用于消化道出血、功能性子宫出血和肺咯血的治疗以及预防急性放射病。

紫蔻陈皮烧鲫鱼

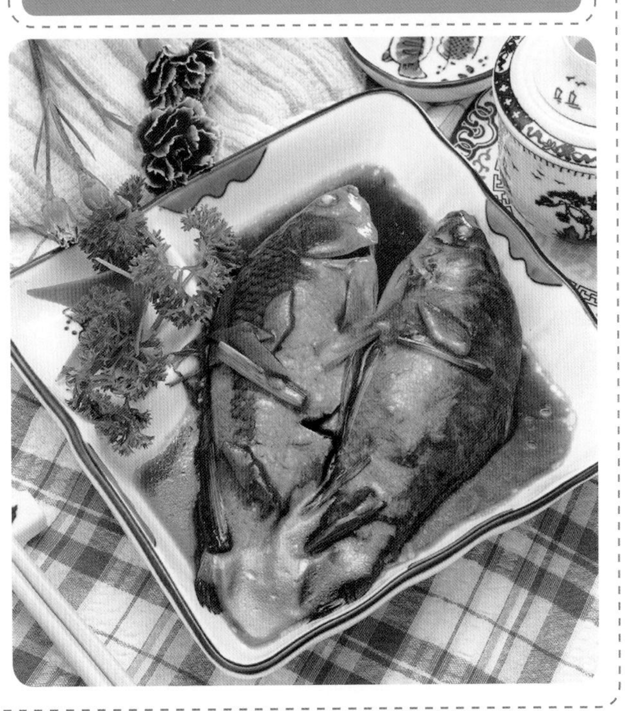

原料

鲫鱼1～2尾，紫蔻、陈皮、元胡各6克，姜片12克，葱段15克

调料

酱油、绍酒、盐、白糖、猪油、水淀粉、鸡清汤各适量

制作方法

1. 鲫鱼处理干净，入沸水锅中略焯，以去腥味，捞出。
2. 紫蔻、元胡、陈皮放入鱼腹内。
3. 锅烧热，倒入鸡清汤，加入葱、姜、盐、鲫鱼、酱油、绍酒、白糖、猪油煮沸，待小火煮出香味时，水淀粉勾芡即成。

保健功效

可补虚通乳。

砂仁鲫鱼汤

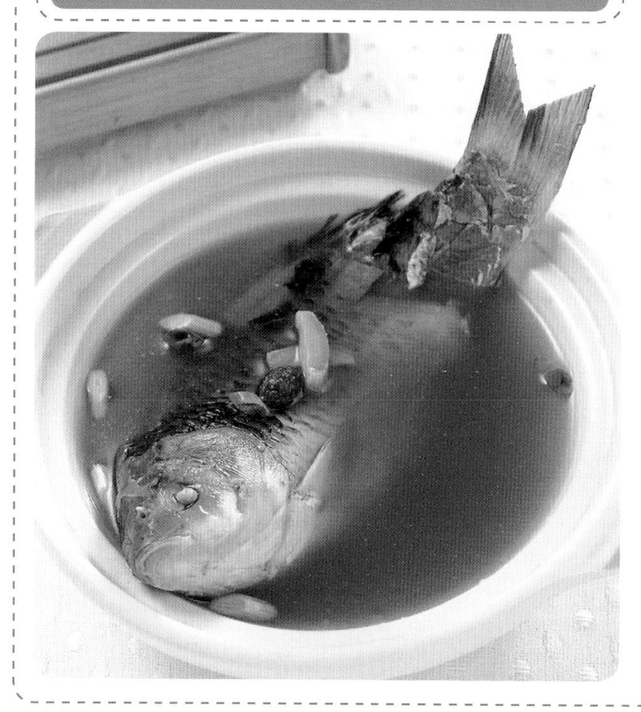

原料

活鲫鱼150克，砂仁3克

调料

生姜、葱、盐各适量

制作方法

1. 活鲫鱼去鳞、鳃，剖腹去内脏，洗净。
2. 将砂仁放入鲫鱼腹中，再将鲫鱼放入锅内（以沙锅最好），加适量水，用武火烧开，放入生姜、葱、盐调味，略煮即成。

保健功效

适用于作为不思饮食、恶心呕吐或兼浮肿等患者的食疗之品。

鲫鱼枸杞汤

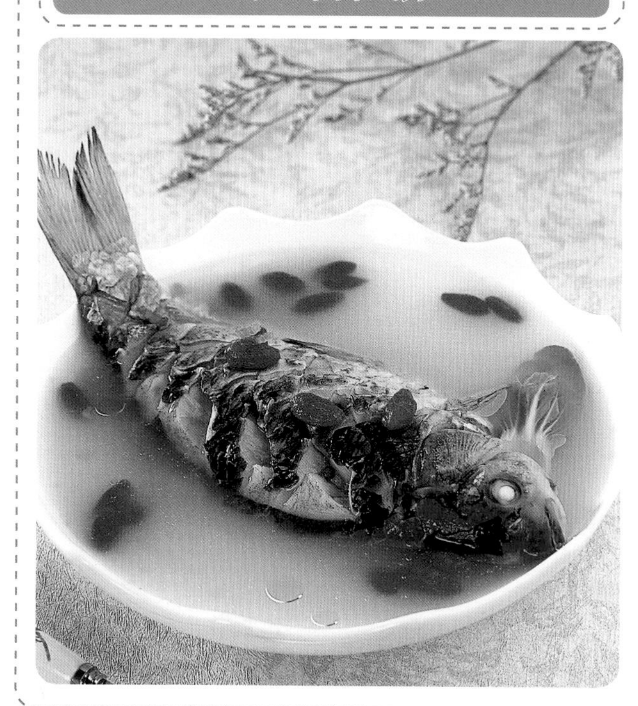

原料

鲫鱼一尾，枸杞20克

调料

盐、味精、醋、葱、姜、香菜各适量

制作方法

1. 将鲫鱼处理干净，在鱼身两侧切十字花刀。枸杞泡开，洗净备用。
2. 炒锅置火上，倒入水，放入葱、姜、枸杞烧沸，调入盐、醋，放入鲫鱼慢火炖至汤色乳白，调入味精，撒入香菜即可。

保健功效

产后妇女炖食鲫鱼汤，可补虚通乳。

安胎鲤鱼粥

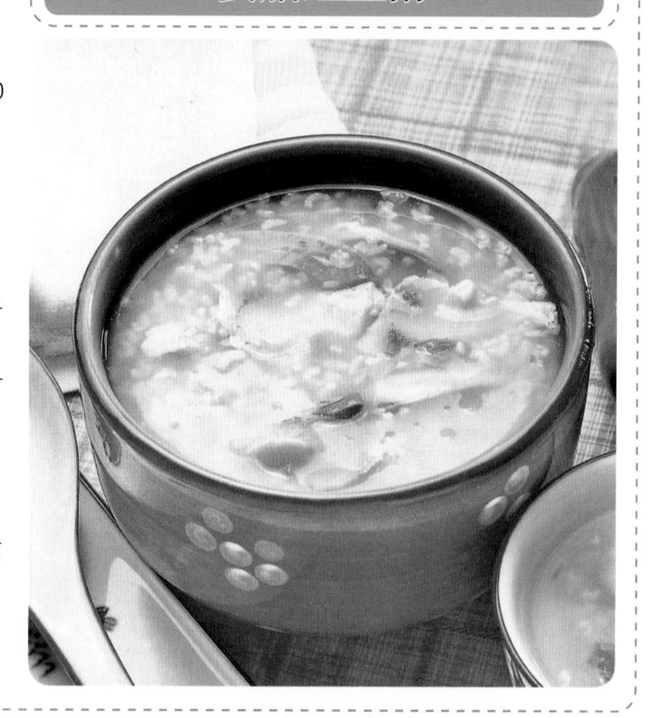

原料

鲤鱼1条（约500克），苎麻根30克，糯米100克

调料

盐适量

制作方法

1. 鲤鱼去鳞、内脏，洗净，取鱼肉。
2. 苎麻根加水1500毫升，水煎取汁1000毫升，下糯米、鱼肉煮粥，加盐调味即可。

保健功效

养血，安胎，止痛。适用于辅助治疗血虚型妊娠腹痛。

水晶虾仁

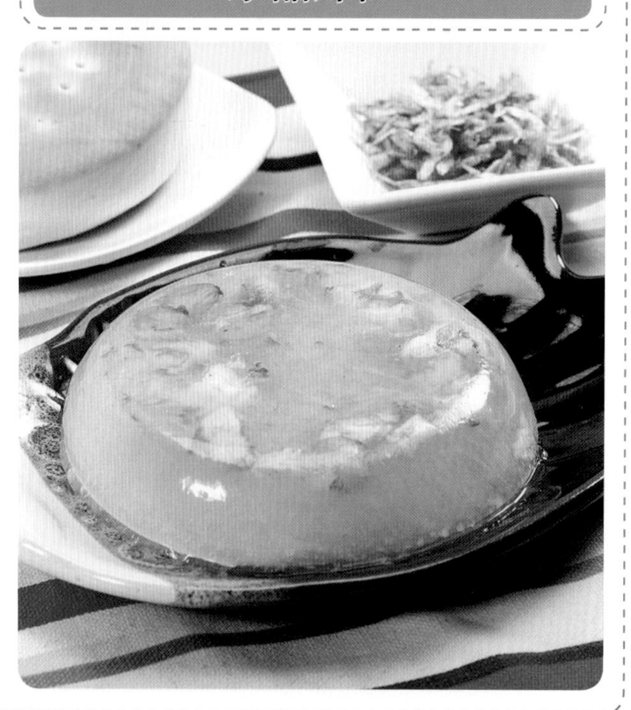

原料

虾仁200克，肉皮150克

调料

葱、姜、盐、料酒、淀粉各适量

制作方法

1. 虾仁洗净，加料酒、盐抓腌，加淀粉抓匀。锅加水烧开，放入虾仁，氽熟捞出。
2. 肉皮入热水锅中烧开，捞出，过凉，加葱、姜、盐、水入高压锅中蒸制，关火，待汤冷却，倒入虾仁，放入冰箱冷藏室中冷藏12小时即成。

保健功效

有较强的通乳作用。

虾仁炒鲜奶

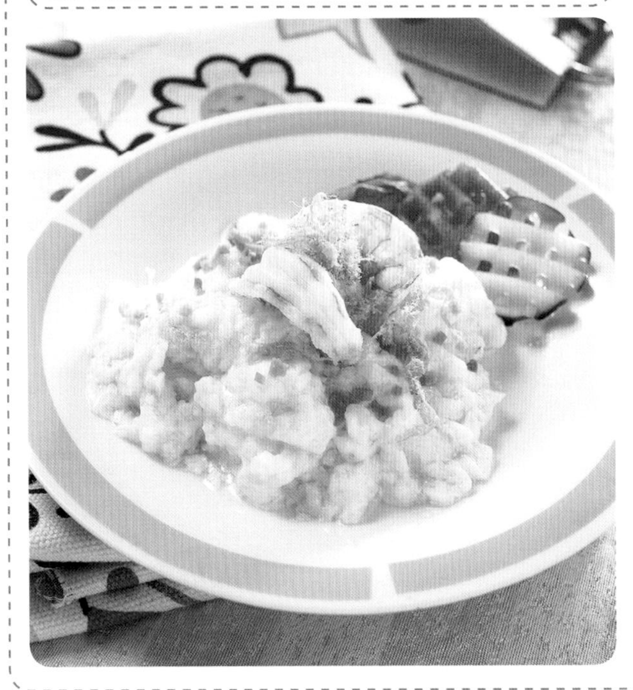

原料

虾仁100克，鲜牛奶5汤匙，鸡蛋清4个，肉松50克，火腿丁15克

调料

盐、味精、水淀粉、猪油各适量

制作方法

1. 虾仁用盐、味精腌制入味。1汤匙牛奶中加水淀粉调匀。蛋清打散，加入盐、味精拌匀。
2. 虾仁过油后捞出。将4汤匙牛奶放锅内煮沸后盛出。将牛奶、淀粉浆、蛋清液、虾仁、肉松、火腿丁倒入碗内拌匀，入四成热的油中炒成糊状即成。

保健功效

通乳作用较强。

翡翠虾仁

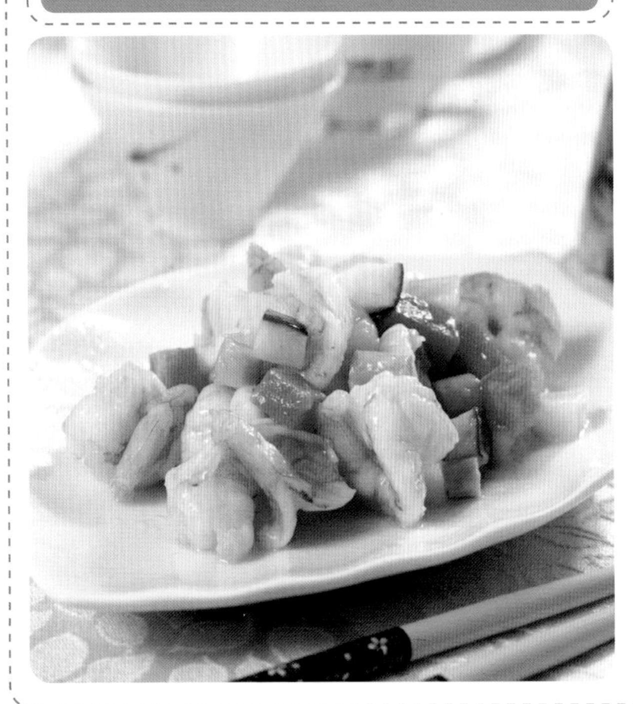

原料

虾仁100克，黄瓜、胡萝卜各25克

调料

盐、葱花、胡椒粉、植物油各适量

制作方法

1. 虾仁挑去虾线，洗净。黄瓜、胡萝卜洗净，切同样大小的丁。
2. 炒锅置火上，倒入适量植物油，待油温烧至七成热时放入葱花和胡椒粉炒香，倒入虾仁滑熟，加适量清水中火煮沸，放入黄瓜丁、胡萝卜丁煮2分钟，用盐调味即可。

保健功效

通乳作用较强，并且富含磷、钙、对小儿、孕妇尤有补益功效。

酒炒螺蛳

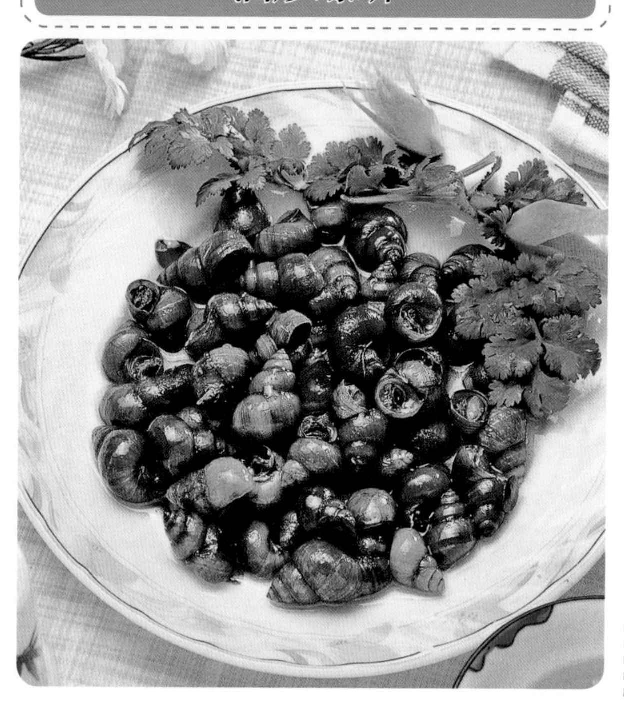

原料

螺蛳500克

调料

白酒、蘸料各适量

制作方法

1. 将螺蛳反复搓洗干净。
2. 铁锅入少许油，烧热，放入螺蛳翻炒。
3. 烹加白酒和适量水，煮至余液将尽时即成，用针挑螺蛳肉，加蘸料吃。

保健功效

清热利湿，通淋。适用于辅助治疗产后热淋、小便不畅、灼热。

小米发糕

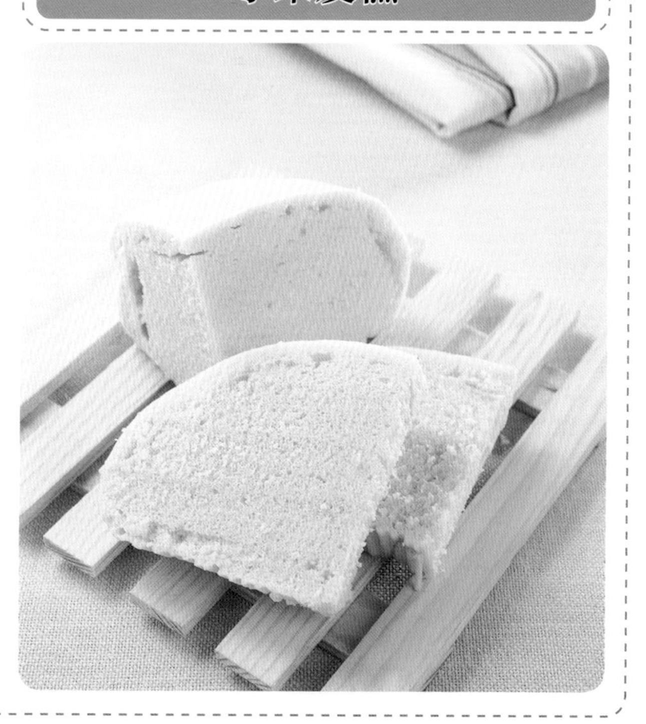

原料

小米粉200克，玉米粉、白面各100克，酵母粉5克，小苏打5克

制作方法

1. 将小米粉、玉米粉、白面入面盆中，加温水、酵母粉在一起，使其发酵。
2. 在发酵好的面中加入小苏打，倒入4厘米高的不锈钢平托盘中，用手抹平，放入烤箱烤30分钟即成。

保健功效

有助于睡眠，对于失眠有很好的疗效。

菜馍

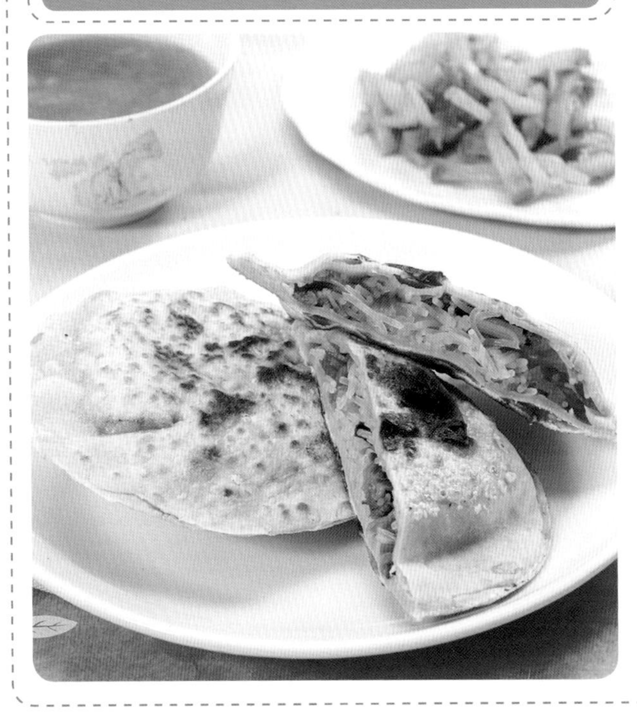

【原料】

小米面、玉米面、菠菜、胡萝卜各100克，荞麦面、水发粉条各60克

【调料】

香油、盐、蛋清各适量

【制作方法】

1. 玉米面、小米面混合，加开水和成烫面，加荞麦面和好后醒发。
2. 菠菜清洗，切段。胡萝卜擦成细丝。粉条切段。三种馅料混和，加香油、盐、蛋清拌成馅。
3. 面团下剂，擀皮，放入馅料，两张皮上下一盖，成菜馍生坯。
4. 锅烧热，放入菜馍生坯煎至两面均焦黄即可。

【保健功效】

可调节经期紊乱。

期颐饼

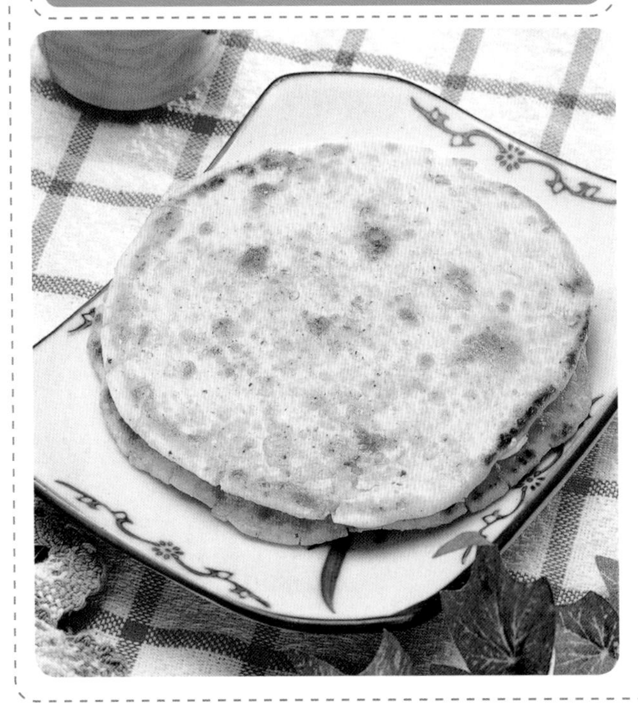

【原料】

生芡实米180克（磨粉），生鸡内金90克（磨粉），面粉250克

【调料】

白糖、花生油各适量

【制作方法】

1. 鸡内金粉用沸水浸泡4小时，加入芡实粉、面粉、白糖和面，做成小薄饼。
2. 锅内加少许花生油，放入薄饼，烙成焦黄色即成。

【保健功效】

健脾，化痰，除湿。适用于辅助治疗闭经不行、月经后期带下量多等。

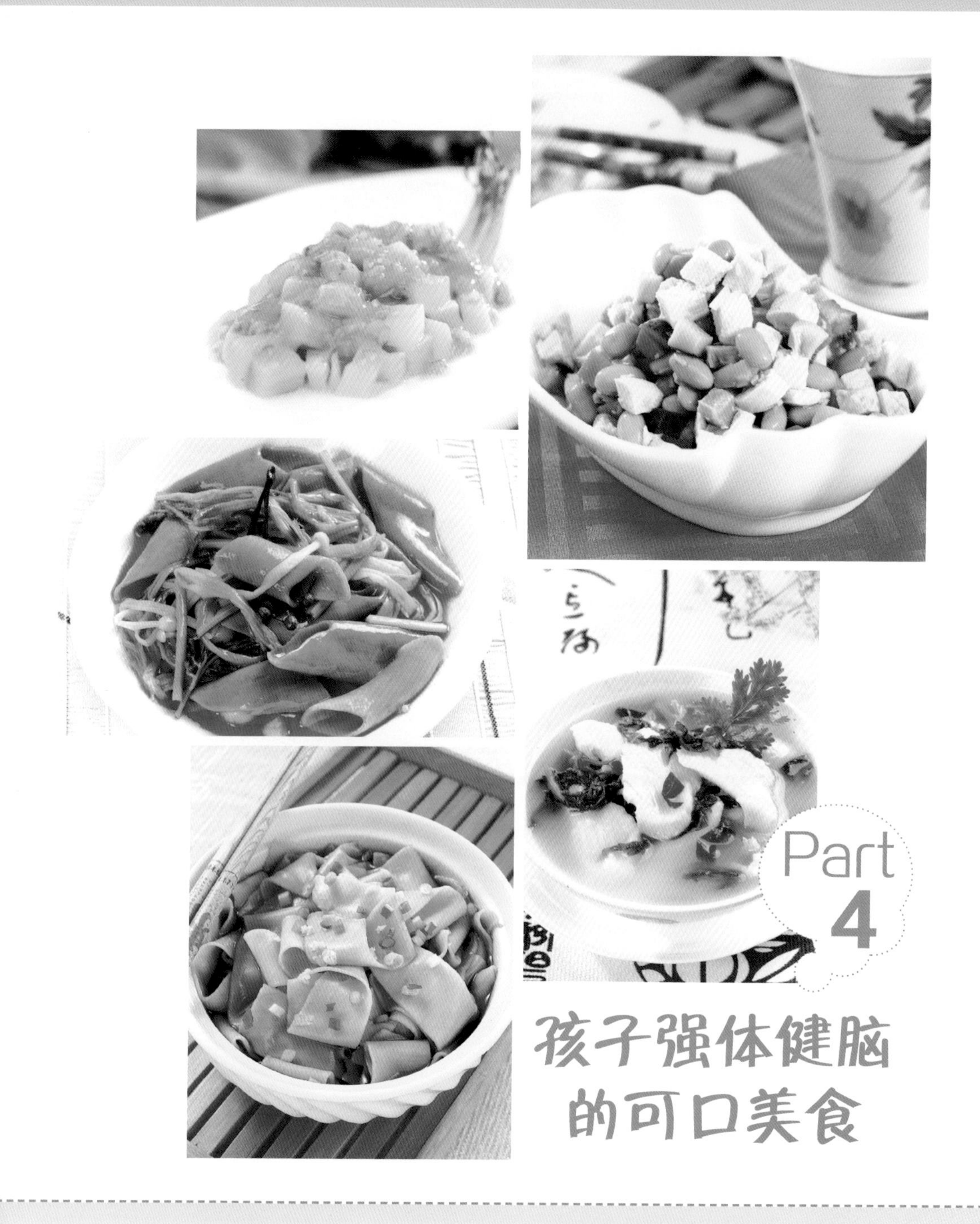

Part 4 孩子强体健脑的可口美食

HAI ZI QIANG TI JIAN NAO DE KE KOU MEI SHI

饮食8要点助孩子健康成长

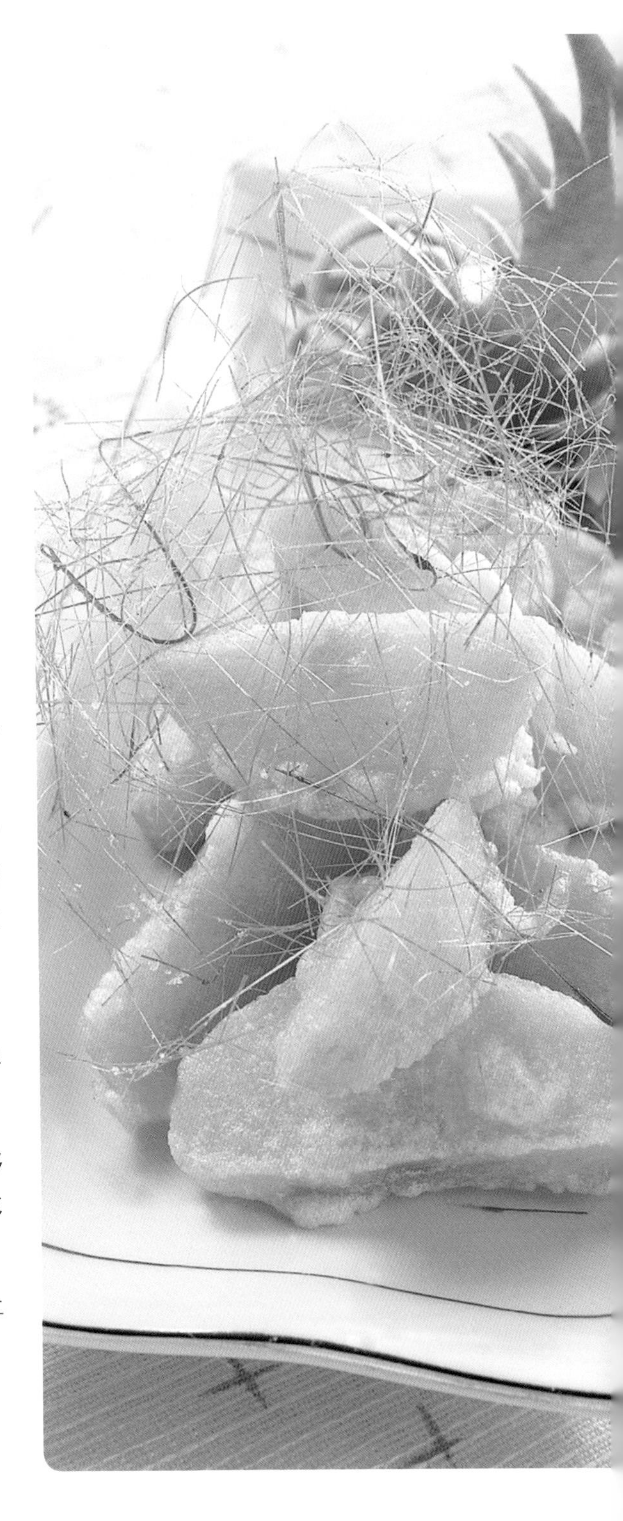

1. 每次给宝宝的饭菜要“以销定产”，不宜过多，尽量一次吃完；如果吃不完，放在冰箱中保留时间也不宜超过24小时，再次食用前一定要充分加热煮沸，以防食物被病菌污染。只要掌握“饮食不过量，食物新熟鲜”的原则，基本可让宝宝过个好节了。

2. 少喝饮料，宝宝大多爱喝饮料，平日里，妈妈会限制一下，可到了节假日，妈妈也就放宽控制了。喝过多的饮料，会伤害宝宝的肠胃，含有咖啡因的饮料还会影响睡眠。

3. 不要给宝宝喝酒，否则会乐极生悲！吃饭时，大人应盯紧自己的酒杯，吃完饭及时将酒杯收掉，免得宝宝因为好奇而尝试，导致酒精中毒。

4. 不要过食积食，节日里，宝宝因为吃的东西杂，易导致消化功能紊乱，尤其是先热食后冷食，更容易造成胃内“打架”。

5. 饮食一定要有规律，饥饱不均会干扰胃肠道的消化功能，影响消化能力。掌握好正餐与零食的时间，饭前控制宝宝不吃零食，这点尤其重要。

6. 勤洗手，把住“病从口入”关。饭前、便后都要洗手。正确的洗手方法很重要，双手用肥皂搓揉并在流动的水中充分冲洗。

7. 注意坚硬物，尤其是花生，放在宝宝够不到的地方，防止宝宝被卡住窒息。在宝宝吃鱼时，也要格外小心，以防鱼刺卡喉。

8. 过敏体质的宝宝，妈妈还要小心不要让他接触到容易导致过敏的食物。

青春期孩子的饮食

孩子进入青春期后，生长发育的速度又达一高峰。这一阶段的学生机体对能量和营养需要比成人高出 25%-50%。青春期孩子的营养搭配应注意以下几方面。 强调平衡膳食 食物中含有人体所需的各种营养成分，但每种食物的营养成分及其数量差别很大，一般说，米、面等主食中含糖类较多，蔬菜、瓜果中各种维生素，无机盐较多，鱼、肉、蛋、牛奶、大豆含蛋白质和脂肪多一些。三餐热量的合理比例是：早餐约 30%、午餐约 40%、晚餐约 30%。蛋白质、脂肪、碳水化合物的比例应分别占总热量的 12-14%、20-25%、55-60%。 蛋白质 每日膳食中蛋白质的供给量，青春期男性为 80-90 克，女性为 80 克。饮食中蛋白质主要来源于动物性食物、粮食和大豆。蛋白质也不是摄入越多越好，因为食物中多余的蛋白质都会转化为热能散失掉，或转变为脂肪贮存起来，大量氮转化为尿素排出体外，还会加重肾脏的负担。 碳水化合物 碳水化合物的主要功能是供给人热量。一个成年人每天需要的热量中有 20% 用于大脑，青春期孩子需要的热量比成年人更多，除满足能量消耗外，更重要的是用于脑组织的补充和修复，碳水化合物的主要来源就是米饭和面食。 脂肪：脂肪产热量要比碳水化合物、蛋白质高出一倍。脂肪能促进脂溶性维生素的吸收、供给人体需要的必需脂肪酸。一个人每天所需的脂肪量是因体重而异，一般每公斤体重每天需要 1 克就够了。 矿物质：发育成长中的青少年矿物质需要量特别大。钙和磷是造骨成齿的主要原料。铁构成红细胞，缺少了就会造成贫血。含钙丰富的食物有：豆类、蛋类、牛奶等。含磷丰富的食物有：豆类、马铃薯、谷类等。含铁丰富的食物有：动物性食品、豆类、菠菜等。动物性食物铁的吸收率高于植物性食物。

维生素：维生素有利于青少年身体发育，增强抵抗力，促进新陈代谢，帮助消化与吸收人体所需要的各种营养。人体所需要的维生素绝大部分来自于蔬菜和水果。

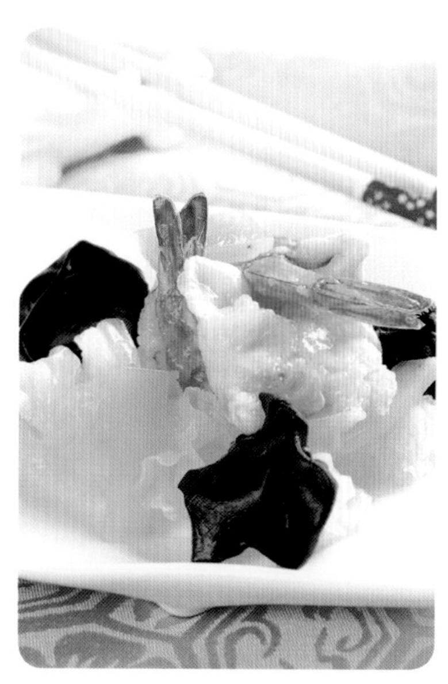

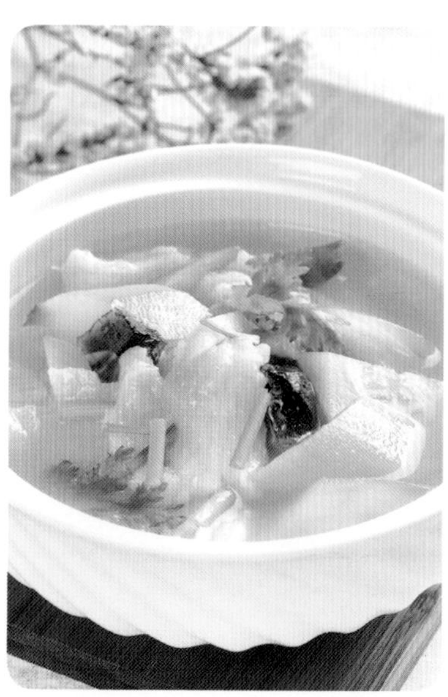

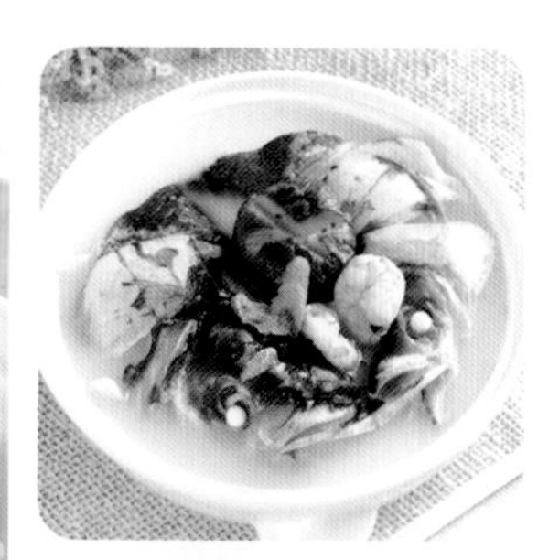

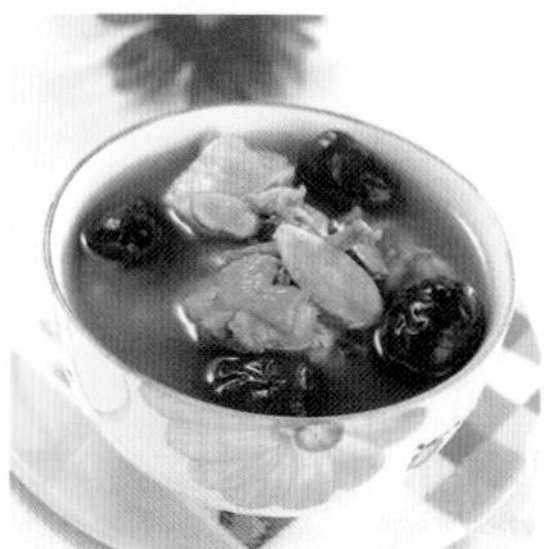

糖拌番茄

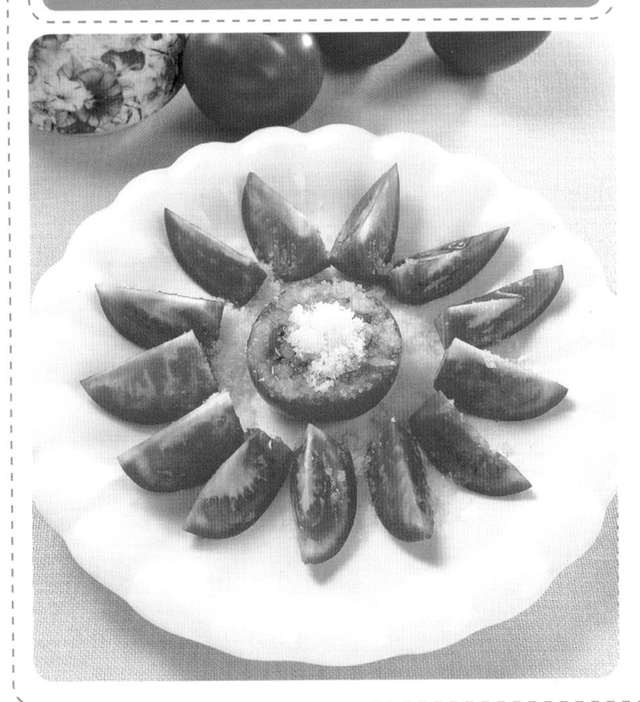

【原料】

番茄4个

【调料】

绵白糖适量

【制作方法】

1. 将番茄洗净，用开水烫一下，去蒂和皮，一切两半，再切成月牙块，装入盘中。
2. 加白糖，拌匀即成。

【保健功效】

有助于胃液对脂肪及蛋白质的消化。

番茄炒肉片

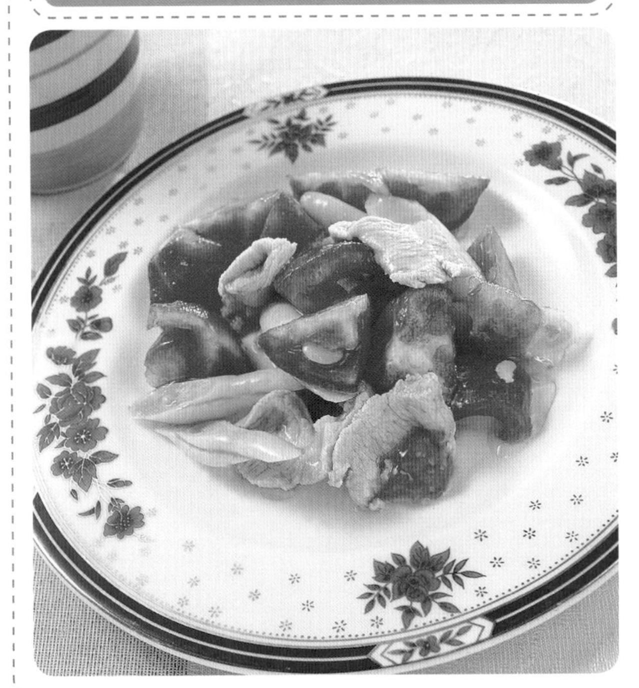

【原料】

猪瘦肉、番茄各200克，菜豆角50克

【调料】

菜油、葱姜蒜末、盐、汤各适量

【制作方法】

1. 猪肉切薄片，番茄切块。菜豆角去筋，洗净，切段。
2. 炒锅放油，上火烧至七成热，下肉片、葱姜蒜末煸炒，待肉片发白时下番茄、豆角、盐炒熟，加汤，稍焖煮片刻即可。

【保健功效】

能防止自由基的破坏，抑制视网膜黄斑变性，维护视力。

番茄双花

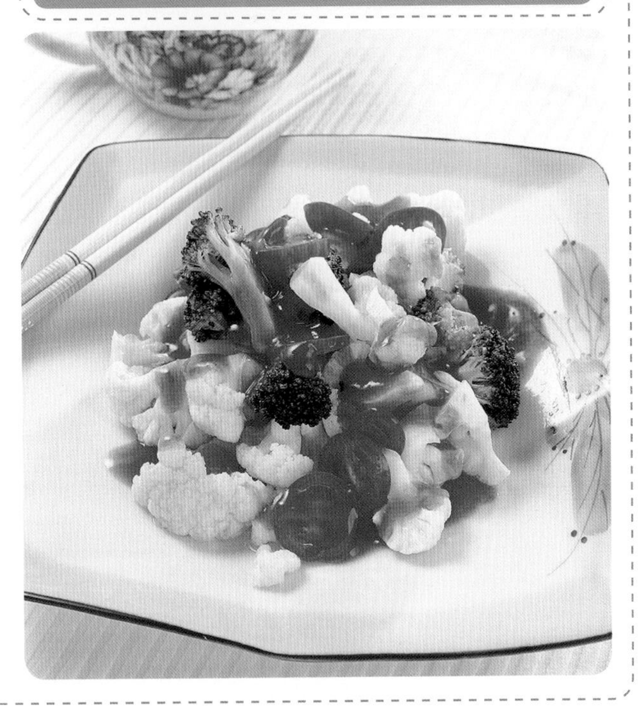

【原料】
菜花、西蓝花各400克，番茄200克

【调料】
番茄酱、白糖、盐、葱花、植物油、香葱粒各适量

【制作方法】
1. 菜花、西蓝花切小朵，洗净。番茄洗净，切丁。锅入清水烧沸，入菜花和西蓝花焯水，捞出。
2. 锅入油烧热，爆香葱花，放入番茄酱翻炒，调入清水大火烧沸，菜花、西蓝花和番茄放入锅中，调入盐和白糖翻炒均匀，待汤汁收稠后装盘，撒上香葱粒即可。

【保健功效】
有抑制细菌的作用。

番茄粳米粥

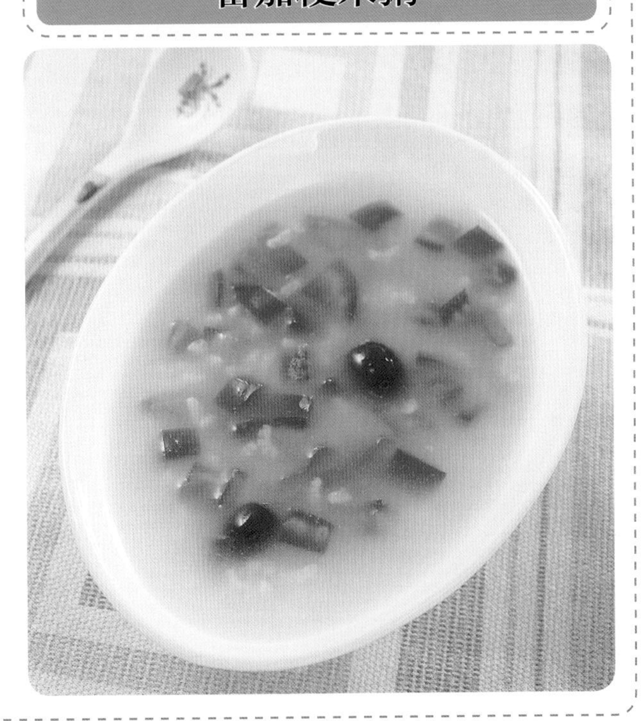

【原料】
粳米100克，番茄250克，红枣100克

【调料】
冰糖适量

【制作方法】
1. 番茄洗净，去皮，切小丁。
2. 粳米、红枣洗净，放入锅中，加适量水，大火烧开，改小火熬煮成粥，待粥熟时加入番茄丁和冰糖，再煮沸即可。

【保健功效】
有助消化、润肠通便作用，可防治便秘。

糖醋番茄

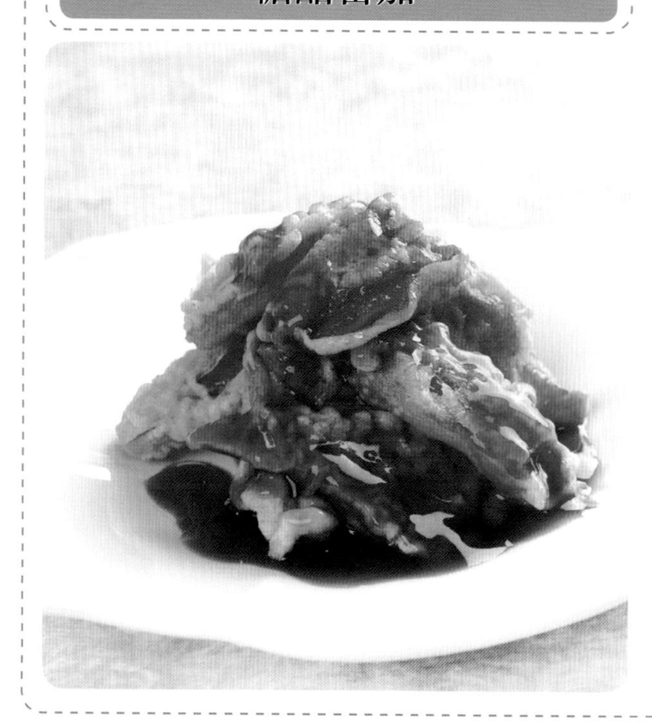

[原料]

番茄200克，鸡蛋2个

[调料]

胡椒粉、高汤、面粉、水淀粉、淀粉、香油、植物油、料酒、醋、酱油、白糖、盐各适量

[制作方法]

1. 鸡蛋打散，加淀粉、面粉调成全蛋糊。番茄洗净，入沸水中焯烫，去皮，切瓣，去瓤，裹匀全蛋糊，入油锅炸呈黄色，捞出。
2. 锅中加高汤、酱油、盐、胡椒粉、料酒、醋、白糖，用水淀粉勾芡，淋香油，浇在番茄上即可。

[保健功效]

可促进消化。

巧克力酱番茄饼

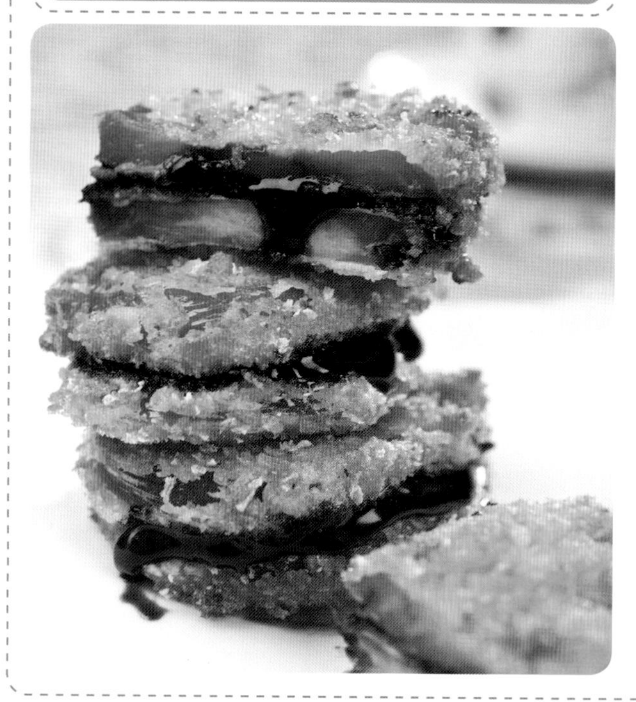

[原料]

番茄250克，鸡蛋1个

[调料]

胡椒粉、巧克力酱、面包渣、面粉、色拉油、盐各适量

[制作方法]

1. 鸡蛋打散。番茄洗净，切片，撒胡椒粉、盐，蘸上面粉，裹匀蛋液，滚上面包渣，用手压实。
2. 锅入油烧热，放入番茄片，炸至呈金黄色，捞出，沥油。
3. 将巧克力酱抹在番茄饼上，上面再覆盖一个番茄饼，夹好，一切为二，装盘即可。

[保健功效]

具有调整胃肠功能的作用。

金针炒海肠

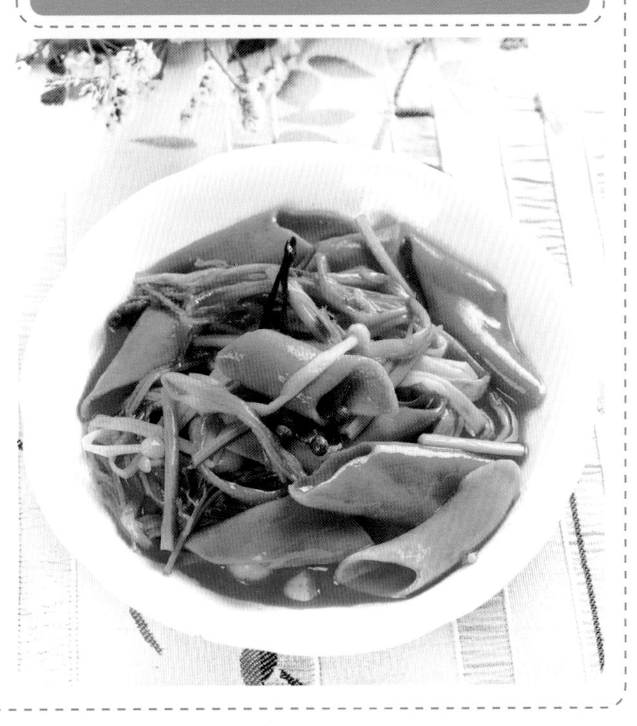

[原料]
海肠300克，金针菇200克

[调料]
葱花、香菜段、干辣椒、高汤、花椒、红油、酱油、醋、料酒、盐各适量

[制作方法]
1. 海肠洗净，切成段，入清水锅中焯烫，捞出。金针菇洗净。
2. 锅入油烧热，放干辣椒、葱花炒香，捞出葱花不用，加高汤、红油煮沸，下金针菇、海肠段，加花椒、料酒、酱油、醋、盐调味，撒香菜段炒匀即可。

[保健功效]
有利于儿童骨骼成长和智力发育。

炝拌金针菇

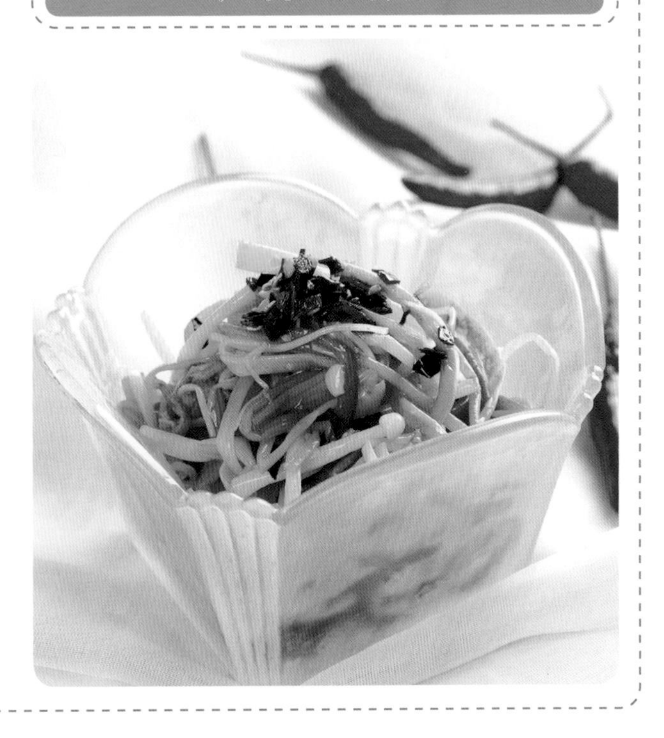

[原料]
金针菇罐头200克

[调料]
葱丝、干红辣椒、香油、酱油、植物油、盐各适量

[制作方法]
1. 金针菇取出，切段，放入沸水中焯水，捞出，晾凉。将葱丝、金针菇一同放入盘中。
2. 锅入油烧热，放入将干红辣椒炸至深褐色，捞出，剁成细末，调入香油、盐、酱油拌匀，浇在金针菇上，搅拌均匀即可。

[保健功效]
具有促进儿童智力发育的功能。

三丝烩鸡丝

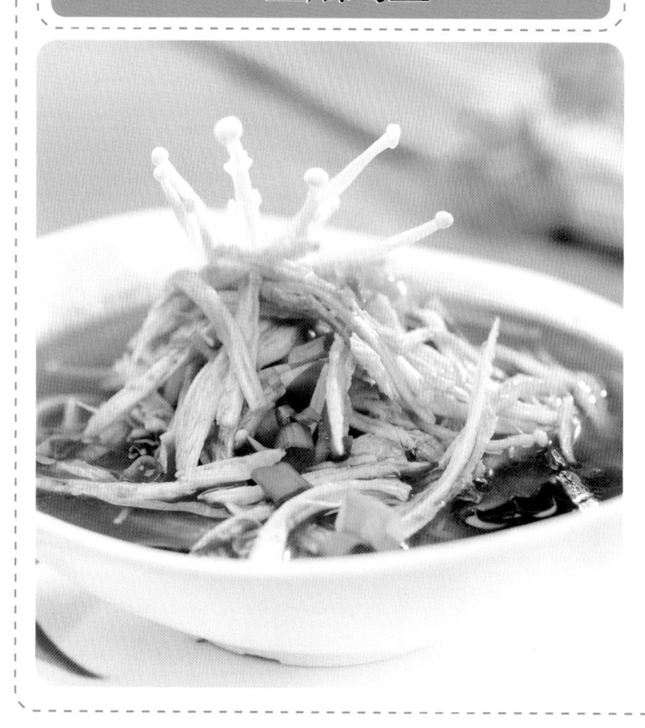

[原料]

熟鸡肉150克，金针菇100克，水发冬菇50克，水发木耳50克

[调料]

葱花、四川豆瓣酱、清汤、盐各适量

[制作方法]

1. 金针菇、木耳、冬菇洗净。冬菇切丝。鸡肉撕成丝。木耳撕小朵。
2. 锅入油烧热，放入豆瓣酱炒至出红油，加入葱花爆香，倒入清汤，将渣子捞出，下入金针菇、冬菇丝、木耳，文火烧开，再放入鸡丝煮至熟透，撒上葱花，加入盐调味即可。

[保健功效]

可防治肝脏疾病和胃溃疡。

咖喱菜花

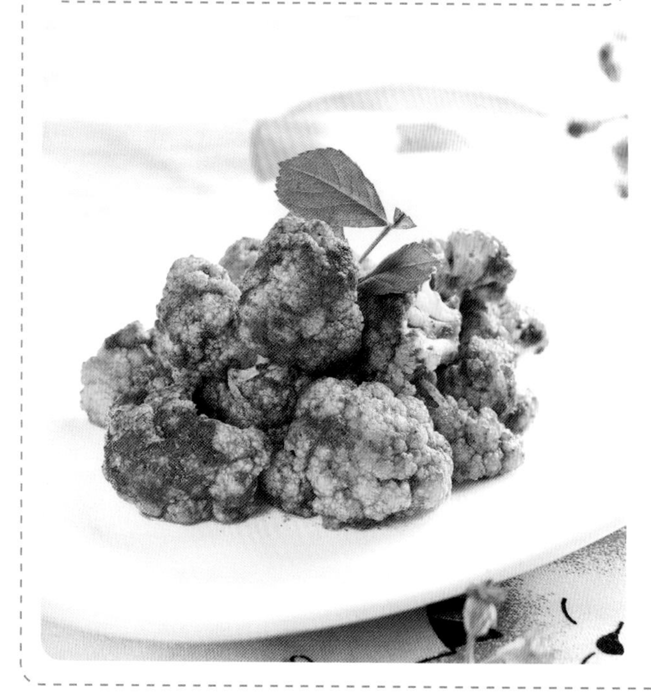

[原料]

菜花300克

[调料]

姜末、咖喱粉、蘑菇精、植物油、盐各适量

[制作方法]

1. 菜花切成小朵，用盐水浸泡，洗净，入沸水中焯水，冷水冲凉，捞出，沥干水分。
2. 锅入油烧热，放入姜末爆香，调入适量咖喱粉炒匀，再倒入少许水，加盐、蘑菇精调味，水淀粉勾芡，最后放入焯过的菜花翻炒片刻，出锅即可。

[保健功效]

适用于小孩脾胃虚弱者食用。

山楂淋菜花

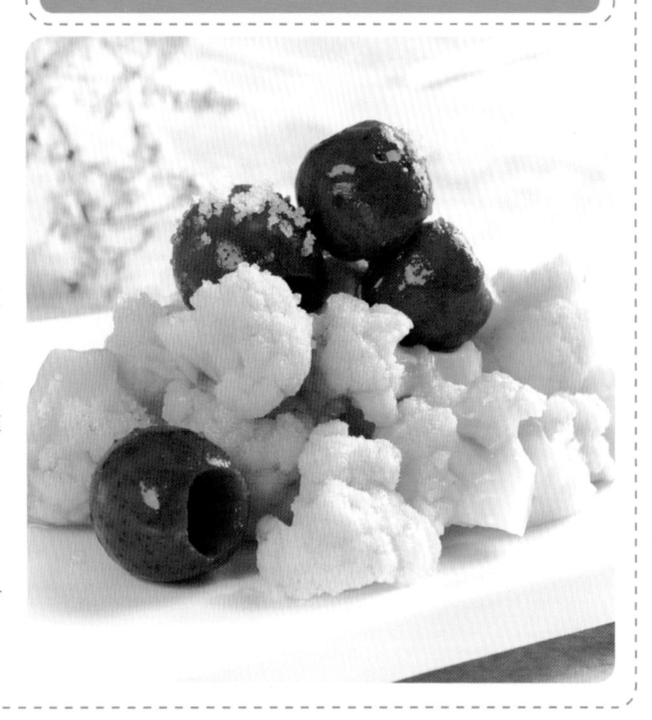

|原料|

菜花300克，山楂罐头100克

|调料|

白糖、盐各适量

|制作方法|

1. 菜花洗净，用盐水浸泡10分钟，洗净，切块，入沸水锅中焯烫至熟透，捞出，沥干水分。
2. 菜花块放入盘中摊平，山楂取出放在菜花上，再浇入山楂汁，撒上白糖即可。

|保健功效|

少年儿童食用可增强抵抗力，促进生长发育，维持牙齿、骨骼和身体的正常功能。

铁板椰花菜

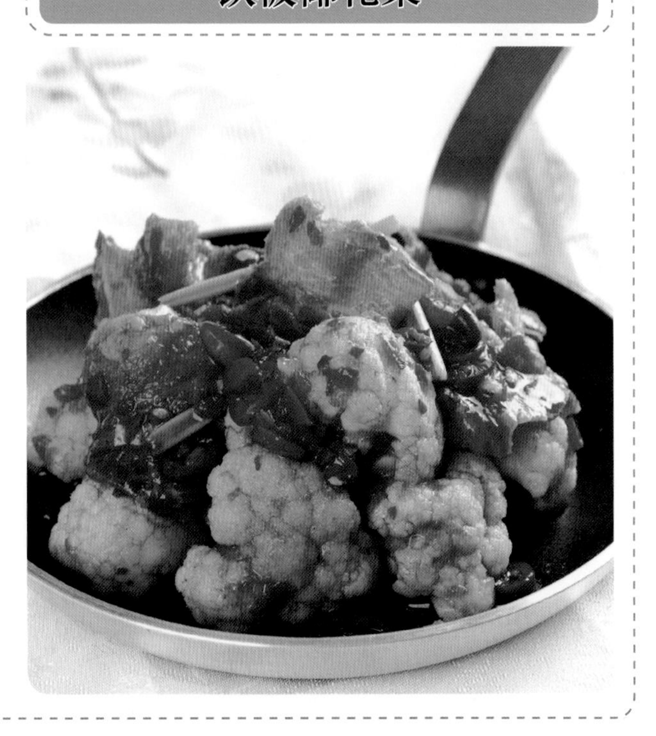

|原料|

菜花300克，培根100克

|调料|

蒜末、香菜段、小红椒、甜辣酱、生抽、盐各适量

|制作方法|

1. 菜花洗净，切成小朵。培根切片。小红椒切末。
2. 锅加油烧热，放入蒜末、小红椒末炒香，倒入菜花，调入甜辣酱、盐、生抽炒匀。
3. 铁板烧热，放入培根煎至出油，再放入菜花，撒上香菜段即可。

|保健功效|

对食欲不振、消化不良、大便干结者都有帮助。

脆煎菜花

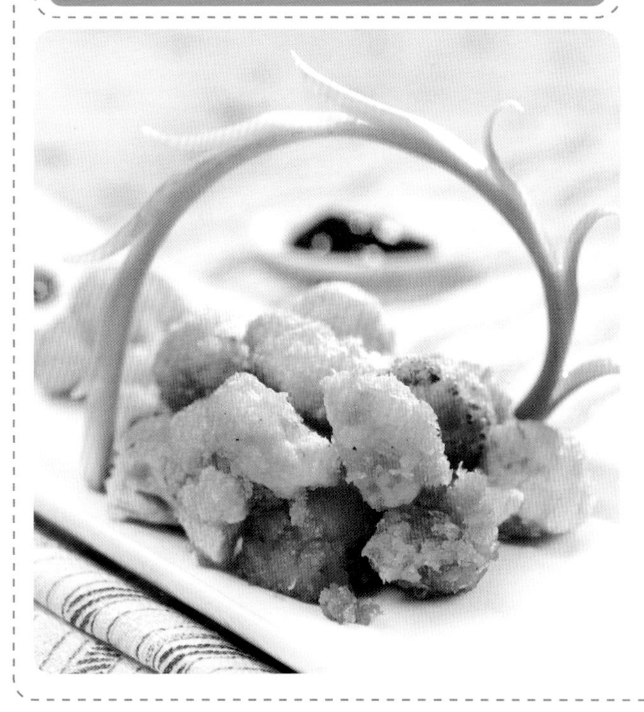

原料

菜花200克，鸡蛋1个，面包渣、果酱各100克

调料

白胡椒粉、面粉、黄油、盐各适量

制作方法

1. 菜花掰成朵，洗净，用沸水烫至八成熟，捞出，过凉，沥干，入盐、白胡椒粉拌匀，裹上面粉。
2. 鸡蛋打散，放入菜花，蘸上鸡蛋液，再滚上面包渣，用手压实。
3. 煎锅内放黄油烧至五成热，逐块下入菜花，煎至呈金黄色，捞出装盘，配果酱上桌即可。

保健功效

主治小儿发育迟缓等病症。

海蜇莴苣丝

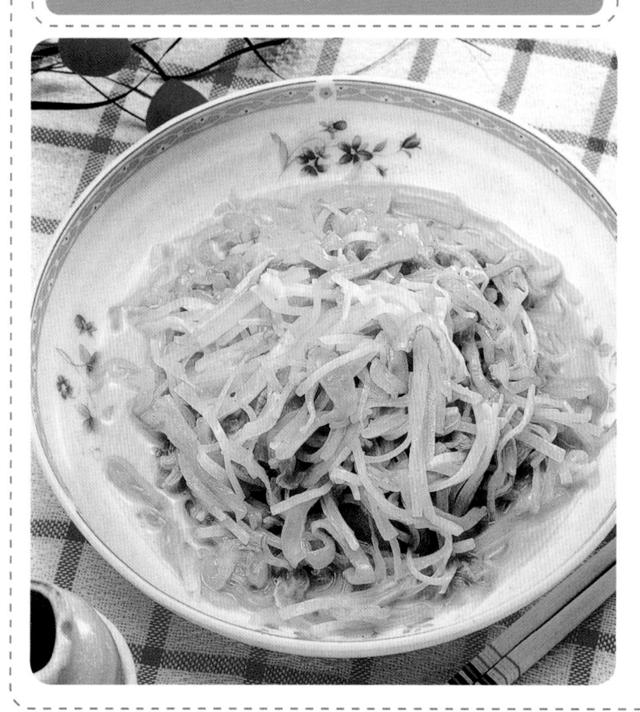

原料

莴苣250克，海蜇皮150克

调料

芝麻酱、盐、味精各适量

制作方法

1. 莴苣去皮，切细丝，盐渍20分钟，控干水分。海蜇皮洗净切丝。
2. 莴苣丝、海蜇皮丝加凉水冲淋，沥水，加芝麻酱、盐、味精，拌匀即成。

保健功效

增进食欲、刺激消化液分泌、促进胃肠蠕动等功能。

凉拌莴苣干

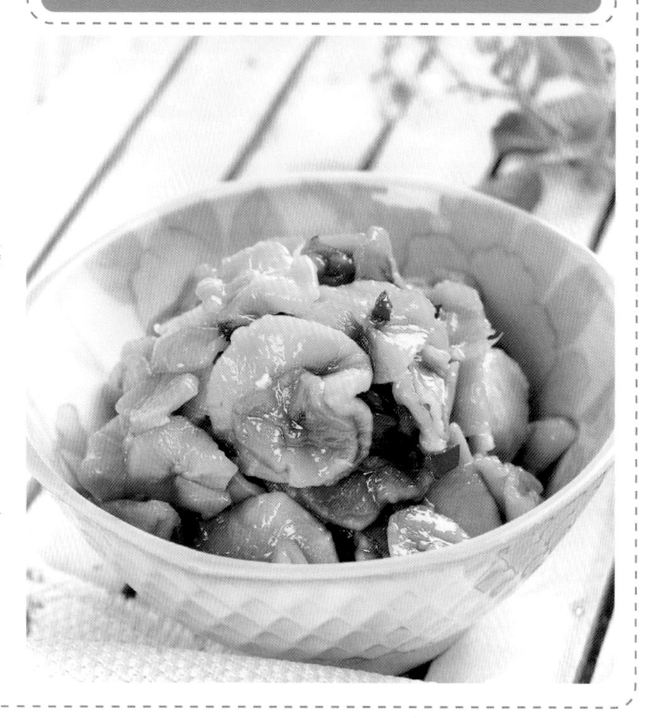

原料

莴苣干300克，红椒粒20克

调料

香油、盐各适量

制作方法

1. 莴苣干用温水泡发，泡软后，攥干水分，放入沸水锅中烫一下，捞出，冲凉，控干水分。
2. 莴苣干放盛器中，加红椒粒、盐、香油拌匀，装盘即可。

保健功效

可增进骨骼、毛发、皮肤的发育，有助于人的生长。

莴苣黄焖兔

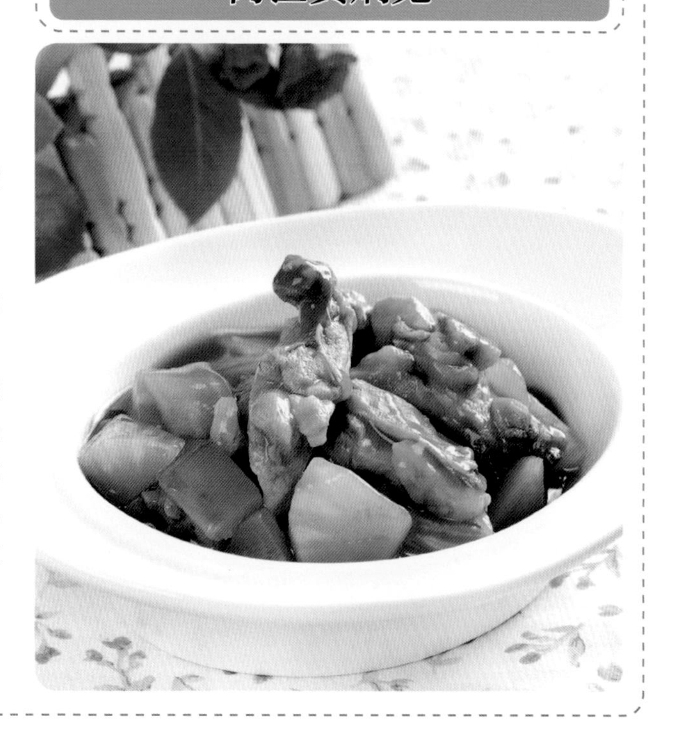

原料

兔肉500克，莴笋120克

调料

葱段、姜段、胡椒粉、鲜汤、水淀粉、熟猪油、绍酒、酱油、盐各适量

制作方法

1. 莴笋去皮，切块。兔肉洗净，切块，入沸水中氽烫，捞出沥干。
2. 锅入油烧热，放入葱段、姜段煸炒，放入兔块，调入酱油、绍酒、盐、鲜汤、胡椒粉，加盖文火稍焖，开盖加入莴笋，用旺火再焖，捞去葱段，姜段，用水淀粉勾芡，收汁即可。

保健功效

促进各消化器官的功能。

红油拌莴笋

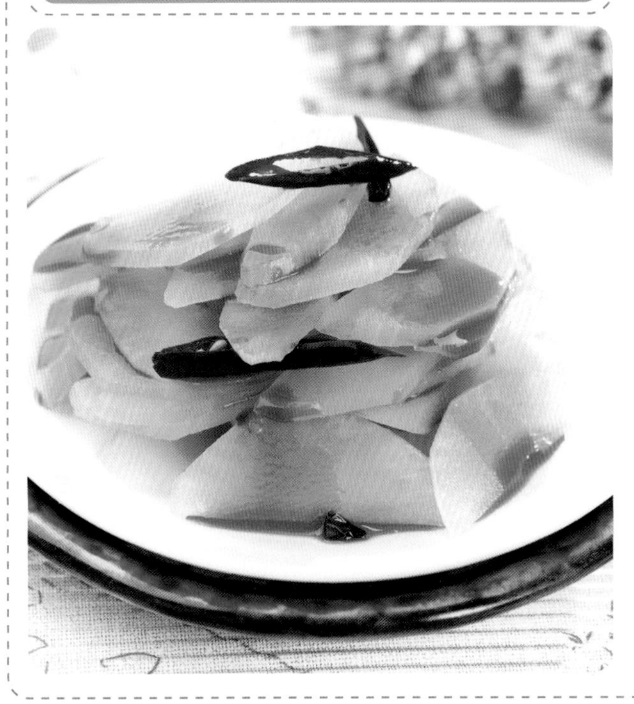

|原料|

嫩莴笋400克

|调料|

干辣椒、花生油、醋、盐各适量

|制作方法|

1. 莴笋去皮洗净，切成斜片，放碗中加盐腌渍5分钟，沥干水分。
2. 锅花生油烧热，放入干辣椒炸出香味，浇在莴笋上，加盐、醋拌匀即可。

|保健功效|

有利于调节体内盐的平衡。

姜丝拌莴笋

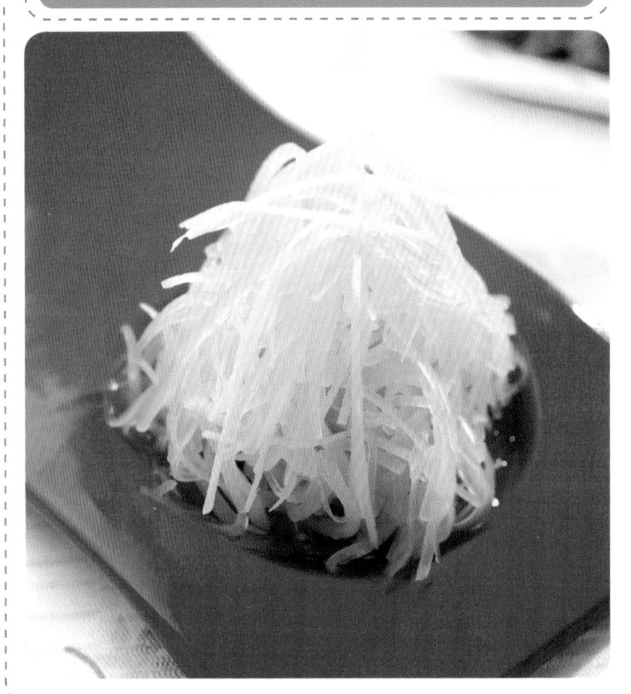

|原料|

莴笋300克，姜丝100克

|调料|

香油、醋、盐各适量

|制作方法|

1. 把莴笋剥去外皮，洗净，切成细丝，入沸水中氽水，捞出，冷水冲凉，沥干水分。
2. 取一半姜丝同出路好的莴苣丝拌匀，放在盘中。另一半姜丝，加盐、醋、香油对成汁，浇在莴笋上即可。

|保健功效|

可以防治缺铁性贫血。

欧式拌莴笋

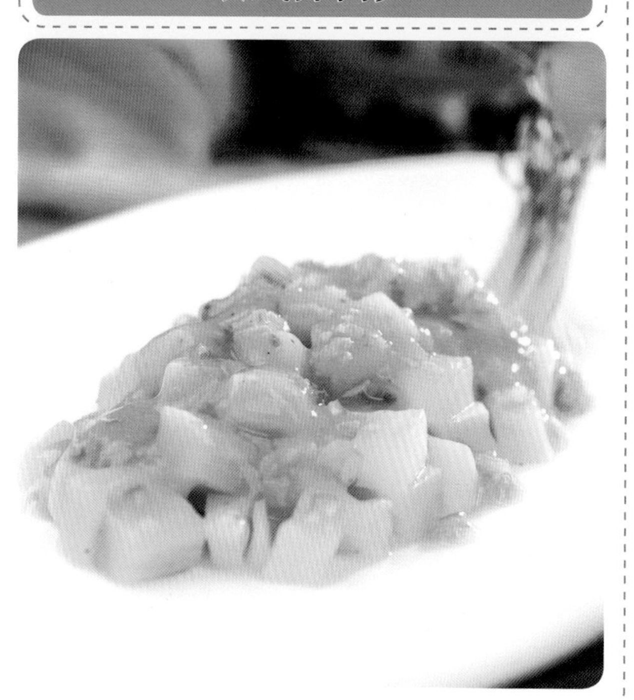

原料

莴笋500克，熟鸡蛋黄2个，洋葱20克

调料

香菜末、奶油、胡椒粉、醋、盐各适量

制作方法

1. 莴笋洗净，用沸水汆烫，捞出擦干，切成小长方块。洋葱去皮，洗净，切成末。
2. 熟鸡蛋黄切成末放碗内，加胡椒粉、盐拌匀。
3. 锅入奶油烧热，入调好的鸡蛋黄内充分搅匀，再加洋葱末、香菜末、醋拌匀，淋莴笋块，即可。

保健功效

通利消化道，帮助大便排泄。

香菇炝翠笋

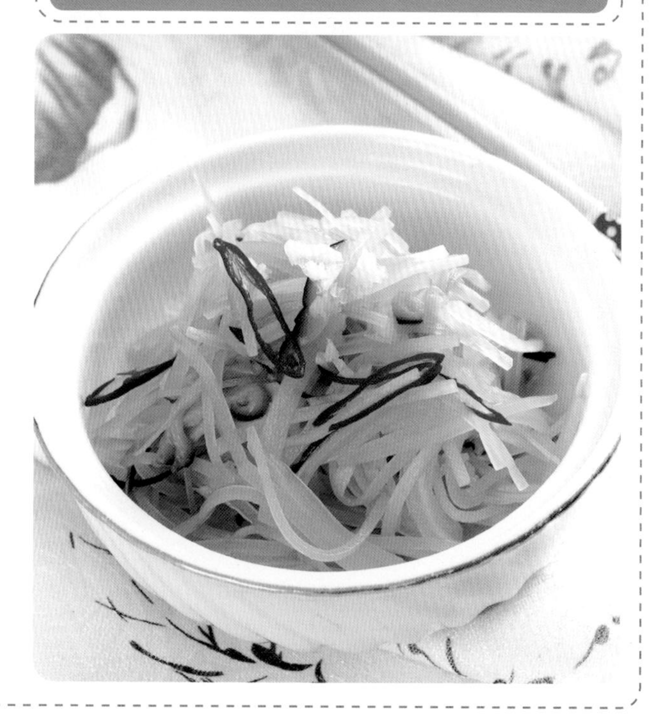

原料

莴笋300克，香菇100克

调料

蒜末、干红椒丝、花椒、盐各适量

制作方法

1. 莴笋洗净，切丝。香菇洗净，切丝，入沸水中焯水，捞出，冷水冲凉。
2. 锅入油，放入莴笋丝，烧至六七成热，放入花椒翻炒出香，关火，撒入蒜末、干红椒丝，淋入香油，晾凉。
3. 凉的莴笋丝捞出，沥干水分，放入菜钵中，撒上盐、香菇丝，滴香油，淋上热油，拌匀即可。

保健功效

可用于治疗各种便秘。

红腐汁莴笋

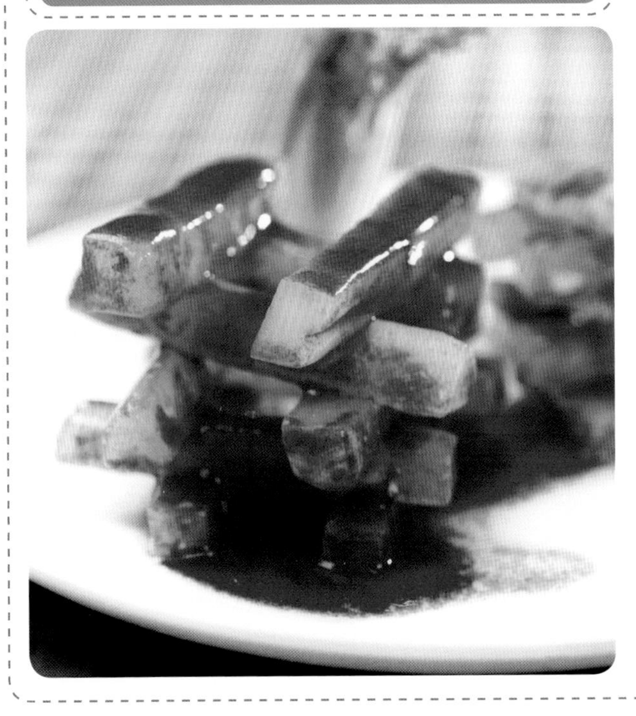

【原料】
莴笋500克

【调料】
水淀粉、鲜鸡汤、南乳汁、植物油、香油、白糖、盐各适量

【制作方法】
1. 莴笋去叶、去皮，洗净，切成长方条，放入水中煮至八成熟，捞出备用。
2. 炒锅上火，倒入植物油烧热，放入处理好的莴笋条翻炒，再放入鲜鸡汤、盐、白糖、南乳汁烧透，用水淀粉勾芡，淋上香油，出锅装盘即可。

【保健功效】
刺激消化酶分泌，增进食欲。

家乡拌老虎菜

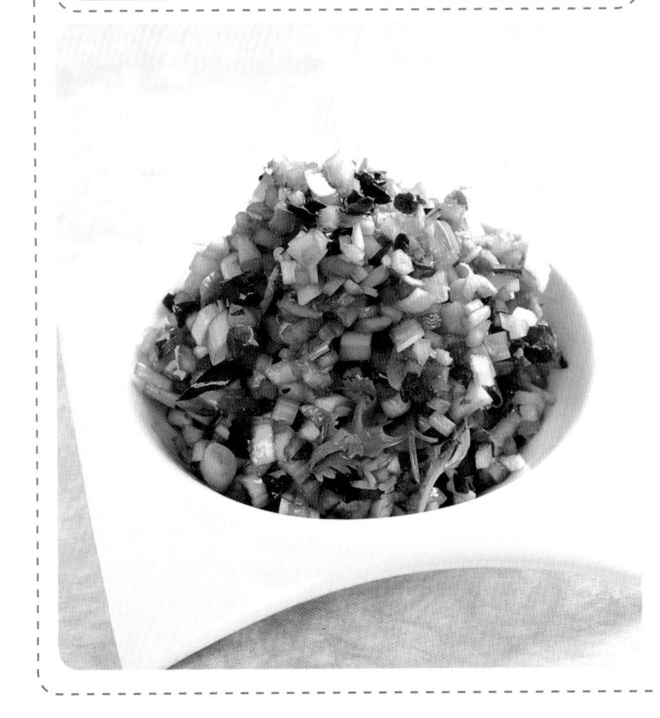

【原料】
洋葱150克，黄瓜50克，干辣椒、朝天椒各10克

【调料】
香菜段、葱花、蒜末、香油、红油、醋、酱油、白糖各适量

【制作方法】
1. 黄瓜、洋葱、朝天椒分别洗净，切成丁。干辣椒洗净，切细末。
2. 黄瓜丁、洋葱丁、朝天椒丁、香菜段装入碗中，加入葱花、蒜末、香油、红油、醋、酱油、白糖，拌匀即可。

【保健功效】
可改善眼睛疲劳、眼睛模糊的效果。

巧拌三样

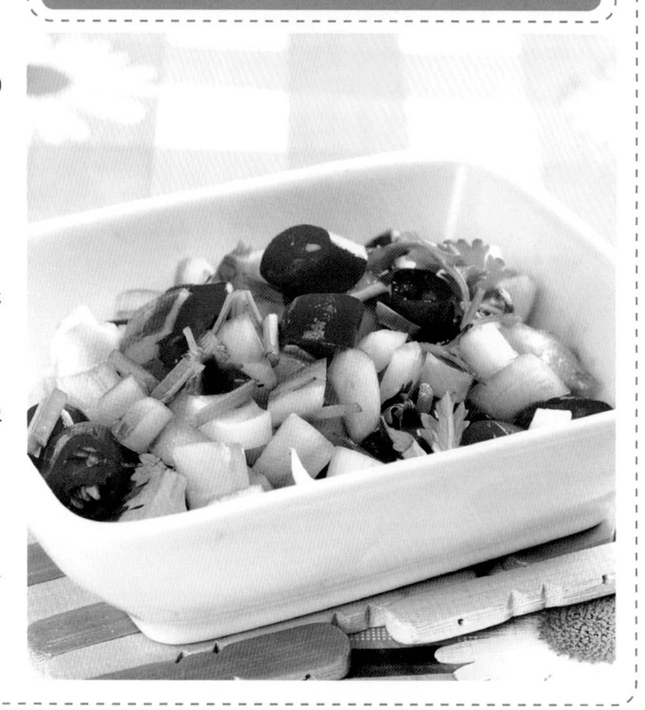

[原料]
红尖椒200克，洋葱100克，香菜50克

[调料]
香油、醋、生抽、盐各适量

[制作方法]
1. 洋葱洗净，切成方丁。尖椒洗净，切成方环。香菜带叶洗净，切成段。
2. 洋葱丁、尖椒环、香菜段放入容器中，加入生抽、盐、醋拌匀，淋香油，装盘即可。

[保健功效]
供给脑细胞热能，是神志委顿患者的食疗佳蔬。

菜心山药煨牛蹄

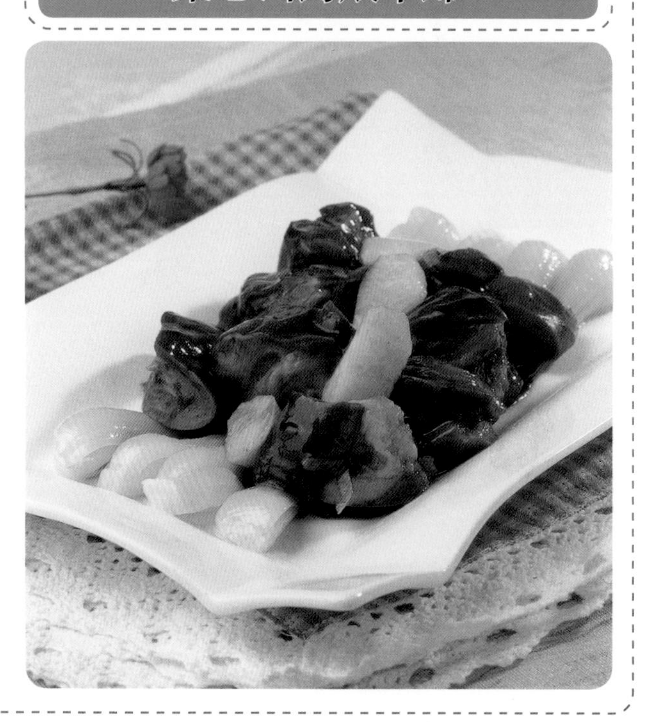

[原料]
山药、牛蹄各300克，油菜心100克，五味子、川芎、青蒜苗末各5克

[调料]
植物油、酱油、料酒、盐各适量

[制作方法]
1. 山药削皮，洗净切块。五味子、川芎加水煎汁。油菜心洗净，入沸水中烫熟，捞出，摆盘。牛蹄剁块，入沸水中汆透，捞出。
2. 锅加油烧热，烹酱油、药汁、料酒，加牛蹄块、山药块煨烧，加盐调味，撒青蒜苗末即可。

[保健功效]
对健脑有重要作用。

红烧栗子淮山药

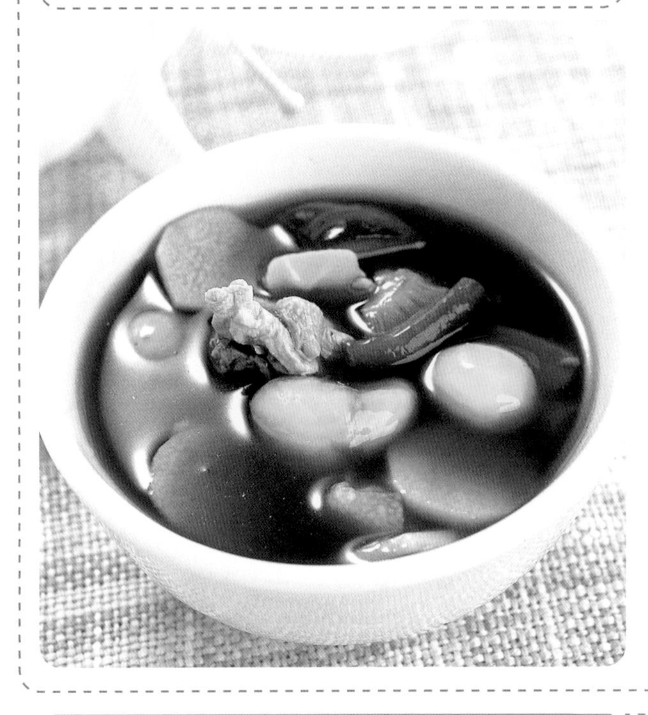

原料

鸡肉、冬菇各50克，栗子20粒，淮山药15克，熟地黄10克

调料

盐适量

制作方法

1. 将栗子去壳和薄膜，冬菇去蒂，与淮山药一同用水浸泡。鸡肉切片备用。
2. 炒锅加油烧热，放入淮山药、香菇及栗子稍炒，再加入地黄、鸡肉，加适量水煮至栗子熟软，最后调入少许盐即可。

保健功效

防治腹泻好帮手。

玉米糁山药粥

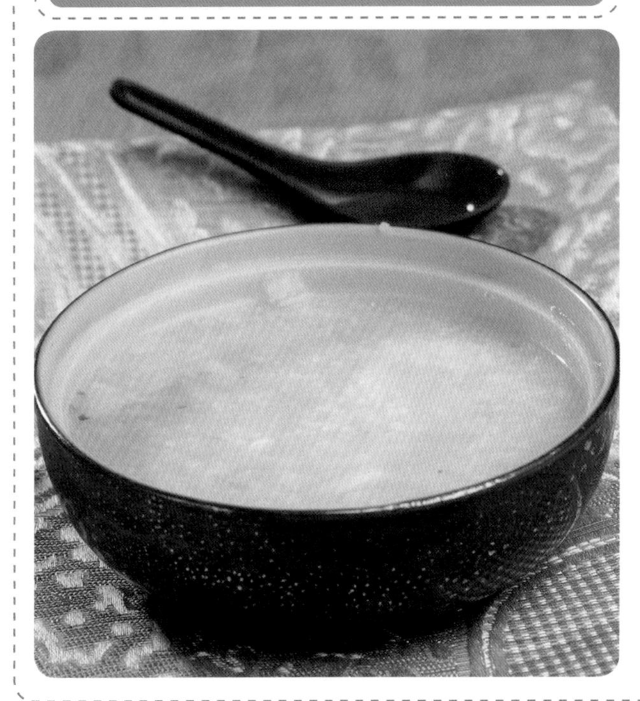

原料

玉米糁200克，山药150克

制作方法

1. 将山药削皮洗净，切成小丁。
2. 净锅上火，加入适量清水烧沸，下入玉米糁(边撒边搅拌，以防粘连)，煮至五成熟时加入山药丁，小火煮至粥熟即可。

保健功效

特别适合脾胃虚弱的青少年进补前食用。

山药鸡蛋面

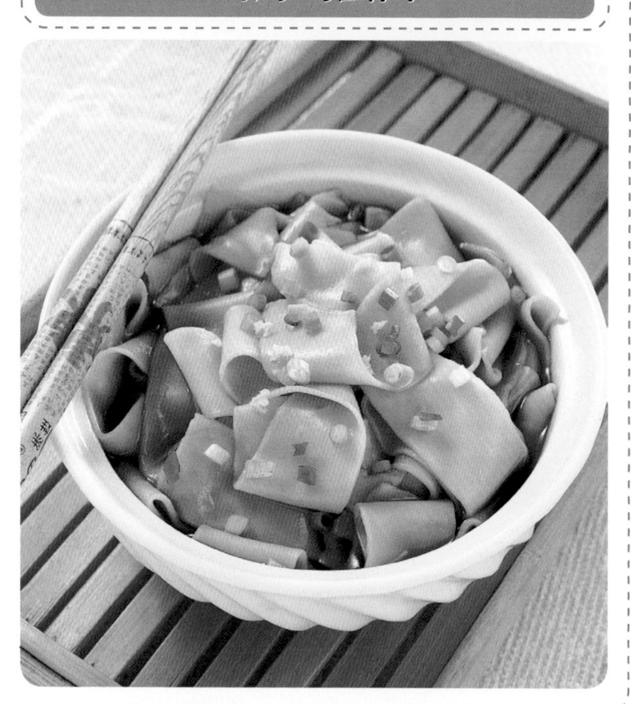

【原料】

山药粉200克，小麦粉400克，鸡蛋2个，豆粉30克

【调料】

盐、葱花、姜末、酱油、香油各适量

【制作方法】

1. 将山药粉、小麦粉、豆粉放入容器中，倒入搅打成糊状的鸡蛋液，再加适量清水及少许盐，和成面团，然后擀成薄面片，切成宽面条。
2. 将面条下入沸水锅内，煮熟后酌加葱花、姜末、盐、酱油、香油，拌匀即成。

【保健功效】

有助于提高大脑的记忆力。

山药粟米糊

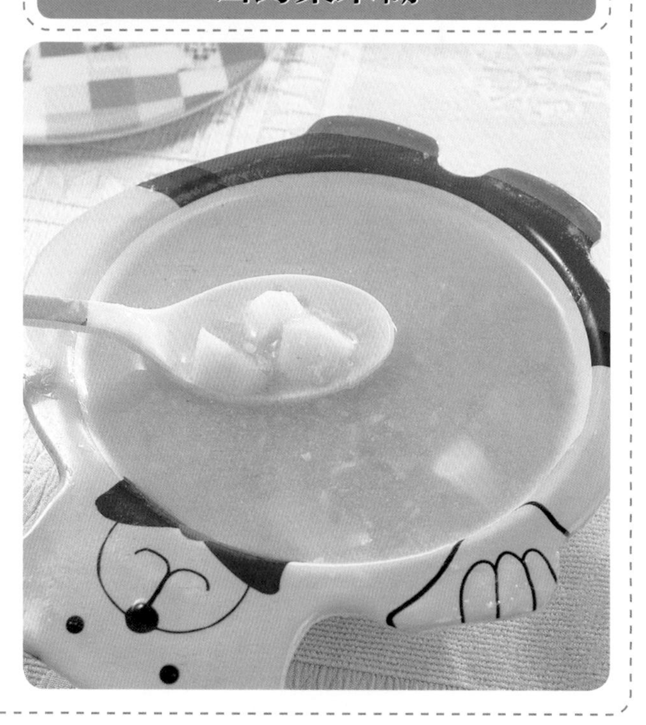

【原料】

山药100克，粟米50克

【调料】

白糖适量

【制作方法】

1. 将山药削去皮，洗净，切小块。粟米用小火炒至焦黄，研为细粉。
2. 将山药块、粟米粉同放锅中，加入200毫升水，大火煮开后转小火熬煮成糊，加白糖调匀即可。

【保健功效】

喂养初生小儿，每天少量喂食，可以帮助消化，通调肠胃。

山药甘笋羊肉粥

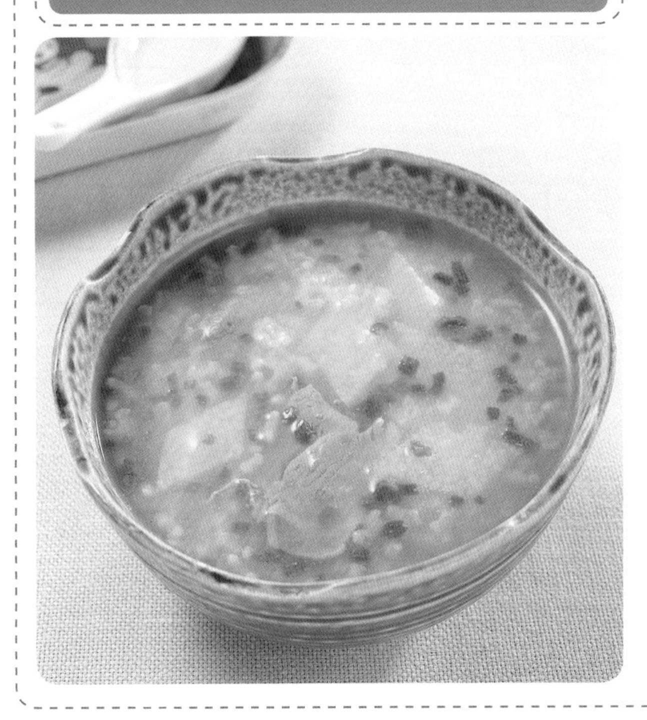

[原料]

山药、羊肉各500克，胡萝卜100克，粳米250克

[调料]

盐适量

[制作方法]

1. 羊肉洗净切片。山药削去皮，洗净切片。胡萝卜削去皮，洗净切粒。粳米淘洗净备用。
2. 羊肉入沸水锅中煮至熟烂，加入山药片、胡萝卜粒、粳米同煮为粥，加适量盐调味即可。

[保健功效]

对冻疮、小儿泻泄、遗尿症、婴儿消化不良、牙齿脱落等患者有很好的疗效。

香干芋头

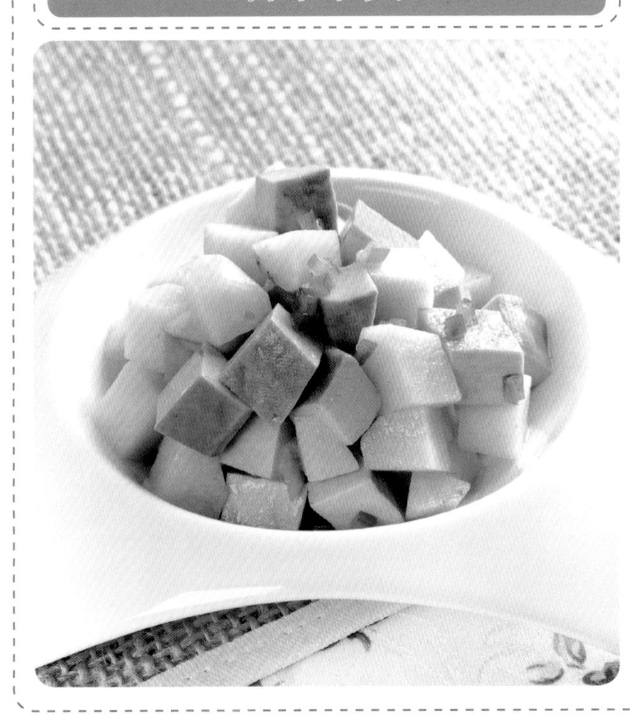

[原料]

芋头250克，豆腐干50克

[调料]

香油、盐各适量

[制作方法]

1. 芋头清洗干净，入沸水锅中汆熟，捞出晾凉。
2. 豆腐干放入沸水锅汆水，捞出晾凉。
3. 将汆水后的芋头、豆腐干分别切成丁，芋头丁、豆腐干丁放入碗中，加盐调味，淋入香油拌匀，装盘即可。

[保健功效]

具有洁齿防龋、保护牙齿的作用。

芋头炖排骨

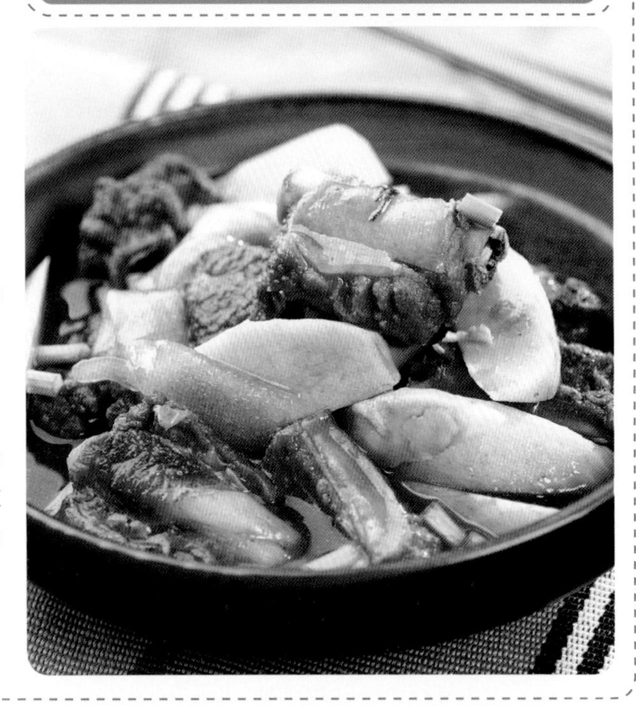

【原料】

排骨400克，芋头200克，粉皮150克

【调料】

葱姜片、香菜末、骨头汤、八角、植物油、酱油、盐各适量

【制作方法】

1. 排骨洗净，斩成块，放入沸水锅中氽透，捞出。
2. 毛芋头洗净，切块。粉皮泡软。
3. 锅入油烧热，放入葱姜片、八角炸香，放入排骨、酱油、骨头汤煸炒，慢火炖至排骨八成熟时放入芋头，加盐调味，放入泡好的粉皮，撒香菜末，出锅即可。

【保健功效】

可以增强人体免疫力。

金丝苹果

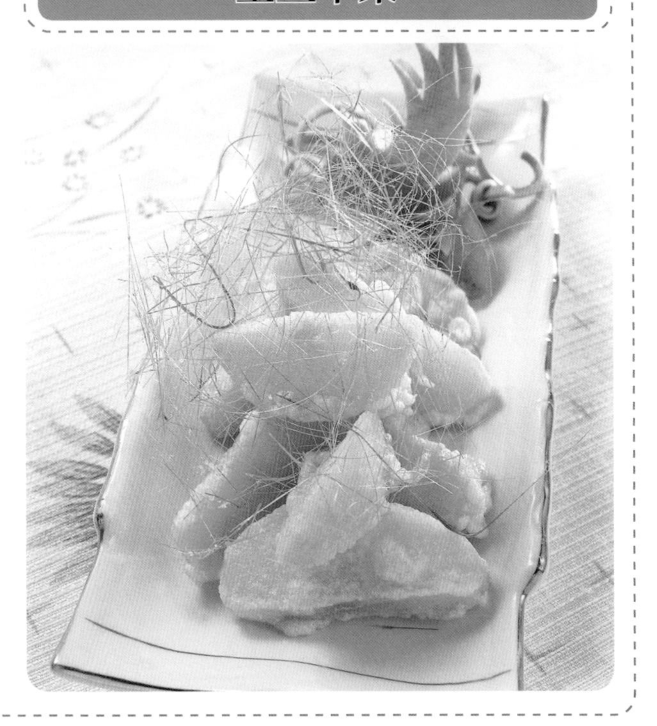

【原料】

苹果150克，鸡蛋1个，淀粉100克

【调料】

白糖、植物油、芝麻、干面粉各适量

【制作方法】

1. 苹果去皮、核，切块，裹匀干面粉。鸡蛋打散，加淀粉、水调成鸡蛋淀粉糊。
2. 苹果块在鸡蛋淀粉糊内蘸匀，滚匀芝麻，放在热油锅内炸透，捞出控油。
3. 锅内加油、水和白糖烧热，待表面小油泡变成大泡时放入炸好的苹果块，搅匀后立即出锅即可。

【保健功效】

提高幼童的记忆力和学习能力。

酸辣苹果丝

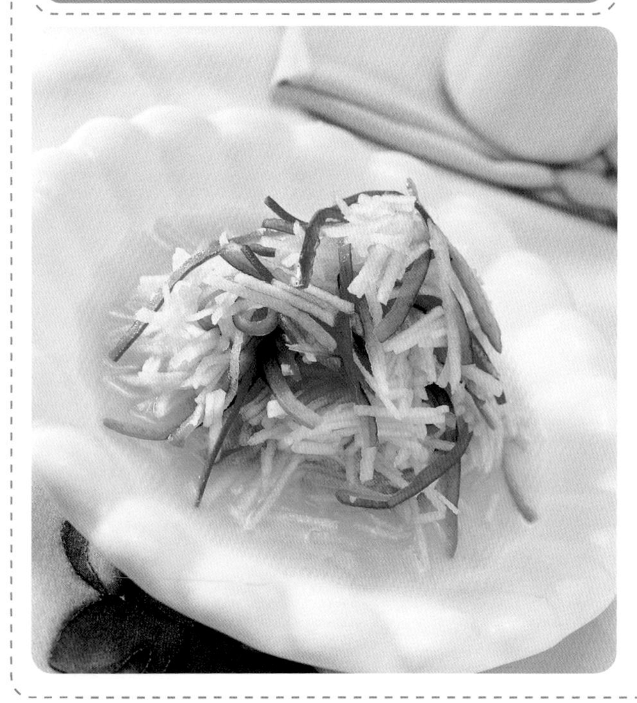

【原料】

苹果1个，青椒、甜椒各50克

【调料】

红辣椒、白醋、白糖、盐各适量

【制作方法】

1. 苹果洗净切丝，用盐水略泡，再用凉开水冲洗，沥干水分。青椒、甜椒、红辣椒分别洗净切丝。
2. 青椒丝、甜椒丝、红辣椒丝、苹果丝同放盆中，加白醋、白糖、盐拌匀即可。

【保健功效】

对儿童的生长发育有益，能促进生长和发育。

苹果蛋饼

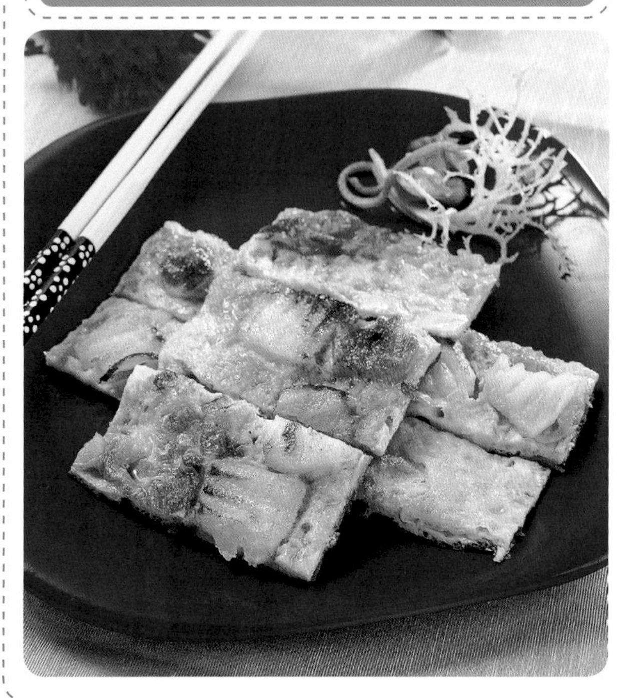

【原料】

苹果2个(约300克)，鸡蛋4个，鲜奶100毫升

【调料】

白糖、色拉油各适量

【制作方法】

1. 将鸡蛋打散，加入鲜奶及白糖搅匀。苹果去核，切成花片。
2. 烧热平底锅，加入油烧热，倒入蛋浆用小火稍煎，将苹果片铺在蛋饼上，待底部煎熟后翻转煎另一面，完全煎熟后取出，装盘即可。

【保健功效】

对儿童的记忆有益，能增强儿童的记忆力。

杏仁苹果瘦肉汤

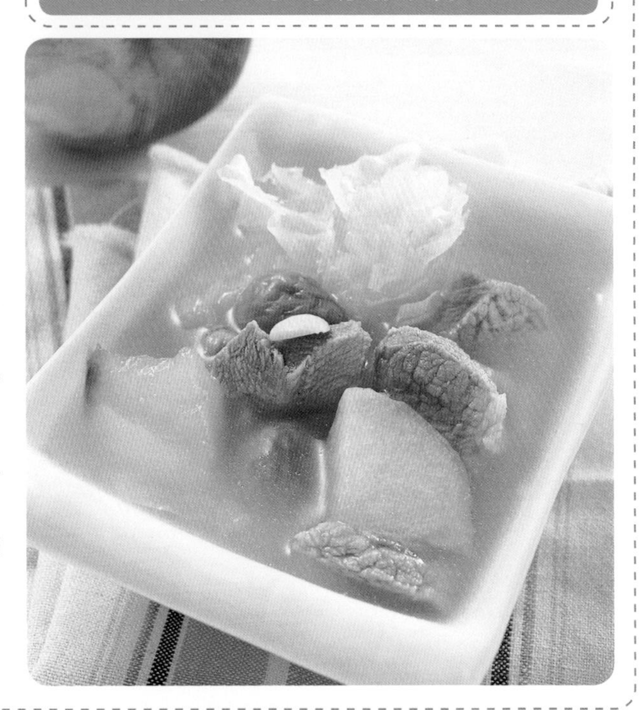

[原料]

猪瘦肉500克，苹果2个，无花果4粒，南杏仁、北杏仁、银耳各10克

[调料]

盐、白醋各适量

[制作方法]

1. 所有材料洗净。苹果去核，切块。银耳泡软。无花果切两半。
2. 瘦肉切块，入滚水锅中氽烫，捞出。汤煲中加水烧开，入苹果、瘦肉、无花果、南杏仁、北杏仁煮20分钟，改小火炖1~2小时，放银耳再炖2小时，放盐、白醋调匀即可。

[保健功效]

是促进生长发育的关键元素。

苹果沙拉

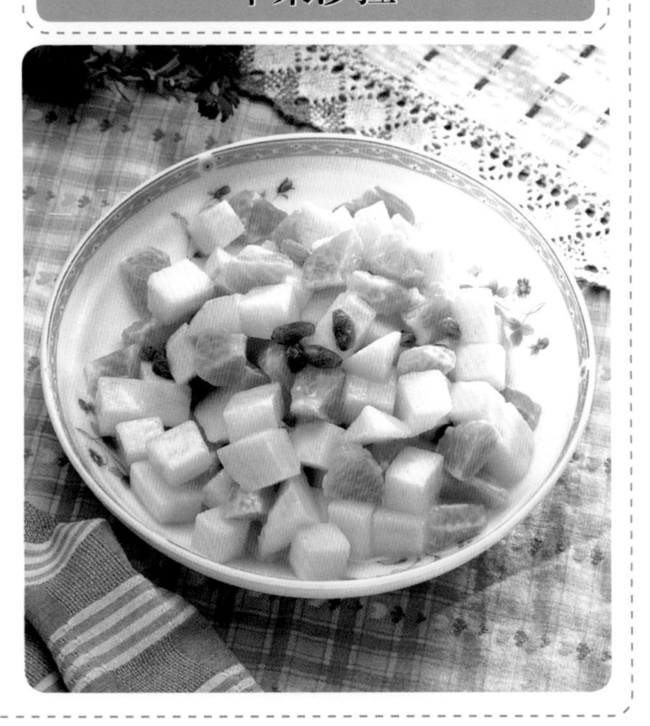

[原料]

苹果100克，橘子100克，葡萄干25克

[调料]

酸奶、蜂蜜各适量

[制作方法]

1. 将苹果洗净，去皮、核，切小丁。
2. 橘子去皮，切小块。葡萄干用温水泡软后切碎。
3. 将苹果、橘子、葡萄干放入深盘内，加入酸奶和蜂蜜，拌匀即可。

[保健功效]

助消化，健脾胃。

蜜汁鲜果

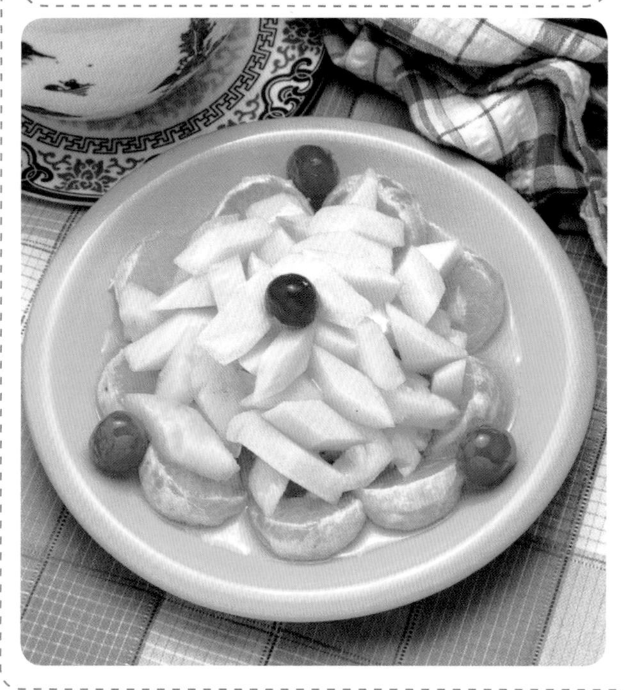

[原料]

苹果、梨、菠萝各100克，橘子150克，红樱桃1颗，绿樱桃3颗

[调料]

白糖适量

[制作方法]

1. 炒锅洗净，加入150克清水，放入白糖熬成糖汁，待浓如蜂蜜时倒入碗中放凉。
2. 苹果、梨去皮、核，切小块。菠萝取肉，切小块。橘子掰开，放入平盘中，加苹果块、梨块、菠萝块拌匀，点缀红、绿樱桃，浇上凉好的糖汁即可。

[保健功效]

抑制轻度腹泻。

松子百叶

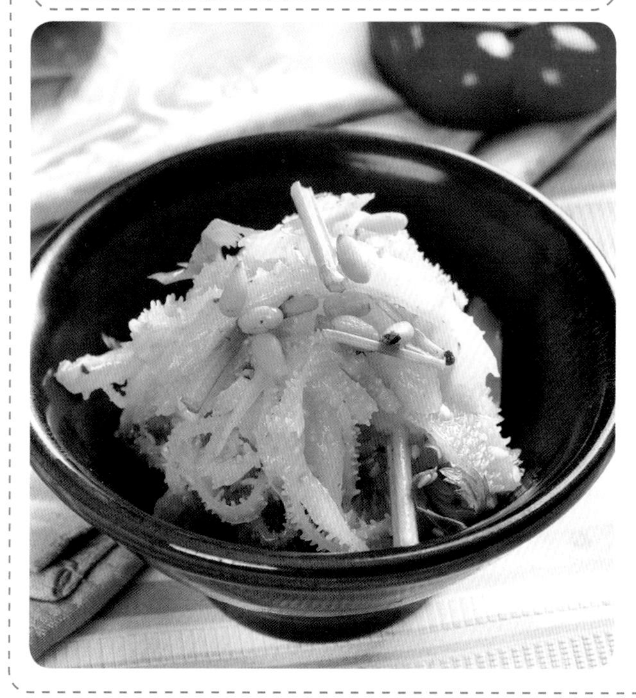

[原料]

牛百叶350克，松子仁100克

[调料]

葱丝、香菜段、芝麻、胡椒粉、辣椒面、香油、白糖、盐各适量

[制作方法]

1. 牛百叶用热水稍烫，刮去黑皮，洗净，切成丝，入沸水锅中焯水，捞出备用。
2. 锅入油烧热，放入葱丝、香菜段炒香，再加入牛百叶、松子仁、芝麻、盐、白糖、辣椒面、香油、胡椒粉炒匀，装盘即可。

[保健功效]

对大脑和神经有补益作用，是学生和脑力劳动者的健脑佳品。

牛奶大枣粥

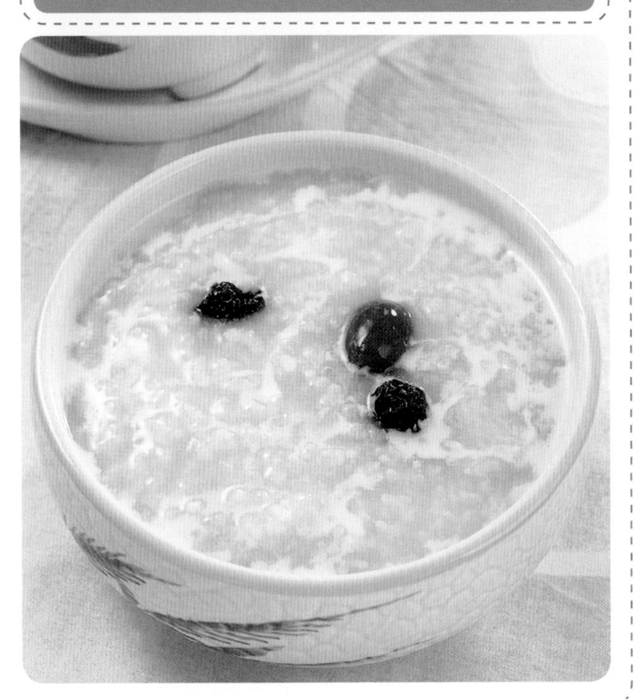

原料

牛奶500毫升，大枣25克，大米100克

制作方法

1. 大米用清水淘洗干净，大枣洗净。
2. 将大米与大枣放入锅内，加适量水同煮成粥，加入牛奶烧开即可。

保健功效

滋润肺胃，生津润肠，生血长骨。

皇家红茶

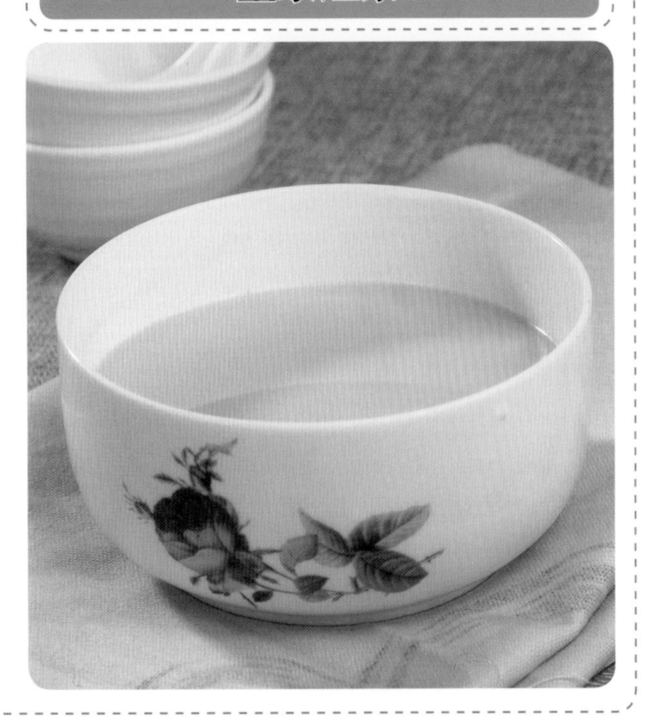

原料

热牛奶50毫升，热红茶150毫升

调料

蜂蜜适量

制作方法

将热牛奶冲入热红茶内搅匀，调成热奶茶，再加入蜂蜜调匀即可。

保健功效

有助于身体的发育，因为钙能促进骨骼发育。

玫瑰奶茶

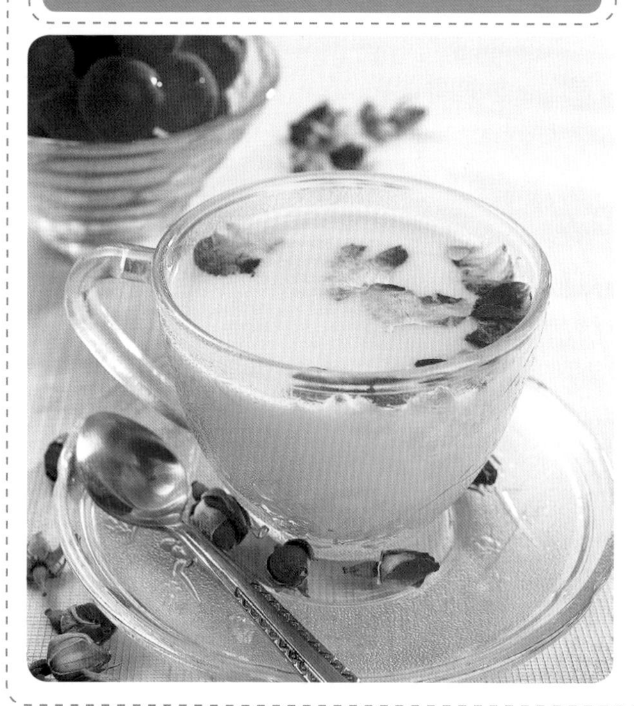

【原料】

牛奶100毫升，玫瑰花瓣适量，热红茶40毫升

【调料】

方糖适量

【制作方法】

1. 将牛奶加热备用。
2. 在牛奶中加入红茶调匀，撒上玫瑰花瓣。
3. 饮用前加入方糖搅拌即可。

【保健功效】

帮助有效睡眠，适合高压力人群、高考生、加班人群，可睡前一杯。

牛奶木瓜汤

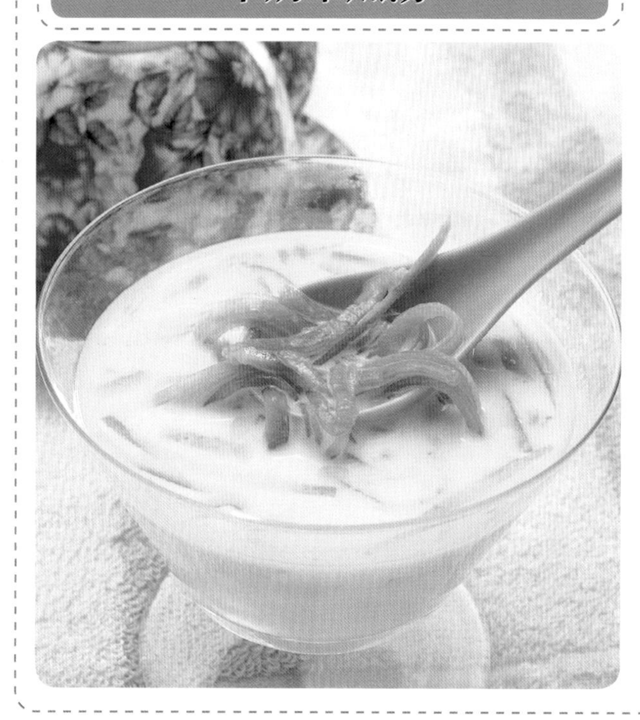

【原料】

木瓜60克，鲜牛奶80克

【调料】

白糖适量

【制作方法】

1. 挑选熟透的木瓜洗净，去皮、子，切细丝。
2. 木瓜丝放入锅内，加水、白糖熬煮至木瓜熟烂，注入鲜奶调匀，再煮至汤微沸即可。

【保健功效】

牛奶可补钙健骨，特别适合正在生长发育的青少年饮用。

豉椒炒豆腐

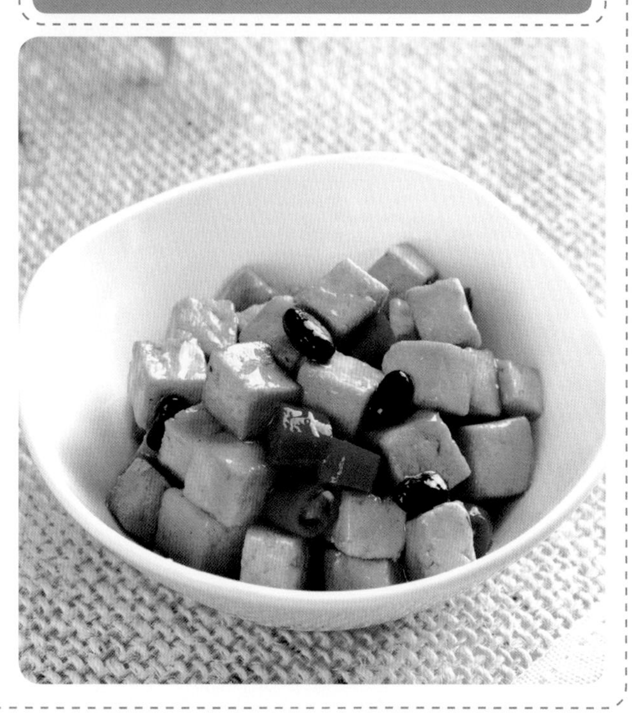

【原料】

豆腐300克，红杭椒50，豆豉10克

【调料】

生抽、食用油、白糖、盐、清汤各适量

【制作方法】

1. 豆腐切小方块，用煎锅煎至表面微黄，倒出控油，红杭椒洗净，切粒。
2. 热锅下油，爆香豆豉，下豆腐略炒片刻，加入生抽、盐、白糖、清汤调味，翻炒收汁，最后下红杭椒粒，翻匀即可出锅。

【保健功效】

可以提高记忆力和精神集中力。

剁椒蒸猪血豆腐

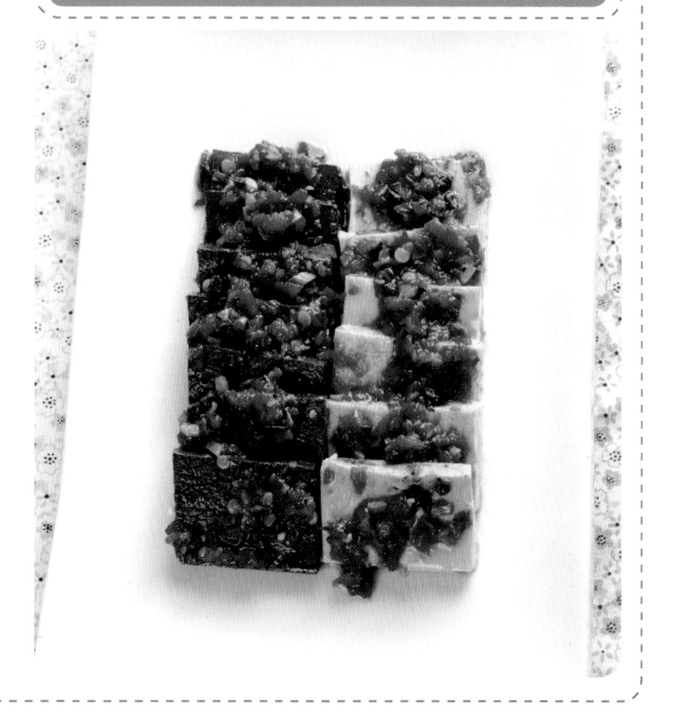

【原料】

鲜猪血200克，白豆腐200克

【调料】

乡里剁椒、豆豉、盐、姜末、蒜末、花生油、香油、葱花各适量

【制作方法】

1. 猪血、豆腐分别切厚片，下锅氽水后摆盘待用。
2. 剁椒加盐、豆豉、姜末、蒜末，用温油浸泡至熟，制成剁椒汁。
3. 制好的剁椒汁盖在猪血、豆腐片上，入笼蒸3分钟取出，淋上少许香油，撒上葱花即可。

【保健功效】

可以预防和抵制伤风和流行性感冒。

麻辣豆腐

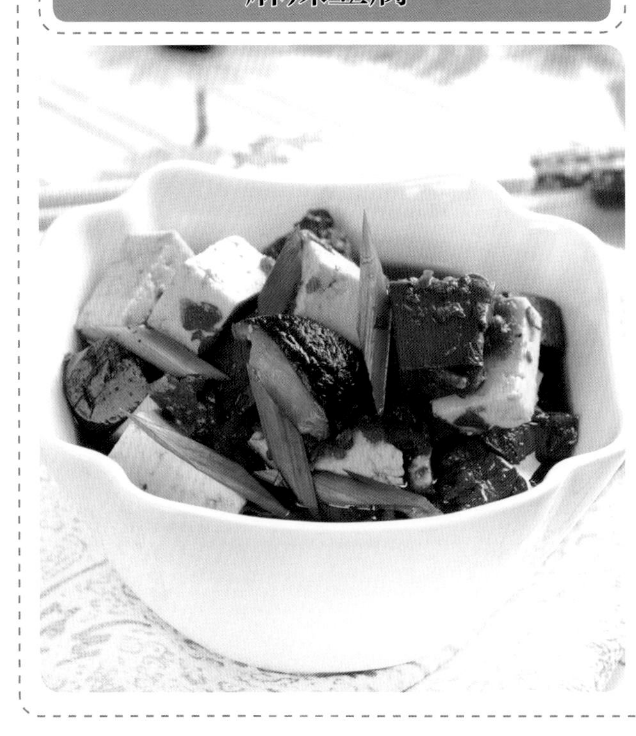

[原料]

豆腐100克，猪血100克，水发香菇100克，蒜苗段30克

[调料]

剁椒酱、花椒粉、清汤、酱油、白糖、食用油、料酒、盐各适量

[制作方法]

1. 豆腐、猪血分别洗净切块，豆腐块和猪血块入沸水中，烫煮捞出。
2. 锅入油烧热，入剁椒酱、料酒炒香，加清汤烧开，放豆腐、猪血、香菇。用盐、酱油、白糖、花椒粉调味，开锅煮5分钟，撒蒜苗段即可。

[保健功效]

可增加血液中铁的含量。

香煎豆腐

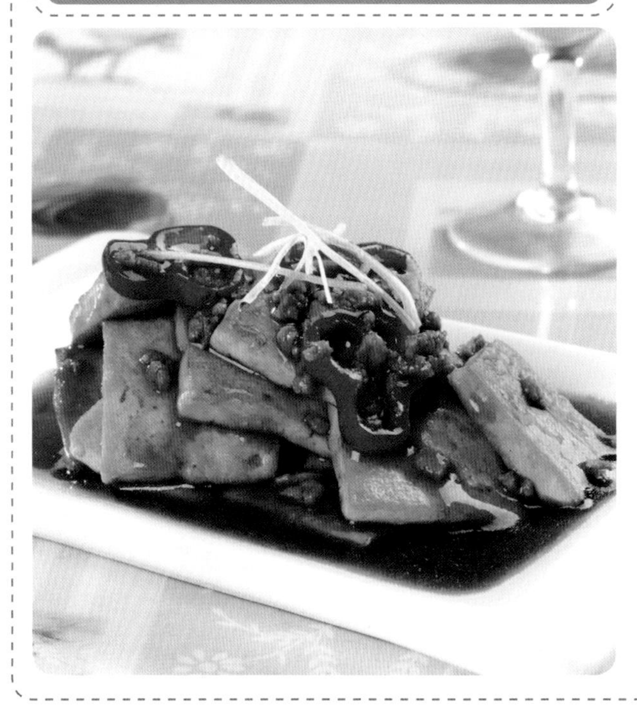

[原料]

豆腐300克，红椒圈50克，肉末50克

[调料]

葱丝、蒜茸、鲜汤、蚝油、盐各适量

[制作方法]

1. 豆腐切成骨排块。
2. 锅入油烧至九成热，将豆腐整齐地摆放至锅内，煎至两面金黄。
3. 锅留底油，下肉末、红椒圈、蒜茸、盐、蚝油，略炒，倒入鲜汤，再放入煎好的豆腐块，轻轻颠炒均匀，焖至汤汁快收干时，出锅装盘，撒上葱丝即可。

[保健功效]

有利于骨骼发育。

麻辣鸡豆腐

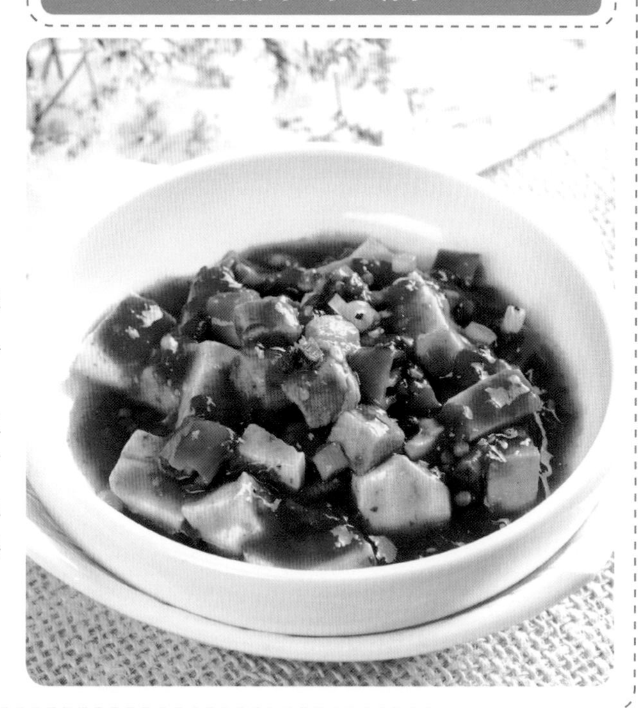

原料

豆腐300克，鸡脯肉150克

调料

葱花、青杭椒粒、老抽、水淀粉、红油、泡椒酱、菜子油、盐各适量

制作方法

1. 豆腐切块，焯水，捞出。鸡脯肉洗净切丁，加盐、水淀粉上浆，入油锅划熟，倒出控油。
2. 锅入油烧热，入泡椒酱炒出红油，放青杭椒粒、豆腐块、鸡丁翻炒，加鲜汤，再加入老抽、盐调味，用水淀粉勾芡，倒入盛器中。撒葱花，淋热红油即可。

保健功效

对齿、骨骼的生长发育有益。

美人椒肝尖

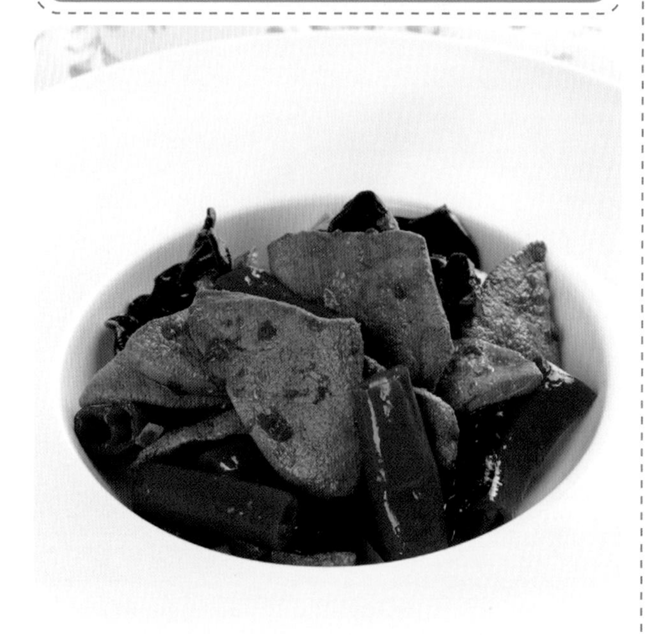

原料

猪肝400克，水发黑木耳200克，红美人椒20克，泡野山椒10克

调料

姜片、蛋清、淀粉、植物油、红油、料酒、盐各适量

制作方法

1. 猪肝、水发黑木耳分别切片。
2. 猪肝片沥干，加盐、料酒、淀粉腌入味，上浆。
3. 锅入油烧热，入猪肝片滑炒，捞出沥油。锅留底油，入红油、姜片、泡山椒、红美人椒煸香，下黑木耳片、猪肝片炒熟，加料酒、盐调味即可。

保健功效

缺铁性贫血者食用。

酱爆肝腰球

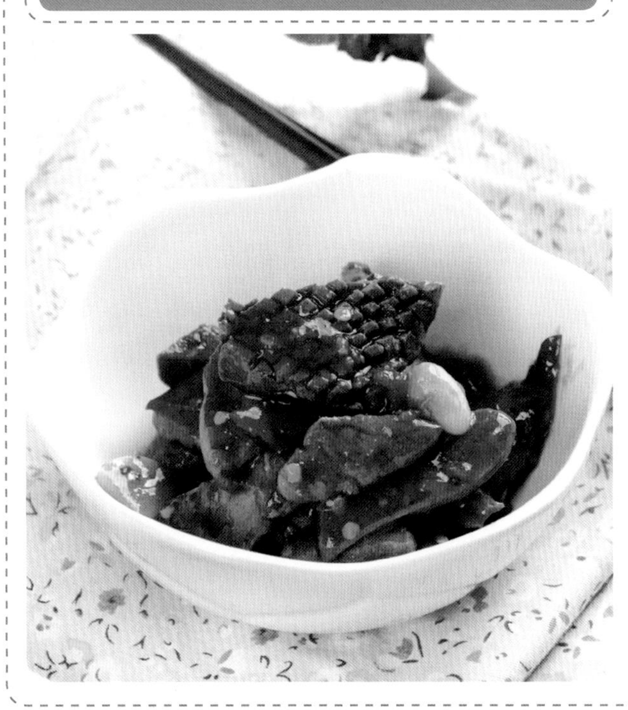

[原料]

猪肝、猪腰各400克

[调料]

葱段、生姜、泡姜、蒜瓣、泡辣椒、花椒粒、豆瓣酱、生粉、酱油、料酒、盐各适量

[制作方法]

1. 猪肝洗净，切片。猪腰洗净，剞成腰花，用生粉、料酒拌匀。
2. 锅入油烧热，放入花椒粒炸香，放入猪肝、猪腰翻炒，倒入豆瓣酱炒匀，放入泡姜、泡辣椒、生姜、蒜瓣快速翻炒几下，再加入酱油、葱段、盐调味即可。

[保健功效]

清热、养肝、明目。

洋葱炒猪肝

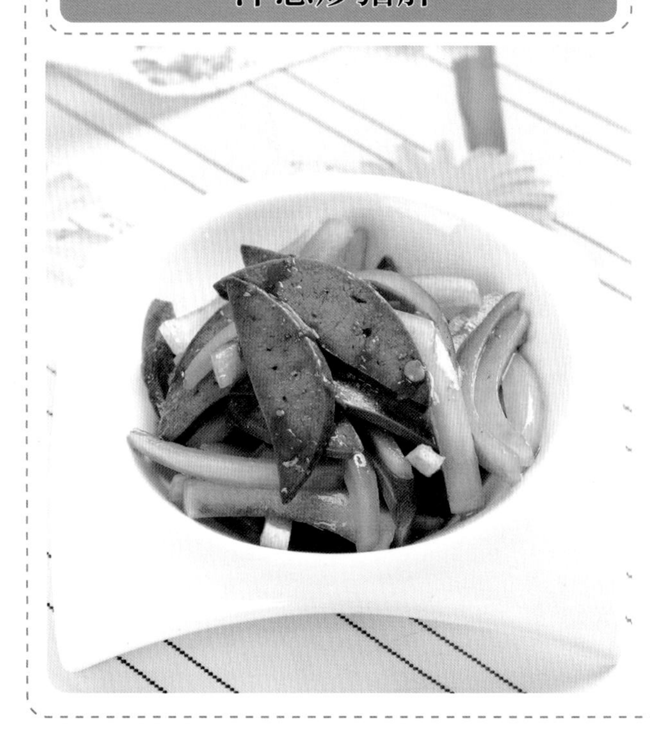

[原料]

猪肝200克，洋葱300克

[调料]

蒜末、辣椒酱、料酒、盐各适量

[制作方法]

1. 猪肝洗净，切片，沥水，加入盐、料酒拌匀。
2. 洋葱洗净，切成粗丝。
3. 锅入油烧热，放入洋葱丝、蒜末炒香，放入猪肝煸炒至变色，加入辣椒酱，半分钟后起锅装盘。

[保健功效]

猪肝中含有丰富的铁质，是补血食品中最常用的食物，可调节和改善贫血病人造血系统的生理功能。

鱼香鸡肝

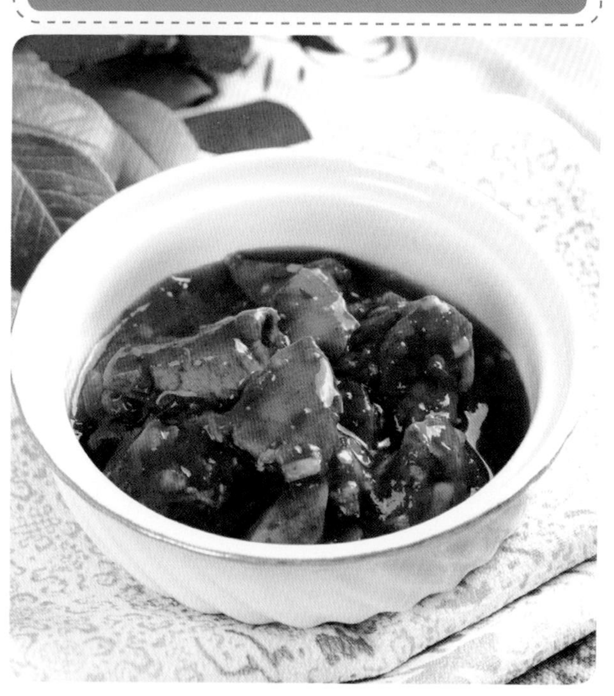

【原料】

鸡肝300克，冬笋片200克，干辣椒、木耳各50克

【调料】

葱末、姜末、蒜末、鸡汤、豆瓣、盐各适量

【制作方法】

1. 鸡肝切小块，入沸水锅中汆烫，去油、浮沫，捞出，装盘待用。
2. 木耳泡发，洗净，撕小块。
3. 锅入油烧热，放豆瓣、干辣椒略炒，入葱末、姜末、蒜末爆香，入鸡肝块、冬笋片煸炒，加盐调味，出锅时加入鸡汤即可。

【保健功效】

防止眼睛干涩、疲劳。

麻辣煮鸡肝

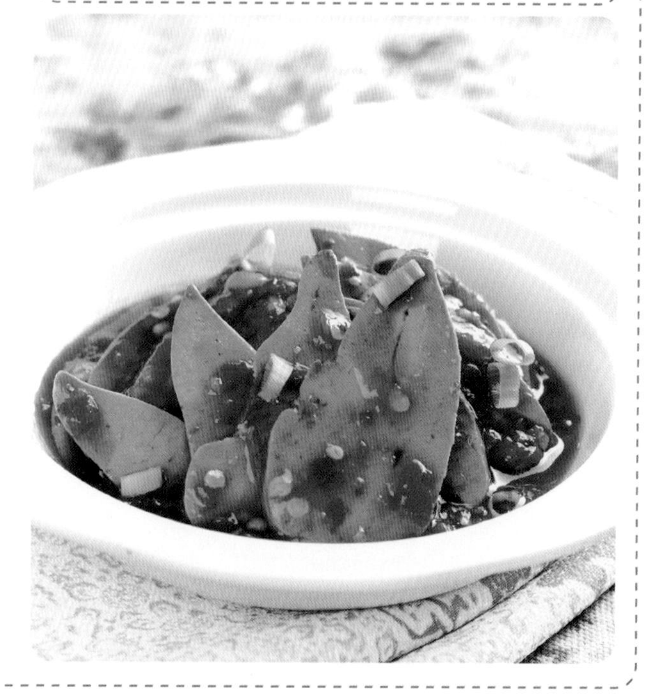

【原料】

鲜鸡肝350克

【调料】

葱段、葱花、豆瓣酱、鲜汤、花椒油、红油、酱油、料酒、白糖、盐各适量

【制作方法】

1. 鸡肝洗净，入沸锅中汆烫，捞起晾凉。葱段、料酒入沸水锅烧沸，入鸡肝煮熟，捞起，切片。
2. 锅加油炒葱段、姜末、豆瓣酱、鲜汤，入盐、白糖、酱油调味，浇在鸡肝上，撒葱花。花椒油、红油烧热，淋在鸡肝上即可。

【保健功效】

能保护眼睛，维持正常视力。

小麦鸡血粥

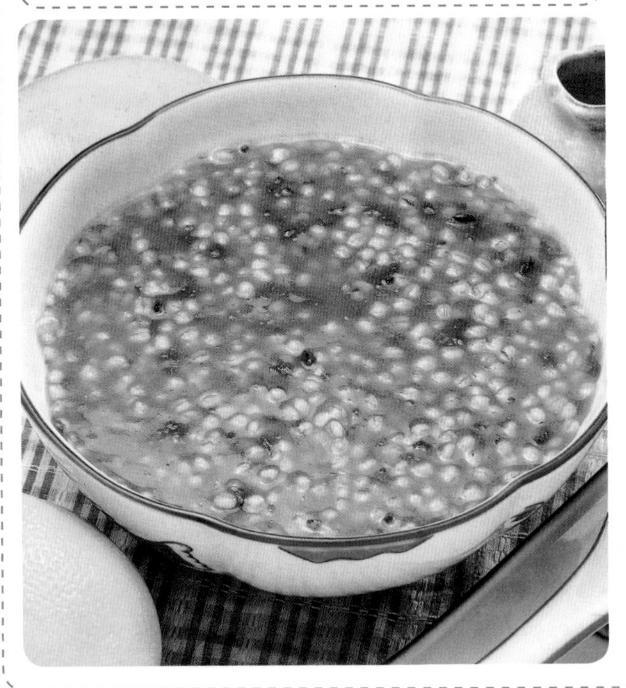

[原料]

小麦150克，鲜鸡血1碗

[调料]

米酒适量

[制作方法]

1. 鸡血用米酒拌匀。用小麦加适量水煮粥，调入鸡血。
2. 小麦粥煮熟，盛碗内即可食用。

[保健功效]

处于生长发育阶段的儿童和孕妇、哺乳期妇女多吃些有动物血的菜肴，可以防治缺铁性贫血。

良姜草寇陈皮鸡

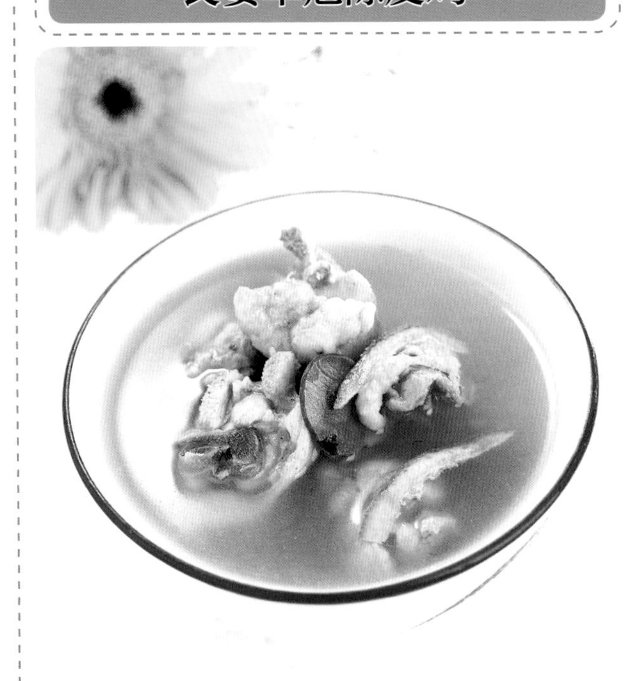

[原料]

嫩公鸡1只，高良姜、陈皮各6克，草豆蔻3克

[调料]

盐、黄酒、葱各适量

[制作方法]

1. 公鸡宰杀后洗净，切块，加高良姜、陈皮、草豆蔻、盐、黄酒、葱腌20分钟。
2. 腌好的鸡块放入锅中，加适量水，中火煮沸后改用文火焖20分钟即成。

[保健功效]

开发儿童智力，增强记忆力及促进生长。

猴头蘑炖柴鸡

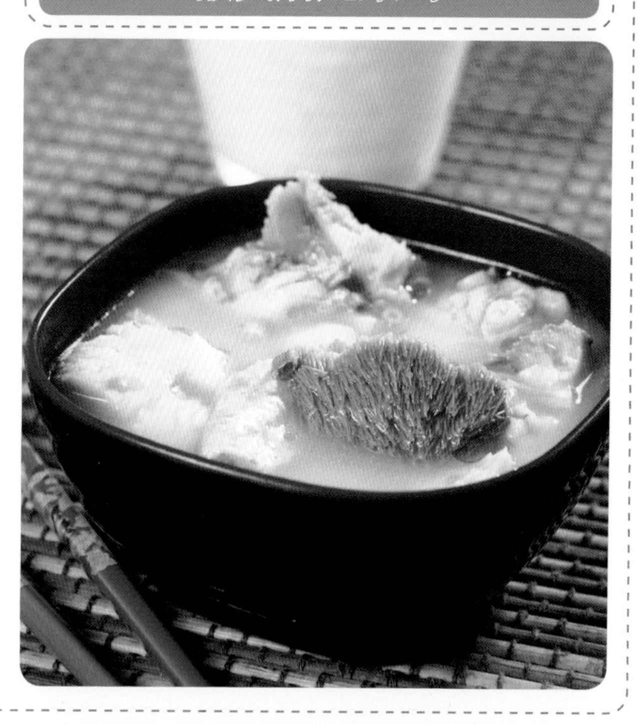

[原料]

猴头蘑100克、净柴鸡1只

[调料]

葱花、盐、植物油、香葱末各适量

[制作方法]

1. 猴头蘑择洗干净。净柴鸡洗净，切成块，入沸水锅中氽去血水，捞出，沥干水分。
2. 炒锅置火上，倒入适量植物油，待油温烧至七成热时放入葱花炒香，倒入猴头蘑和柴鸡块翻炒均匀，加适量水炖至柴鸡块熟透，用盐调味，撒香葱末即可。

[保健功效]

用于食少反胃，腹泻。

腰果鸡丁

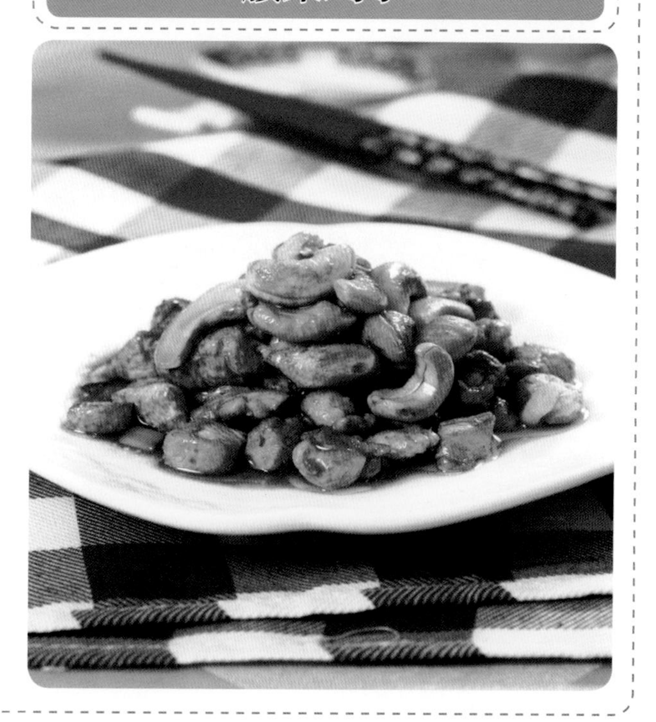

[原料]

腰果仁50克，鸡胸肉250克

[调料]

葱花、花椒粉、盐、植物油各适量

[制作方法]

1. 腰果仁挑去杂质，炒熟。鸡胸肉洗净，切丁。
2. 炒锅置火上，倒入适量植物油，待油温烧至七成热时放入葱花和花椒粉炒香，放入鸡丁翻炒至变白，倒入适量清水，盖上锅盖焖10分钟，加熟腰果仁翻炒均匀，用盐调味即可。

[保健功效]

可治疗婴儿湿疹，乳头皲裂、冻疮溃烂。

四彩鸡丁

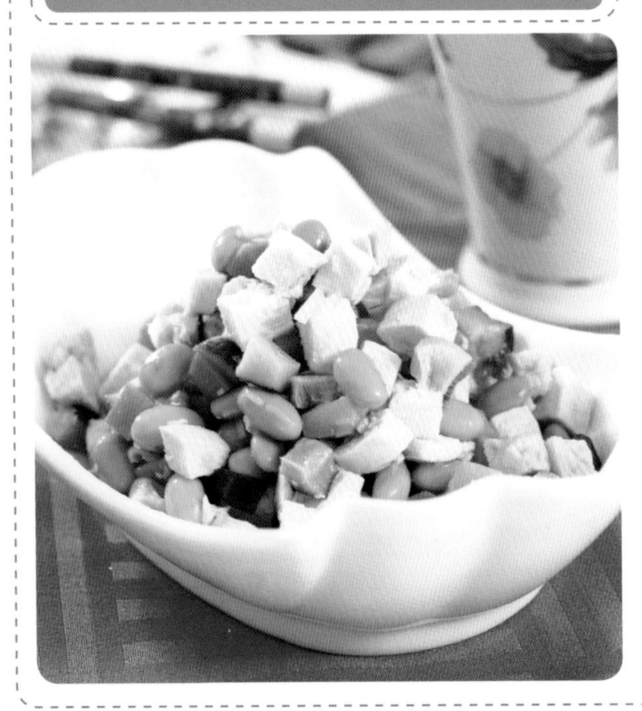

[原料]

鸡胸肉200克，熟青豆粒、胡萝卜丁各25克，水发香菇15克

[调料]

葱末、胡椒粉、盐、香油蛋清

[制作方法]

1. 鸡胸肉洗净，煮熟，捞出晾凉，切丁。水发香菇去蒂，洗净，入沸水锅中焯2分钟，捞出晾凉，沥干水分，切丁。
2. 取盘，放入鸡肉丁、熟青豆粒、胡萝卜丁和香菇丁，用葱末、胡椒粉、盐、香油调味即可。

[保健功效]

防止感冒和坏血病。

竹笋鸡脯煲

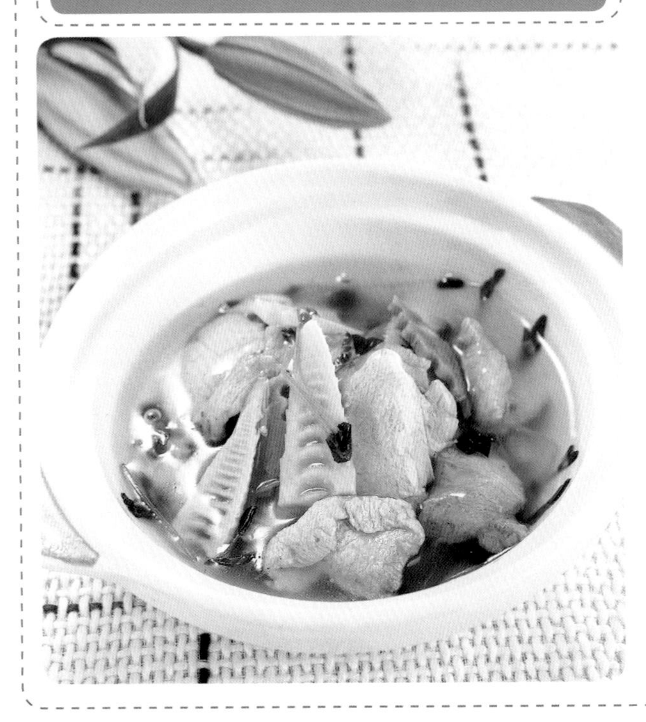

[原料]

鸡脯肉300克，火腿肉片20克，竹笋、豌豆苗各50克，蛋清60克

[调料]

鸡汤、盐、水淀粉、植物油各适量

[制作方法]

1. 鸡脯肉洗净，切片，加盐、蛋清、淀粉拌匀。豌豆苗、竹笋洗净，切段。锅加油烧热，鸡脯肉片入锅滑散，捞出沥油。
2. 锅加鸡汤、盐、竹笋、火腿肉片烧入味，入鸡脯肉片拌开，淋水淀粉勾芡。煲放油烧热，下豌豆苗、竹笋鸡片即成。

[保健功效]

可健脾益胃。

芪麻鸡

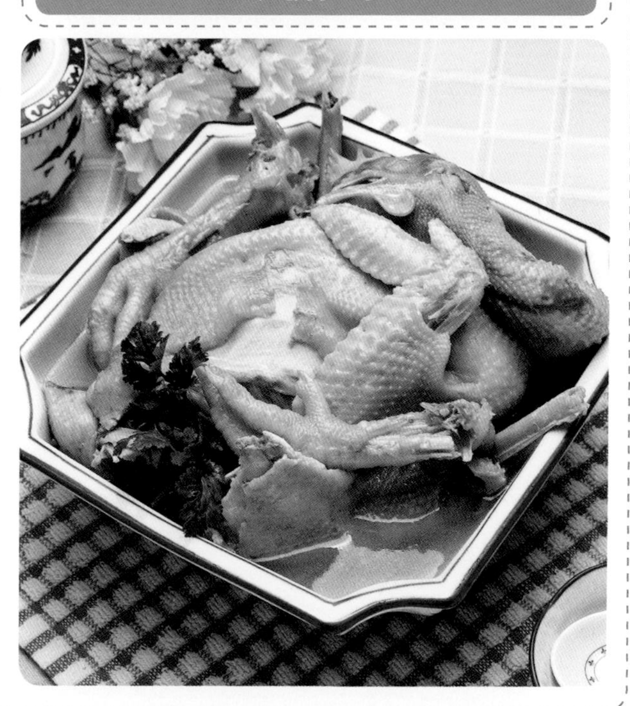

原料

黄芪15克，升麻40克，鸡1只（约500克）

调料

葱、姜、盐蛋清

制作方法

1. 鸡宰杀后去毛，去内脏，洗净。
2. 将黄芪、升麻、葱、姜一起纳入鸡腹内，装入容器中，加水1碗，上蒸笼用旺火蒸熟，加盐调味即成。

保健功效

神疲乏力、面色少华、排便无力、舌淡苔白等。

归参红枣鸡

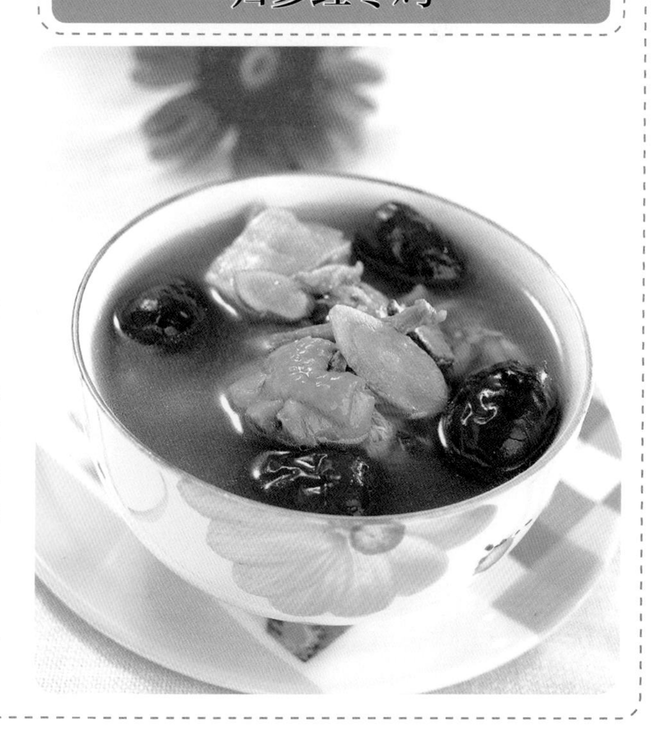

原料

当归9克，黄芪15克，党参15克，红枣10枚，仔鸡1只

调料

红葡萄酒、生姜、葱、盐各适量

制作方法

1. 当归、党参、黄芪洗净，仔鸡去内脏及爪，切块备用。
2. 将当归、党参、黄芪和仔鸡一起放入锅内，加入红葡萄酒、红枣、葱、姜、盐，注入清水，先以武火烧沸，再用文火炖煮50分钟即可。

保健功效

对在生长发育高峰的青少年和女性的贫血有十分理想的作用。

栗子大枣炖母鸡

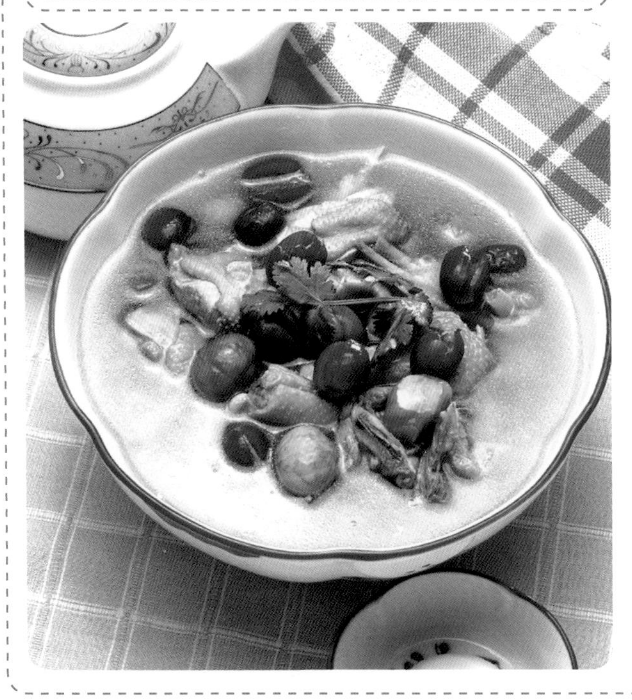

原料

母鸡1只，栗子50克，大枣50克

调料

盐、味精各适量

制作方法

1. 母鸡剁成块，入沸水锅中氽过，捞出洗净。
2. 将栗子去掉外壳和薄膜，大枣用水洗净。
3. 把处理好的鸡块、栗子、大枣放入沙锅内，加入适量水烧开，撇去浮沫，小火炖2小时，至鸡块熟烂时放入盐、味精调味即成。

保健功效

可以抗过敏、宁心安神、益智健脑、增强食欲。

枸杞杜仲鹌鹑汤

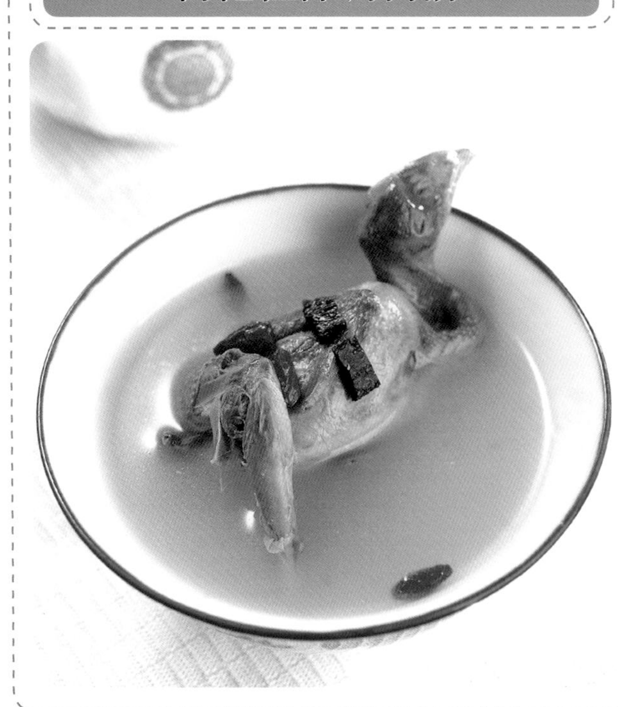

原料

枸杞子30克，杜仲10克，鹌鹑1只

调料

鸡汤、盐、料酒各适量

制作方法

1. 将枸杞子、杜仲用水浸泡。
2. 鹌鹑去内脏，洗净，放入锅内，加入枸杞子、杜仲及浸液，倒入鸡汤，调入盐、料酒煲成汤即可。

保健功效

《食疗本草》中有“食用该种食物，可以使人变得聪明”。

鹌鹑杜仲杞子粥

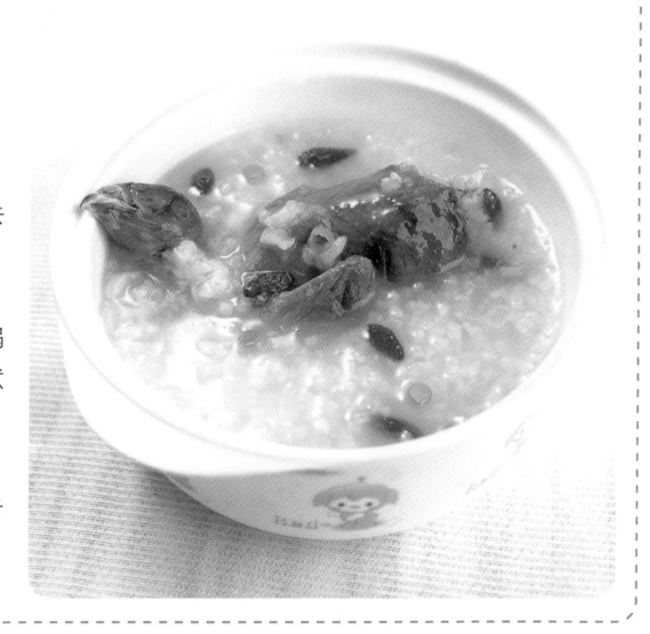

[原料]

鹌鹑1只，杜仲10克，枸杞子30克，大米250克

[调料]

盐、胡椒、葱、姜各适量

[制作方法]

1. 枸杞子、杜仲分别洗净。鹌鹑去毛、内脏、脚爪，洗净，切块。大米洗净备用。
2. 枸杞子、杜仲、鹌鹑、大米放入锅内，加入盐、胡椒、姜、葱，共煮至肉熟烂为度，拣去杜仲即可。

[保健功效]

肝肾阴虚型高血压见头晕、腰酸乏力。

鹌鹑粥

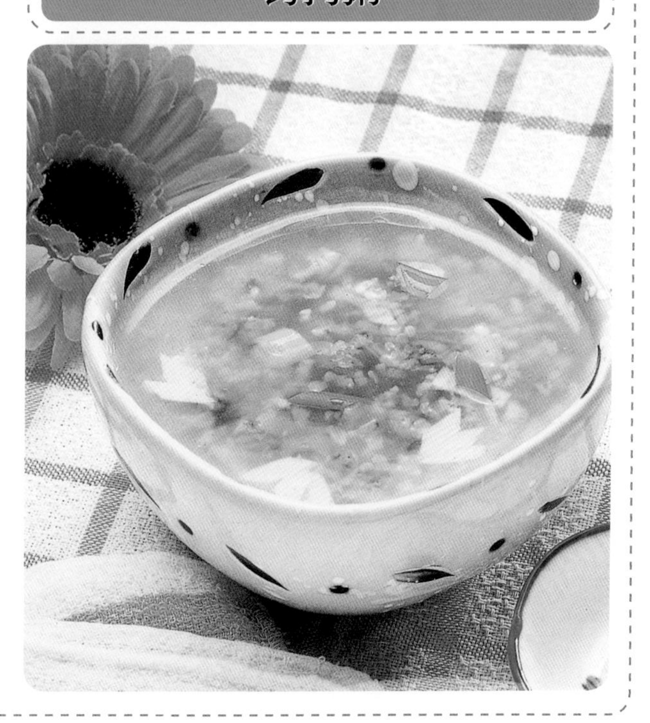

[原料]

鹌鹑2只，大米100克

[调料]

花生油、盐、葱各适量

[制作方法]

1. 鹌鹑去毛及内脏，洗净，切小块。
2. 葱切段。将鹌鹑肉放入油锅内炒熟，加水适量，与淘洗干净的大米同煮成粥，加入盐和葱调味即成。

[保健功效]

对贫血、营养不良、小儿疳积有理想的疗效。

蒜泥海带

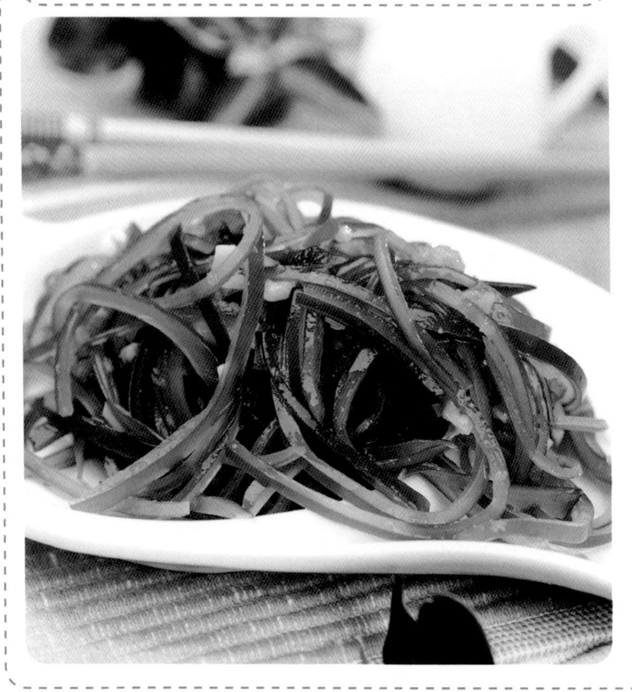

[原料]

海带400克

[调料]

蒜泥、香油、醋、生抽、盐各适量

[制作方法]

1. 海带洗净，放入锅中加水煮熟，捞出，用凉水冲凉，切成丝，沥干水分。
2. 将海带丝放入盛器中，加蒜泥、盐、醋、生抽调味，淋香油，拌匀即可。

[保健功效]

能提高机体的体液免疫，促进机体的细胞免疫。

麻辣海带丝

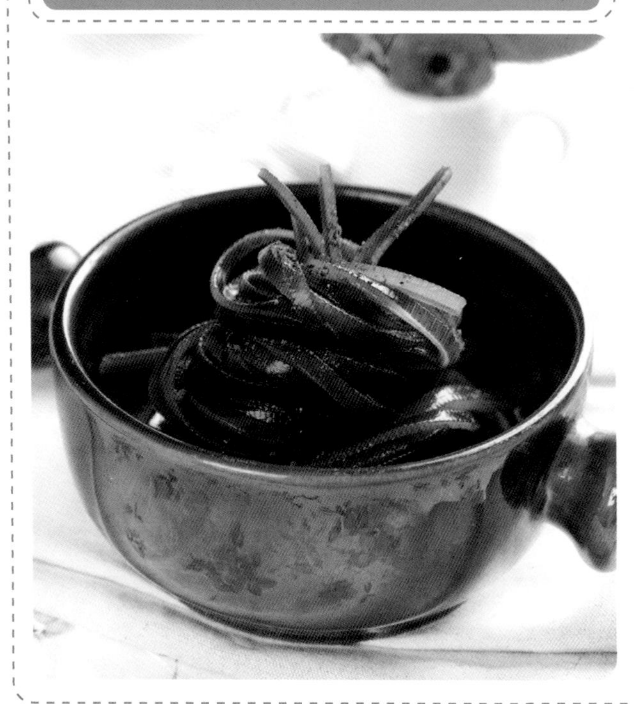

[原料]

海带100克

[调料]

花椒粉、香油、辣椒油、酱油、白糖、盐各适量

[制作方法]

1. 锅内加清水烧沸，放入海带煮熟，捞出晾凉，改刀切成6厘米长的丝。
2. 酱油、盐、白糖调成咸鲜微甜味，再加入辣椒油、花椒粉调匀，成麻辣味汁。
3. 调好的麻辣味汁浇在海带丝上拌匀，淋上香油，装盘即可。

[保健功效]

可防治人体缺钙。

黄酒鲤鱼

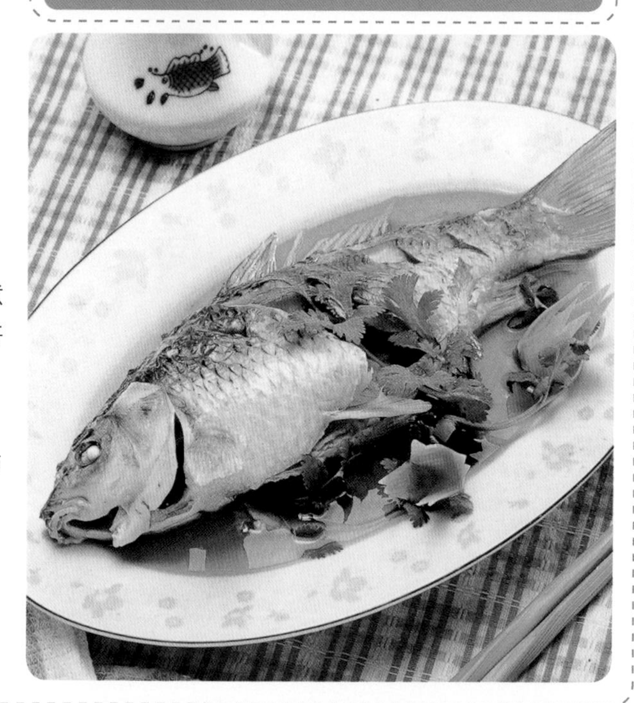

[原料]
鲤鱼1条（约500克）

[调料]
黄酒适量

[制作方法]
1. 鲤鱼去鳞、鳃及内脏，洗净。
2. 净鱼与黄酒入锅，加适量水煮熟，吃鱼肉。另将鱼刺焙干，研细末，每早用黄酒送服。

[保健功效]
含丰富的卵磷脂，对维护大脑营养，增强记忆颇有好处。

酸菜鱼

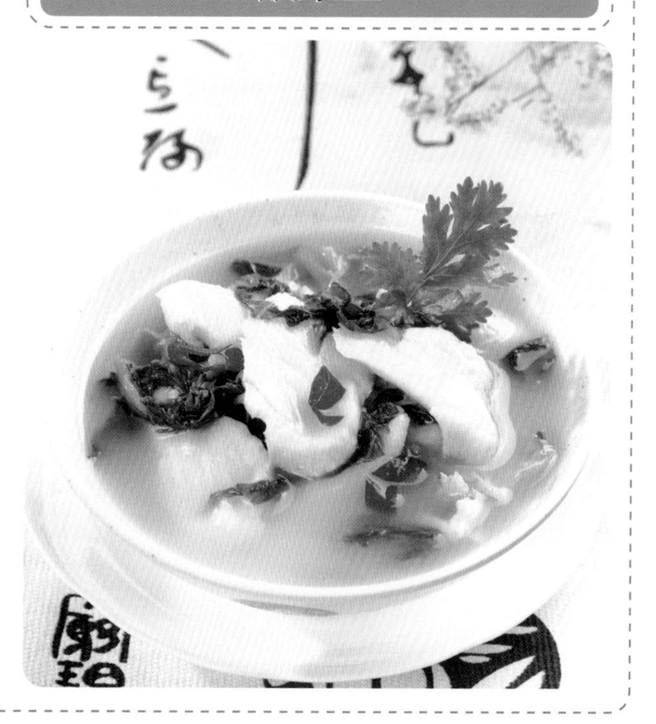

[原料]
鲤鱼500克，四川酸菜200克，红泡椒、蛋清各20克各适量

[调料]
香菜、野山椒、胡椒粉、水淀粉、盐

[制作方法]
1. 四川酸菜切片，用水冲洗一下。
2. 鲤鱼处理干净，切片，加入盐、胡椒粉、蛋清、水淀粉抓匀。
3. 锅入油烧热，下野山椒、红泡椒爆香，入四川酸菜小火慢炒1分钟，倒入清水，加盐、胡椒粉烧开，入鱼片煮熟，撒香菜即可。

[保健功效]
可治疗小儿身疮。

木耳烧黄花鱼

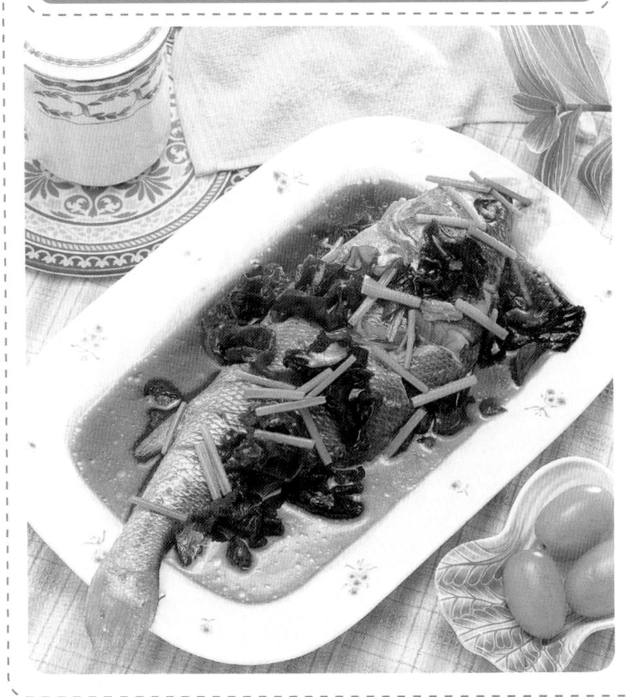

[原料]

鲜黄花鱼1条，水发木耳30克

[调料]

花生油、葱段、香菜段、醋、盐、味精、高汤各适量

[制作方法]

1. 黄花鱼治净，两侧斜剞直刀。
2. 葱段入热油锅中爆香，放入黄花鱼两面稍煎，烹入醋，加高汤和盐，再加入木耳烧熟，调入味精、香菜即成。

[保健功效]

有健脾升胃之功效，对贫血、失眠、头晕、食欲不振有良好疗效。

菊花草鱼

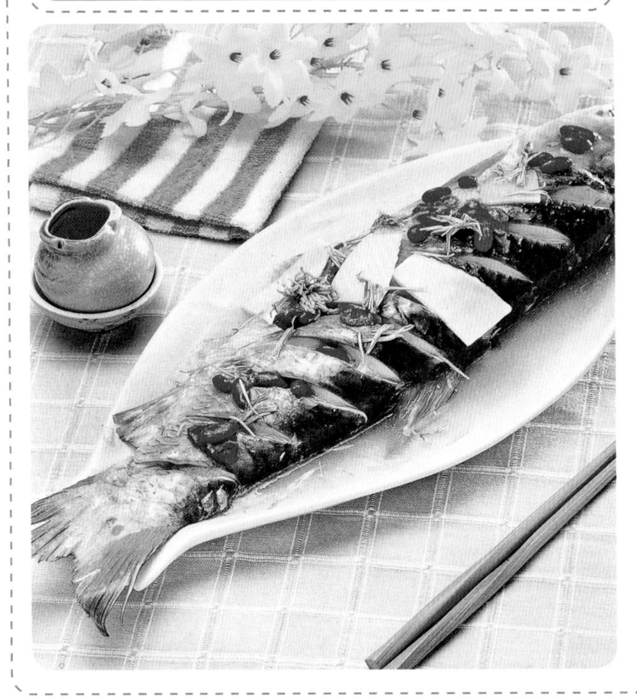

[原料]

草鱼1尾，鲜菊花瓣30克，冬笋、火腿各40克，猪网油1张

[调料]

枸杞、姜片、葱段、盐、料酒各适量

[制作方法]

1. 枸杞洗净。菊花用盐水洗净。冬笋、火腿切片。草鱼处理干净，两面各割五刀，用姜片、葱段、料酒、盐腌30分钟。
2. 网油铺平，鱼摆在网油一端，火腿、冬笋、枸杞、菊花摆在鱼体两边，用网油包好，上笼蒸30分钟，揭去网油。

[保健功效]

可以开胃、滋补。

南瓜鱼肉汤

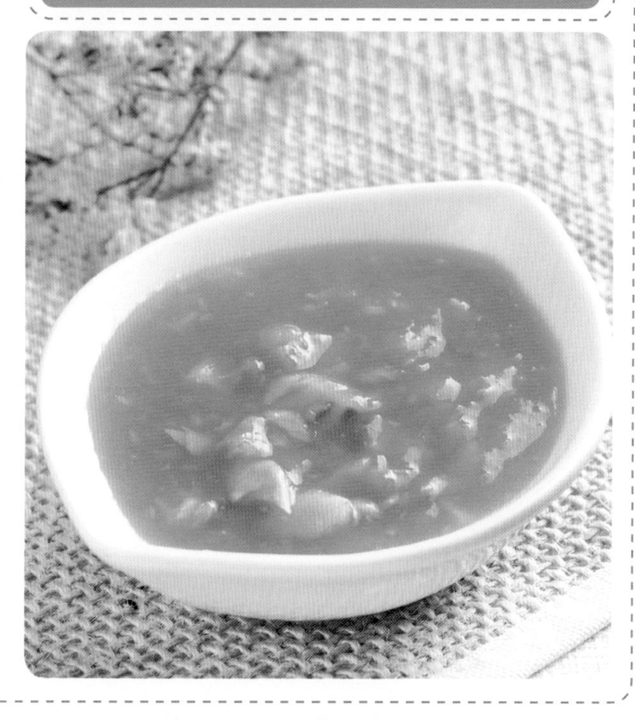

原料

南瓜200克，草鱼肉100克

调料

葱末、姜末粒、胡椒粉、高汤、植物油、盐各适量

制作方法

1. 南瓜去皮洗净，切小块。草鱼肉洗净，入蒸锅蒸4分钟，取出撕成小块。
2. 锅入油烧热，下入葱末、姜末粒爆香，放入南瓜块、高汤，炖煮至南瓜块软烂，捣成碎，加入盐、胡椒粉调味，撒入鱼肉块煮开，出锅即可。

保健功效

能促进骨骼和肌肉的生长。

鳙鱼补脑汤

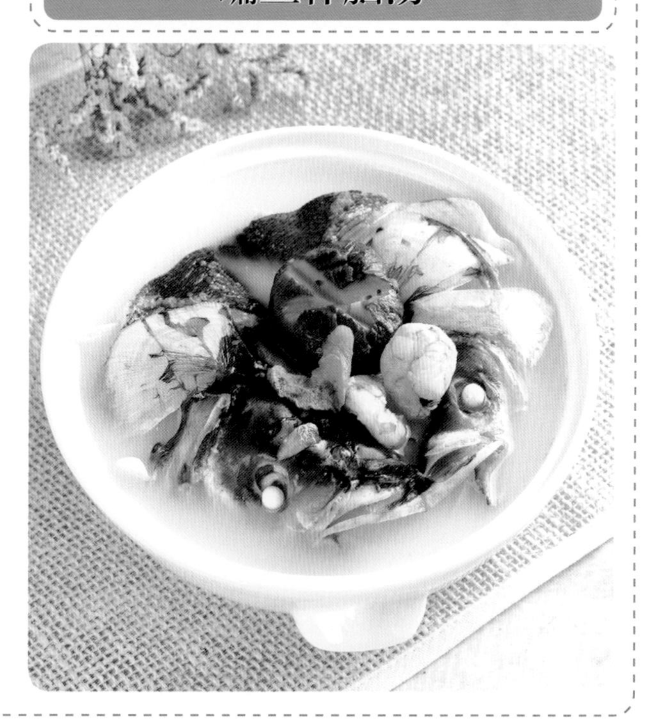

原料

鳙鱼头800克，香菇35克，虾仁、鸡肉丁各50克

调料

葱末、姜末、胡椒粉、天麻片、植物油、猪油、盐各适量

制作方法

1. 鳙鱼头洗净。香菇放入温水中浸泡。
2. 锅入油烧热，放入鳙鱼头煎烧片刻，加入香菇、虾仁、鸡肉丁略炒，放入天麻片、清水、猪油、葱末、姜末、盐、胡椒粉，煮开后小火再煮20分钟即可。

保健功效

预防儿童患上哮喘。

鲈鱼苎麻根汤

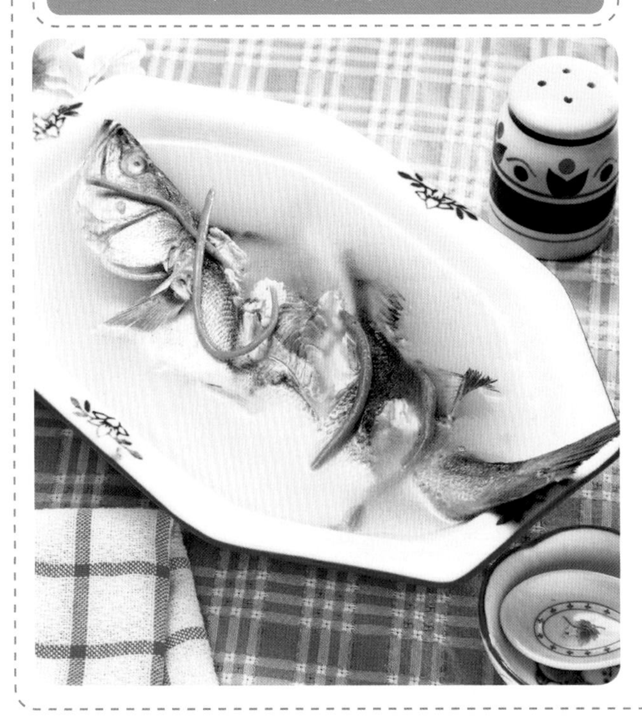

[原料]

鲈鱼1条（约750克），苎麻根30克

[调料]

盐、味精各适量

[制作方法]

1. 鲈鱼去鳞、内脏，洗净。
2. 将鲈鱼与苎麻根同入沙锅中，加适量水，置旺火上煮开，文火煮1小时，用盐、味精调味即可。

[保健功效]

治疗小儿百日咳，主脾虚泻痢，消化不良。

青瓜煮鱼片

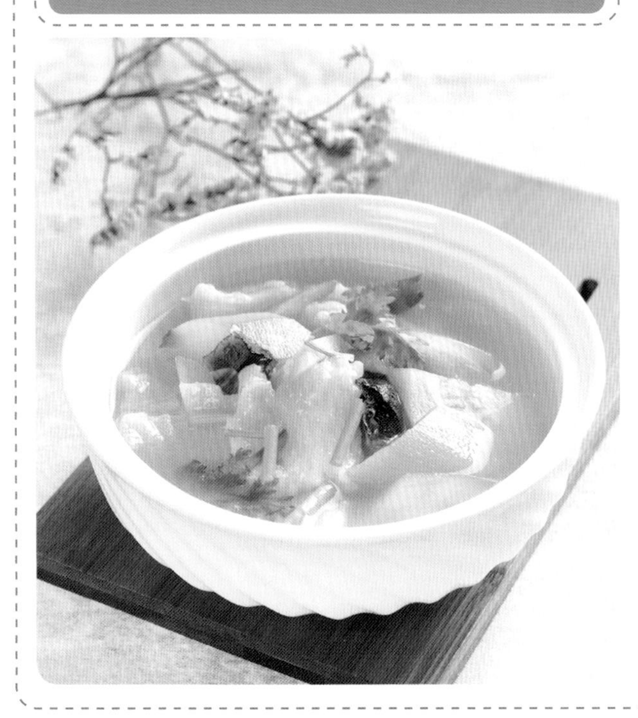

[原料]

青瓜350克，鲈鱼肉300克，皮蛋1个，香菜段10克

[调料]

姜丝、高汤、胡椒粉、食用油、香油、料酒、白糖、盐各适量

[制作方法]

1. 鲈鱼肉洗净，切片。青瓜去皮、瓤，洗净，切片。皮蛋切件。
2. 锅入油烧热，放入姜丝爆香，加入料酒、高汤、盐、白糖、青瓜片、皮蛋煮3分钟，再放入鱼片继续煮5分钟，撒胡椒粉、香菜段，淋香油，出锅即可。

[保健功效]

治小儿消化不良。

牛奶鲫鱼汤

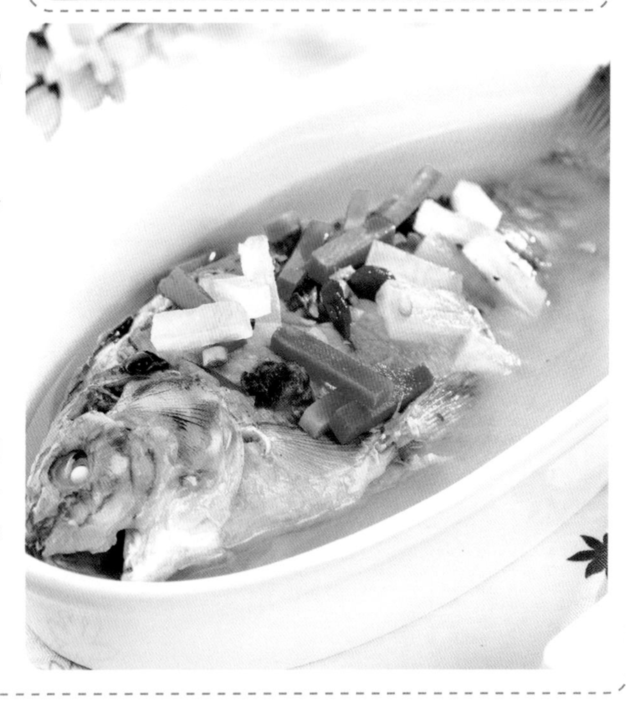

【原料】

鲫鱼450克，白萝卜、胡萝卜各120克，枸杞10克

【调料】

姜片、葱段、胡椒粉、奶粉、盐各适量

【制作方法】

1. 鲫鱼去鳞、内脏、鳃，洗净。白萝卜、胡萝卜分别洗净，切条。
2. 锅入油烧热，下鲫鱼煎至半熟，加水，放姜片、葱段、枸杞、胡椒粉，旺火煮开转中小火清炖5分钟，加胡萝卜条、白萝卜条炖20分钟，加奶粉、盐调味即可。

【保健功效】

适宜小儿麻疹初期。

黄豆芽炖鲫鱼

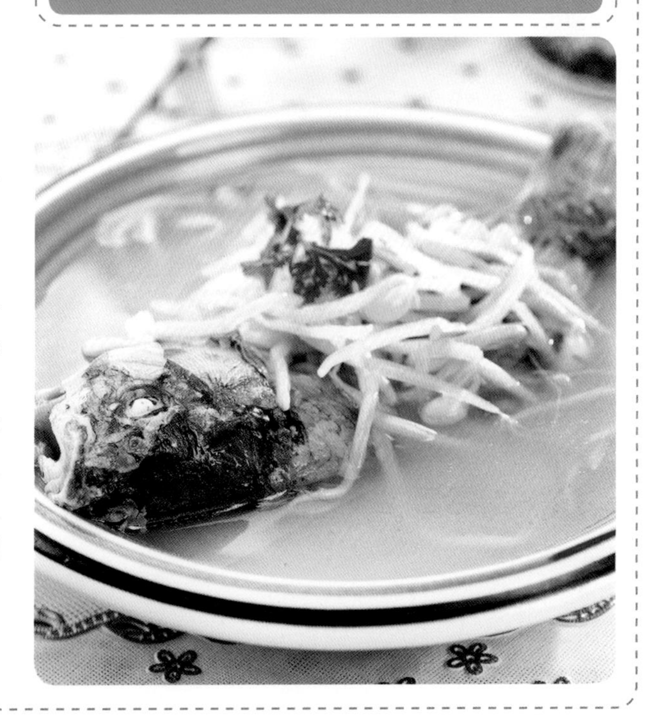

【原料】

鲫鱼400克，黄豆芽150克

【调料】

葱丝、香菜段、鲜汤、植物油、料酒、盐各适量

【制作方法】

1. 鲫鱼洗净，两侧切十字花刀，入沸水中焯水，捞出，投凉，去黑膜，洗净控干。黄豆芽洗净。
2. 锅入油烧热，入葱丝爆香，加鲜汤、料酒煮沸，放鲫鱼、黄豆芽，汤烧沸，加盐调味，炖熟入味，捞出鲫鱼放入汤碗中，再倒入汤、黄豆芽，撒香菜段即可。

【保健功效】

适用于脾胃虚弱者。

牛蒡黑鱼汤

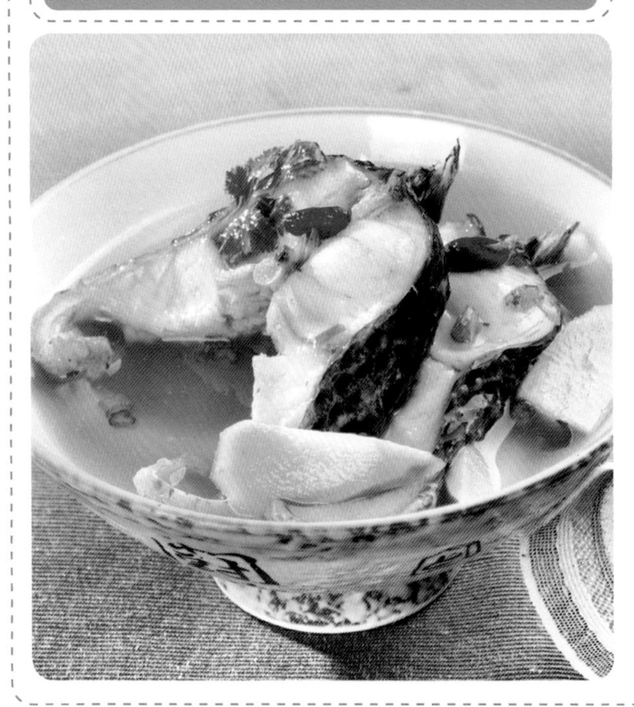

|原料|

黑鱼1条(约600克)，牛蒡150克，枸杞适量

|调料|

葱段、熟猪油、料酒、盐各适量

|制作方法|

1. 黑鱼洗净，切成大块，沥干。牛蒡去皮，切块，放入沸水中焯水，控干。
2. 锅入熟猪油烧热，放入葱段爆香，再放入鱼块煎片刻，加入料酒、冷水、牛蒡块、枸杞，改中火炖15分钟，加入盐调味，出锅即可。

|保健功效|

用于营养不良之人食用。

茧儿羹

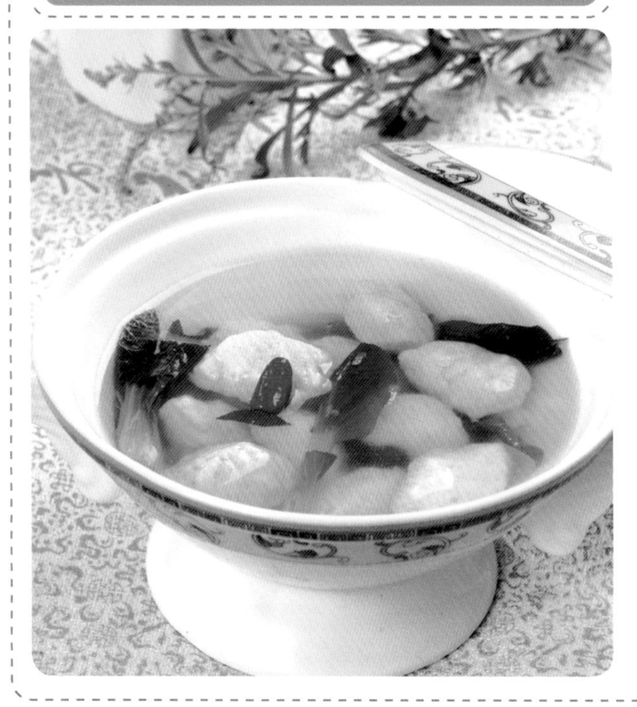

|原料|

黑鱼肉200克，油菜心100克，蛋清20克，枸杞适量

|调料|

葱末、姜末、清汤、猪油、料酒、盐各适量

|制作方法|

1. 黑鱼肉剁碎，加入葱末、姜末、料酒、蛋清、猪油、盐，搅至上劲成黏糊状。油菜心洗净。
2. 锅入清汤烧热，把鱼肉挤成蚕茧状入锅，加料酒、盐煮10分钟，待鱼圆全都漂在汤面上，放油菜心、枸杞烧开即可。

|保健功效|

具有健脾消毒的作用。

倍炖目鱼条

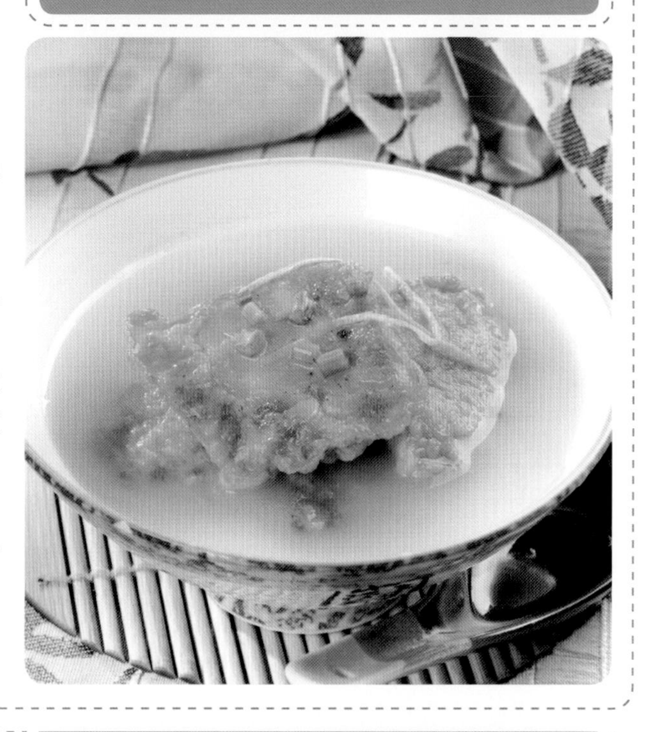

[原料]

比目鱼500克，鸡蛋液20克

[调料]

葱花、姜丝、淀粉、植物油、料酒、醋、盐各适量

[制作方法]

1. 比目鱼处理干净，剁成块，加料酒、盐腌入味。
2. 锅入油烧热，比目鱼块蘸匀淀粉，逐块蘸鸡蛋液下入锅中，煎至两面呈浅金黄色，控油。
3. 锅入高汤，入料酒、盐、醋、比目鱼条炖透，倒入汤碗中，放入姜丝、葱花即可。

[保健功效]

可以预防贫血症。

西湖鱼肚羹

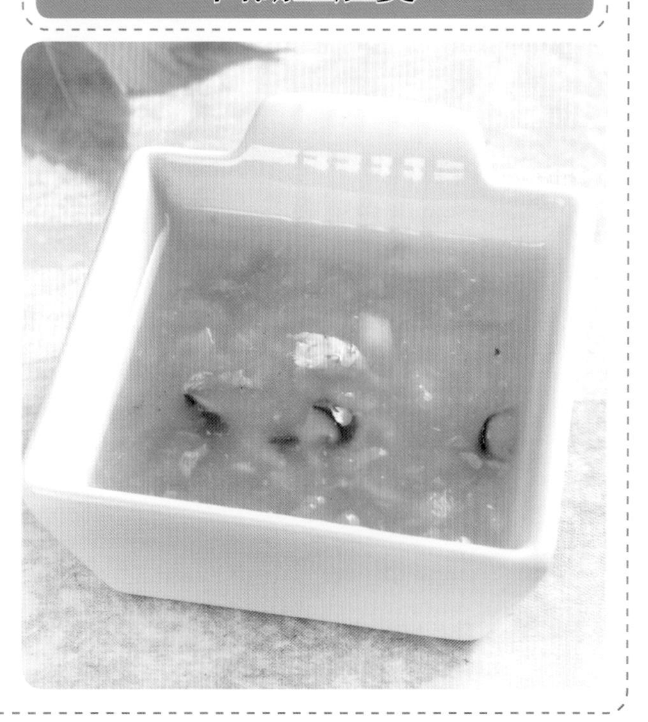

[原料]

水发鱼肚400克，番茄、洋葱各30克，蛋清20克

[调料]

生抽、黄酒、高汤、水淀粉、色拉油、胡椒粉、盐各适量

[制作方法]

1. 水发鱼肚洗净，切粒，入沸水中氽水，捞出控水。番茄、洋葱洗净，切丁。
2. 锅入油烧热，入番茄丁、洋葱丁、黄酒炒香，加盐、胡椒粉、生抽调味，入高汤、鱼肚烧开，用水淀粉勾芡，淋蛋清即可。

[保健功效]

能养血补虚，健脾利水。

笔管鱼炖豆腐

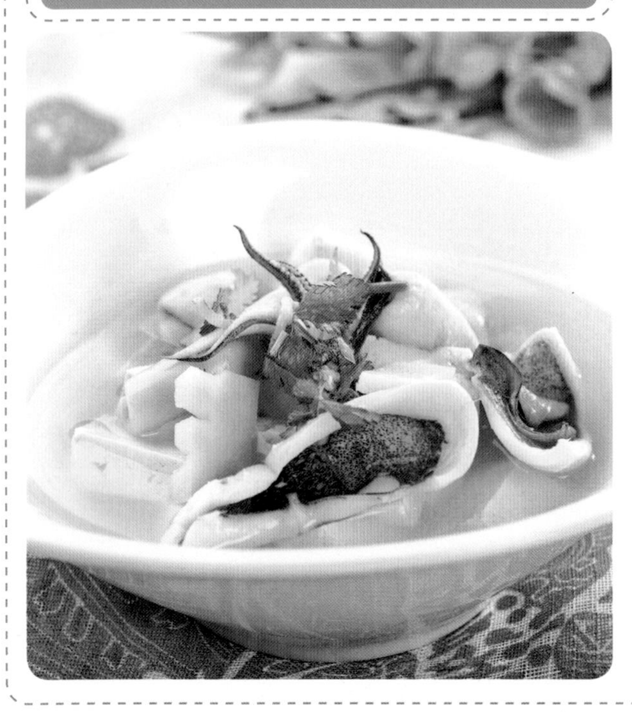

【原料】
笔管鱼300克，豆腐200克，竹笋100克，香菜末10克

【调料】
葱末、胡椒粉、料酒、盐各适量

【制作方法】
1. 笔管鱼处理干净。豆腐洗净，切块。竹笋洗净，切片。
2. 锅入油烧热，放入葱末爆香，加入豆腐块略煎，加入料酒、清水、竹笋片，旺火烧开，炖至汤变白，加入笔管鱼，调入盐、胡椒粉，略炖后倒入汤碗中，撒香菜末即可。

【保健功效】
具有消炎退热的功效。

双耳爆敲虾

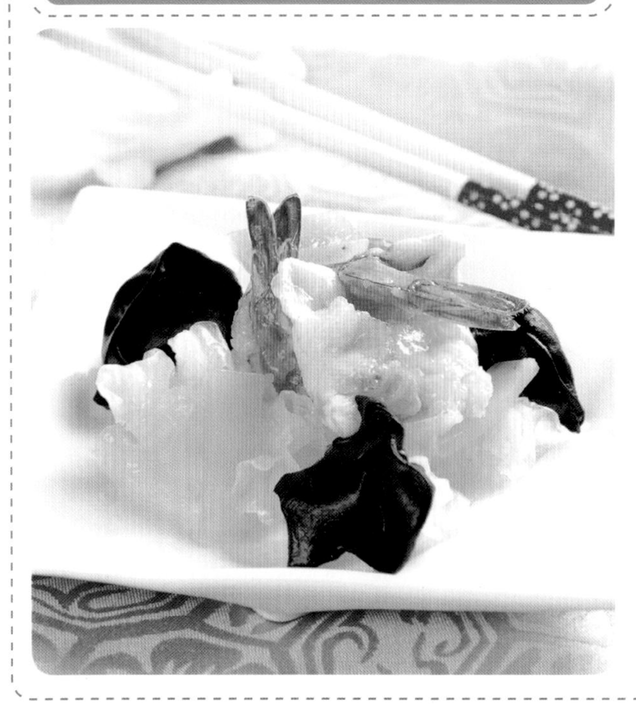

【原料】
水发黑木耳、水发银耳、草虾、芥蓝片各150克

【调料】
葱末、葱油、淀粉、水淀粉、盐各适量

【制作方法】
1. 草虾洗净，去虾线，加盐腌渍，冲净。黑木耳、银耳洗净，撕小朵，入沸水中焯透，捞出。
2. 虾用面棍轻敲，拍上淀粉，放入沸水中焯熟，捞出，沥干水分。
3. 锅入葱油烧热，放葱末炒香，再下入芥蓝片、虾、黑木耳、银耳炒匀，加盐，用水淀粉勾芡即可。

【保健功效】
对小儿、孕妇尤有补益功效。